Saúde de Pessoas **Transgênero**

Saúde de Pessoas Transgênero

Práticas Multidisciplinares

EDITOR

Leonardo Azevedo Alvares

COEDITORA

Lívia Marcela dos Santos

manole

editora

Produção editorial: Marcos Toledo
Projeto gráfico: Departamento de Arte da Editora Manole
Editoração eletrônica: Formato Editoração
Ilustrações: Formato Editoração
Capa: Ricardo Yoshiaki Nitta Rodrigues

CIP-BRASIL. CATALOGAÇÃO NA PUBLICAÇÃO
SINDICATO NACIONAL DOS EDITORES DE LIVROS, RJ

A472s

Alvares, Leonardo Azevedo
Saúde para pessoas transgênero : práticas multidisciplinares / Leonardo Azevedo Alvares, Lívia Marcela dos Santos. – 1. ed. – Barueri [SP] : Manole, 2025.

ISBN 9788520468128

1. Pessoas transgênero – Identidade. 2. Cuidados médicos. 3. Hormonoterapia. 4. Transexualidade. 5. Medicina social. I. Santos, Lívia Marcela dos. II. Título.

CDD: 306.461
25-97873.1 CDU: 616-058:316.7

Meri Gleice Rodrigues de Souza – Bibliotecária – CRB-7/6439

Edição – 2025

Editora Manole Ltda.
Alameda Rio Negro, 967 - cj. 717 - Alphaville
Barueri – São Paulo – SP – Brasil
CEP: 06454-000

Fone: (11) 41966000
www.manole.com.br | https://atendimento.manole.com.br/
Impresso no Brasil | *Printed in Brazil*

Agradecimentos

Aos autores de cada capítulo desta obra, expressamos nossa profunda gratidão. Agradecemos pela dedicação em desbravar o vasto campo do conhecimento sobre saúde trans em suas respectivas áreas de atuação e por generosamente compartilharem sua sabedoria e expertise. Seu comprometimento é um farol para a construção de um cuidado mais inclusivo, informado e humanizado.

Editores

EDITOR

Leonardo Azevedo Alvares

Médico endocrinologista. Doutor em Ciências Médicas pela Faculdade de Medicina da Universidade de São Paulo (FMUSP), com formação complementar em Medicina Esportiva e Educação em Saúde. Atuou no Ambulatório de Transgeneridade do Hospital das Clínicas da FMUSP, onde desenvolveu sua Tese de Doutorado sobre fisiologia desportiva de pessoas trans em hormonioterapia – um campo ainda pouco explorado, mas de extrema relevância para a saúde integral dessa população. Professor titular de endocrinologia e diretor da Clínica-Escola Promove do Centro Universitário São Camilo. Coordena atualmente uma equipe de pesquisa multidisciplinar dedicada à saúde da população trans.

COEDITORA

Lívia Marcela dos Santos

Médica endocrinologista, Mestre e Doutora pela Escola Paulista de Medicina da Universidade Federal de São Paulo (Unifesp). Professora da Unifesp. Preceptora do ambulatório de Osteometabolismo da Santa Casa de São Paulo. Com sólida carreira científica, encontrou na parceria com Leonardo o estímulo para ampliar sua atuação clínica e acadêmica em saúde trans, motivada pelo desejo genuíno de entender e atender melhor essa população.

Autores

Alessandro Tavares
Médico Assistente da Unidade de Urologia Pediátrica do Grupo das Cirurgias de Trans da Divisão de Urologia do Hospital das Clínicas da Faculdade de Medicina da Universidade de São Paulo (HCFMUSP).

Ana Claudia Alcântara Garzin
Enfermeira. Mestre e Doutora em Ciências pela Escola de Enfermagem da Universidade de São Paulo (EEUSP). Professora no Centro Universitário São Camilo. Integrante do Grupo de Pesquisa: Qualidade e Segurança em Serviços de Enfermagem e de Saúde da EEUSP/CNPQ – GPQualiS. Integrante do Grupo de Estudo e Pesquisa: Experiência do Paciente – GEPEP Patient Centricity.

Andrea Hercowitz
Pediatra e Hebiatra. Coordenadora da Pós-graduação em Medicina do Adolescente do Hospital Israelita Albert Einstein (HIAE). Coordenadora do Grupo Médico Assistencial para População LGBTQIA+ do HIAE. Coordenadora de Saúde da ONG Mães pela Diversidade. Hebiatra da Casa Viva Clínica de Tratamento de Transtornos Alimentares. Coordenadora do Espaço Transcender do Centro de Saúde Escola Butantã da Faculdade de Medicina da Universidade de São Paulo (FMUSP). Membro dos Departamentos de Adolescência, do Núcleo de Estudos dos Direitos da Criança e do Adolescente e Coordenadora do Grupo de Trabalho de Fase de Transição para a Vida Adulta da Sociedade de Pediatria de São Paulo (SPSP). Editora do livro *Adolescência e Sexualidade: visão atual.* Editora e

Autora do livro *Saúde LGBTQIA+: práticas de cuidado transdisciplinar* pela Manole. Coordenadora e professora do Curso Saúde LGBTQIA+: práticas de cuidado transdisciplinar.

Ari Alves de Oliveira Jr.

Psicólogo e Psicanalista. Especialista em Psicologia Hospitalar pelo Instituto Central do Hospital das Clínicas da Faculdade de Medicina da Universidade de São Paulo (ICHCFMUSP). Mestre e Doutor em Ciências pela FMUSP. Docente, pesquisador e orientador clínico no Centro Universitário São Camilo desde 2012.

Augusto César Pereira de Oliveira

Cirurgião-dentista graduado pela Universidade de Pernambuco (UFPE) com período de graduação sanduíche na Universitat de Valéncia. Especialista em Saúde Coletiva e Odontologia do Trabalho pela UFPE. Mestre e Doutorando em Odontologia pela UFPE.

Barbara Bittencourt Noal Aulicino

Fisioterapeuta graduada pelo Centro Universitário São Camilo. Especialista em Fisioterapia Musculoesquelética pela Faculdade de Ciências Médicas da Santa Casa de São Paulo. Mestre em Ciências da Saúde pela Faculdade de Ciências Médicas da Santa Casa de São Paulo. Professora do Centro Universitário São Camilo.

Caio Barretto Anunciação

Médico pela Universidade Federal de Sergipe (UFS). Especialista em Clínica Médica e Geriatria pela Universidade de São Paulo (USP) com complementação em Sexualidade da Pessoa Idosa. Professor da graduação de Medicina da Universidade Municipal de São Caetano do Sul.

Carlos Ferrara Júnior

Cirurgião-dentista. Advogado. Mestre em Direitos Humanos. Doutor em Bioética. Pró-reitor Acadêmico no Centro Universitário São Camilo.

Caroline Terrazas

Enfermeira graduada pela Universidade Federal de São Paulo (Unifesp). Doutora em Ciências pela Unifesp. Professora do Curso de Graduação em Enfermagem do Centro Universitário São Camilo. Mentora da Liga Acadêmica Multiprofissional de Saúde Coletiva. Foi bolsista integral pela Coordenação de Aperfeiçoamento de Pessoal de Nível Superior (CAPES BRASIL) 2015-2017. Experiência na Assistência e na Gestão em Saúde Coletiva na Estratégia Saúde da Família. Atuou como enfermeira prestadora de cuidados aos indivíduos e familiares em sofrimento psíquico. Atua áreas de Saúde Coletiva e Saúde Psicossocial. Linhas de pesquisa: vulnerabilidades em saúde, saúde mental e saúde coletiva.

Daniela da Silva Feitosa

Dentista graduada pela Faculdade de Odontologia da Universidade de Pernambuco (FOP-UPE). Especialista em Periodontia pela Escola de Aperfeiçoamento Profissional. Mestre e Doutora em Clínica Odontológica, área de concentração Periodontia, pela Universidade Estadual de Campinas (Unicamp). Professora Adjunta do Departamento de Clínica e Odontologia Preventiva e Diretora do Centro de Ciências da Saúde da Universidade Federal de Pernambuco (UFPE).

Edson Santos Ferreira Filho

Médico Assistente da Divisão de Ginecologia do Hospital das Clínicas da Faculdade de Medicina da Universidade de São Paulo (HC-FMUSP). Doutor em Ciências pelo Programa de Pós-graduação em Obstetrícia e Ginecologia da FMUSP. Membro da Comissão Nacional Especializada em Anticoncepção da Federação Brasileira das Associações de Ginecologia e Obstetrícia (Febrasgo). Membro do Comitê de Contracepção da Sociedade Brasileira de Reprodução Humana (SBRH). Primeiro-tesoureiro da Associação Brasileira de Obstetrícia e Ginecologia da Infância e Adolescência (Sogia-BR).

Elaine Judite de Amorim Carvalho

Doutora em Patologia Tumoral pela Universidad de Salamanca.Professora Titular do Departamento de Clínica e Odontologia Preventiva da Universidade Federal de Pernambuco (UFPE).

Elaine Maria Frade Costa

Professora Livre-Docente em Endocrinologia pela Faculdade de Medicina da Universidade de São Paulo (FMUSP). Diretora do Curso de Medicina da Universidade Nove de Julho (Uninove). Médica endocrinologista clínica, com principal atuação em reposição hormonal masculina e feminina em pessoas transgênero e em casos de hipogonadismo.

Elisa Del Rosário Ugarte Verduguez

Psicóloga e Psicoterapeuta. Mestre em Ciências da Saúde pela Faculdade de Medicina da Universidade de São Paulo (FMUSP). Especialista em Psicologia Hospitalar pelo Hospital das Clínicas da FMUSP, em Psicossomática pela Universidade de Ribeirão Preto (Unaerp), em Psicoterapia Psicodramática pela Associação Brasileira de Psicodrama (ABPS) e pelo Instituto Brasileiro de Psicodrama (IBP), em Psicoterapia Corporal Biossíntese pelo Instituto Brasileiro de Biossíntese (IBB), associado ao Centro Internacional da Biossíntese em Heiden, na Suíça. Graduada de Psicanálise pela Escola Paulista de Psicanálise. Experiência de 45 anos como Psicoterapeuta (crianças, adolescentes e adultos), 28 anos na área hospitalar, 23 anos como Psicóloga na Divisão de Psicologia do HC-FMUSP, atuando nos ambulatórios da neuroendocrinologia, adrenal, desenvolvimento, ossos e do Programa de Tratamento e Capacitação de Profissionais para o Atendimento de Pessoas Transgêneros do HC-FMUSP. Psicóloga atuando no ensino, pesquisa e assistência no HC-FMUSP.

Fernanda Patti Nakamoto

Biomédica e Fisiologista do Exercício. Especialista, Mestre e Doutora em Fisiologia do Exercício. Professora e Pesquisadora do Centro Universitário São Camilo.

Flávia Siqueira Cunha

Médica Endocrinologista. Doutora em Endocrinologia pela Universidade de São Paulo.

Francisco Tibor Dénes

Professor Livre-docente, Chefe da Unidade de Urologia Pediátrica e das Cirurgias de Trans da Divisão de Urologia do Hospital das Clínicas da Faculdade de Medicina da Universidade de São Paulo (HCFMUSP).

Isabela Tavares Ribeiro

Otorrinolaringologista pela Unisa. Especialista em Laringe e Voz pela Universidade Federal de São Paulo (Unifesp). Preceptora Voluntária no Ambulatório de Aprimoramento da Voz e Comunicação da Unifesp. Voluntária no Ambulatório do Núcleo TransUnifesp.

Ísis Gois

Nutricionista com aperfeiçoamento ambulatorial em Nutrição e Saúde Coletiva. Pesquisadora no Núcleo TransUnifesp e na pesquisa "Mapeamento da População Trans" do Laboratório de Saúde Coletiva da Universidade Federal de São Paulo (Unifesp).

Júlio Américo Pereira Batatinha

Médico Clínico Geral, Endocrinologista e Metabologista formado pela Universidade de São Paulo. Doutorando em Ambulatórios de Transgeneridade e Diferenças do Desenvolvimento Sexual pelo Hospital das Clínicas da FMUSP. Endocrinologista no Centro de Referência de Saúde Integral para a População de Travestis e Transexuais (CR POP TT) – Janaína Lima. Membro titulado da Sociedade Brasileira de Endocrinologia e Metabologia (Sbem).

Leonardo Azevedo Alvares

Médico endocrinologista. Título de Especialista pela Sociedade Brasileira de Endocrinologia (Sbem). Doutor em Ciências Médicas pela Faculdade de Medicina da Universidade de São Paulo (FMUSP). Atuação no ambulatório de Transgeneridade do Hospital de Clínicas da FMUSP durante programa de doutorado. Tese publicada sobre Fisiologia desportiva de pessoas trans em hormonioterapia desenvolvida no HCFMUSP e Unidade de Fisiologia do Exercício do Instituto do Coração (InCor – FMUSP). Pós-graduado em Educação em Saúde pela FMUSP. Pós-graduado em Medicina Esportiva pela Universidade Federal de São Paulo (Unifesp). Pesquisador da Fisiologia Trans durante hormonioterapia. Coordenador de equipe de pesquisa multidisciplinar sobre Saúde da População Trans. Professor Titular de Endocrinologia do Centro Universitário São Camilo. Diretor da Clínica-Escola Promove do Centro Universitário São Camilo.

Lívia Marcela dos Santos

Médica Endocrinologista. Mestre e Doutora pela Escola Paulista de Medicina da Universidade Federal de São Paulo (Unifesp). Preceptora do Ambulatório de Osteometabolismo da Santa Casa de São Paulo. Professora do ambulatório de Transgênero da Escola Paulista de Medicina da Unifesp.

Marcelo Rodrigues dos Santos

Doutor em Ciências (Cardiologia) pelo Instituto do Coração do Hospital das Clínicas da Faculdade de Medicina da Universidade de São Paulo (InCor –

HC-FMUSP), com dois pós-doutorados internacionais: um pelo Brigham and Women's Hospital, no Research Program in Men's Health: Aging and Metabolism, Harvard Medical School (Boston, EUA), e outro pela Georg-August-Universität Göttingen, na Alemanha, no Department of Cardiology and Pneumology (Innovative Clinical Trials). Graduado em Educação Física pela Universidade Bandeirante de São Paulo. Atua em pesquisa com ênfase em fisiologia do exercício, tecnologia no esporte e saúde, cardiologia e endocrinologia.

Marcus Vinicius Lucio dos Santos Quaresma

Nutricionista pelo Centro Universitário São Camilo. Especialista em Fisiologia do Exercício Físico pela Universidade Federal de São Paulo e em Nutrição Esportiva pela Associação Brasileira de Nutrição (Asbran). Mestre em Ciências pela Universidade Federal de São Paulo (Unifesp). Doutor em Ciências pela Faculdade de Saúde Pública da Universidade de São Paulo (FSP-USP). Professor e Pesquisador dos cursos de Nutrição e Medicina do Centro Universitário São Camilo. Coordenador Científico da Associação Brasileira de Nutrição Esportiva. Chefe do Ambulatório de Nutrição Esportiva do Centro Universitário São Camilo (Promove). Nutricionista da Orcamp-Unimed e do Instituto Vanderlei Cordeiro de Lima.

Maria Elisa Gonzalez Manso

Graduada em Medicina e Bacharel em Direito, com Pós-graduação em Ciências Humanas pela Pontifícia Universidade Católica do Rio Grande do Sul (PUC-RS), em Direito Sanitário pela Universidade de São Paulo (USP), em Educação Médica pela USP e em Docência na Saúde pela Universidade Federal do Rio Grande do Sul (UFRGS). Doutora em Ciências Sociais-Antropologia pela PUC-SP, com Pós-doutorado e Mestrado em Gerontologia Social pela PUC-SP. Professora Titular do Curso de Medicina do Centro Universitário São Camilo e Professora de Educação Continuada da PUC-SP. Pesquisadora do grupo CNPq – PUC-SP: Núcleo de Estudo e Pesquisa do Envelhecimento e membro do Gegop (Grupo de trabalho CLACSO Espaços Deliberativos e Governança Pública) e da Red Iberoamericana de Psicogerontología (Redip).

Maria Helena Palma Sircili

Médica Assistente Doutora da Unidade de Urologia Pediátrica do Grupo das Cirurgias de Trans da Divisão de Urologia e do Departamento de Endocrinologia do Hospital das Clínicas da Faculdade de Medicina da Universidade de São Paulo (HCFMUSP).

Milton Roberto Furst Crenitte

Médico Geriatra. Doutor em Ciências pela Universidade de São Paulo (USP). Co-coordenador da Complementação especializada em Sexualidade e Envelhecimento da USP e do Ambulatório de Promoção à Saúde de Pessoas Trans 40+ (CSE-GPS). Professor do curso de Medicina da Universidade Municipal de São Caetano do Sul (USCS).

Patricia Muszkat

Médica Endocrinologista. Mestre pela Escola Paulista de Medicina da Universidade Federal de São Paulo (Unifesp). Coordenadora do setor de Densitometria Óssea do Laboratório Fleury.

Priscila Rodrigues Leite Oyama

Médica Endocrinologista. Mestre em Tecnologias e Atenção à Saúde. Doutoranda em Medicina, com foco em Endocrinologia e Metabologia. Pós-graduada em Gestão em Saúde. Professora do Centro Universitário São Camilo.

Rafael Hercowitz Tagnin

Psicólogo. Coordenador do Espaço Transcender Centro de Saúde Escola Butantã da Faculdade de Medicina da Universidade de São Paulo (FMUSP). Psicólogo voluntário da ONG Mães Pela Diversidade.

Rafael Loch Batista

Médico Assistente de Endocrinologia do Hospital das Clínicas da Faculdade de Medicina da Universidade de São Paulo (HCFMUSP). Médico Pesquisador no Laboratório de Investigação Médica (LIM/42) do HCFMUSP. Diretor do Departamento de Endocrinologia Básica e Translacional da Sociedade Brasileira de Endocrinologia e Metabologia (Sbem). Doutor em Endocrinologia pela USP. Pós-doutor em Genética Médica pela Johns Hopkins Medical School. Endocrinologista e Metabologista titulado pela SBEM.

Raphael Einsfeld Simões Ferreira

Médico do Esporte e do Exercício. Doutor em Neurociências pela Universidade Federal de São Paulo (Unifesp). Coordenador e Professor Titular do Curso de Medicina do Centro Universitário São Camilo.

Renata Azevedo
Fonoaudióloga Clínica pela Universidade Federal de São Paulo (Unifesp). Especialista, Mestre e Doutora em Ciências da Comunicação Humana pela Unifesp. Docente do Departamento de Fonoaudiologia da Unifesp e Coordenadora Adjunta do Núcleo TransUnifesp.

Renata Cléia Claudino Barbosa
Doutora e Mestre em Ciências pela Faculdade de Medicina da Universidade de São Paulo (FMUSP). Especialista em Fisioterapia Hospitalar pela FMUSP e em Administração Hospitalar e Gerontologia pelo Centro Universitário São Camilo. Graduada em Fisioterapia pelo Centro Universitário São Camilo. Coordenadora do curso de Graduação de Fisioterapia do Centro Universitário São Camilo.

Ricardo Lopes Correia
Bacharel em Terapia Ocupacional pelo Centro Universitário São Camilo. Mestre e Doutor em Ciências da Saúde pela Faculdade de Medicina do ABC, com ênfase em Desenvolvimento Local. Especializado em Projetos Sociais e Políticas Públicas, Planejamento Urbano e Sexualidade Humana. Professor do Departamento de Terapia Ocupacional da Faculdade de Medicina e Professor Permanente do Programa de Pós-graduação em Psicossociologia de Comunidades e Ecologia Social (Eicos) do Instituto de Psicologia da Universidade Federal do Rio de Janeiro (UFRJ). Pesquisa sobre práticas comunitárias e tecnologias de participação nos contextos urbanos, com destaques aos processos de desenvolvimento local participativo, cuidado urbano e relações de gênero e sexualidade.

Samantha Dufner
Advogada. Professora da Escola de Sargentos das Armas. Pesquisadora do Instituto Brasileiro de Direito de Família (IBDFAM) e da Fundação Coordenação de Aperfeiçoamento de Pessoal de Nível Superior (Capes). Autora de obras jurídicas. Mestre em Direitos Humanos. Coordenadora da Pós-graduação de Direito das Famílias e Sucessões do Proordem Goiânia.

Saulo Vito Ciasca
Psiquiatra pela Universidade de São Paulo (USP). Especialista em Psicodrama pelo Instituto Sedes Sapientiae. Coordenador do Espaço Transcender do Centro de Saúde Escola Butantã da Faculdade de Medicina da USP. Colaborador do Núcleo Trans da Universidade Federal de São Paulo (Unifesp) –

Famílias, Adolescências e Infâncias e do Núcleo de Cuidados à Pessoa Trans do Hospital Sírio Libanês. Coordenador da Pós-graduação em Psiquiatria pelo Cetrus-Sanar. Professor de Saúde LGBTQIA+ no Programa de Graduação da Unifesp e nos Programas de Pós-graduação do Instituto Brasileiro de Ciências Médicas (IBCMED), do Centro Universitário Salesiano de São Paulo (UNISAL), do Cetrus-Sanar, do Centro Universitário Faculdade de Medicina do ABC (FMABC), Instituto de Ensino, Pesquisa e Orientação (IEPOS) e do Hospital Sírio-Libanês. Editor do livro *Saúde LGBTQIA+: práticas de cuidado transdisciplinar* da Manole. Coordenador dos cursos "Saúde LGBTQIA+: práticas de cuidado transdisciplinar" e "Curso de Extensão em Infâncias e Adolescências LGBTQIAPN+".

Sereno Sofia Gonçalves Repolês
Professor Assistente do curso de graduação em Medicina do Centro Universitário São Camilo. Doutor em Saúde Coletiva Escola Paulista de Medicina da Universidade Federal de São Paulo (Unifesp). Cientista Social e Mestre em Antropologia pela Universidade Federal de Minas Gerais (UFMG). Áreas de atuação: Antropologia do Corpo; Antropologia da saúde; Ciências Sociais e Humanas em Saúde; Saúde Coletiva; Teorias de Gênero e Sexualidade; Estudos Trans.

Sérgio Henrique Pires Okano
Ginecologista e Obstetra com área de atuação em sexologia. Mestre pela Universidade de São Paulo. Professor na Universidade de Ribeirão Preto. Vice-coordenador do Departamento de Diversidade Sexual da Associação Brasileira de Estudos em Medicina e Saúde Sexual.

Solange Aparecida Tedesco
Terapeuta Ocupacional com Mestrado e Doutorado pelo Departamento de Psiquiatria da Universidade Federal de São Paulo (Unifesp). Diretora da Residência Terapêutica SIG Serviços Médicos em São Paulo.

Sonia Maria Soares Rodrigues Pereira
Cientista Social e Mestre em Comunicação pela Universidade Presbiteriana Mackenzie. Professora do Centro Universitário São Camilo nas disciplinas de Fundamentos do Comportamento Alimentar e Multiculturalismo, Diversidade e Direitos Humanos.

Sorahia Domenice
Doutora em Endocrinologia pela Faculdade de Medicina da Universidade de São Paulo (FMUSP). Médica Assistente da disciplina de Endocrinologia e Metabologia do Departamento de Clínica Médica do Hospital das Clínicas da FMUSP.

Sthefanie Kenickel Nunes
Fisioterapeuta formada pela Universidade Estadual de São Paulo (Unesp). Doutora em Tocoginecologia pela Faculdade de Medicina de Botucatu da Unesp. Professora do curso de Fisioterapia do Centro Universitário São Camilo.

Tatiana Valente
Médica Endocrinologista. Mestre em Ciências pela Universidade Federal de São Paulo (Unifesp). Pós-graduada em Educação em Saúde. Médica Assistente da Santa Casa de São Paulo. Professora do Centro Universitário São Camilo

Vilson Cardoso de Oliveira Júnior
Médico graduado pela Universidade Federal do Rio de Janeiro. Residência Médica em Clínica Médica pelo Hospital Heliópolis e em Geriatria pelo Instituto de Assistência Médica ao Servidor Público Estadual de São Paulo (IAMSPE). *Fellow* em Sexualidade e Envelhecimento pelo Hospital das Clínicas da Faculdade de Medicina da Universidade de São Paulo (HCFMUSP). Atua como Co-coordenador do Ambulatório de Promoção de Saúde de População Trans 40+ do Centro de Saúde Escola Geraldo de Paula Souza.

Dedicatória

A todas as pessoas transgênero, cuja coragem, autenticidade e resiliência são a verdadeira inspiração para este trabalho.

Sumário

Introdução

Educação em saúde para transformar vidas trans

Leonardo Azevedo Alvares

Lívia Marcela dos Santos

Nos últimos anos, a busca de pessoas transgênero por serviços de saúde cresceu de forma notável.[1,2] A procura por equipamentos capazes de atender as demandas relacionadas à afirmação de gênero bem como às demais situações comuns à população geral tem requerido e impulsionado mudanças profundas nos sistemas de saúde e na sociedade. Pessoas que, por muito tempo, tiveram suas identidades invisibilizadas, hoje reivindicam o direito a cuidados de saúde que reconheçam e respeitem quem realmente são. O aumento da busca por uso de hormônios, por procedimentos de afirmação de gênero e por seguimento multiprofissional revela não apenas uma demanda reprimida, mas também a urgência de formação de profissionais capacitados e comprometidos com a dignidade humana.

A educação em saúde se apresenta como a principal ferramenta para superar as barreiras históricas que tanto marginalizaram a população trans desses atendimentos. A falta de conhecimento técnico, a ausência de abordagens afirmativas e a carência de currículos nos cursos da saúde que contemplem a diversidade de gênero continuam a impactar negativamente a vida dessas pessoas.[3] Preparar profissionais de saúde para atender de maneira ética, segura e baseada em evidências não é apenas uma responsabilidade técnica – é um compromisso social capaz de transformar realidades e salvar vidas.

A maioria das escolas de saúde forma profissionais que, muitas vezes, nunca tiveram contato com os princípios do cuidado afirmativo.[3] Questões como os efeitos dos hormônios em diferentes sistemas corporais, o acompanhamento clínico específico e a abordagem cirúrgica especializada permanecem pouco exploradas no ensino tradicional. Essa lacuna não apenas compromete a qualidade do atendimento, como também gera insegurança para aqueles que desejam atuar de forma ética e eficiente.

É para suprir essa necessidade que este livro foi pensado e criado. A obra apresenta uma visão integrada e multidisciplinar do cuidado à saúde de pessoas transgênero, abordando desde o acolhimento inicial até o manejo clínico e cirúrgico, com contribuições da medicina, enfermagem, odontologia, fisioterapia, terapia ocupacional, psicologia, fonoaudiologia, educação física, nutrição e aspectos bioéticos e regulamentações dos procedimentos de saúde. É o primeiro livro brasileiro que trata do cuidado integral à saúde da população trans, sendo voltado para profissionais e estudantes. Cada capítulo é fundamentado nas melhores evidências científicas disponíveis, com uma abordagem prática e aplicável à realidade dos serviços de saúde brasileiros.

Na Seção 1, o livro inicia com uma análise profunda dos fundamentos históricos, sociais, bioéticos e psicológicos que moldam o atendimento a pessoas transgênero. Essa primeira seção estabelece a base necessária para compreender as complexas dinâmicas que envolvem a população trans.

Em seguida, a Seção 2 é dedicada às bases biológicas e procedimentos para afirmação de gênero para pessoas trans. Com foco na fisiologia do eixo gonadotrófico, terapia hormonal e intervenções cirúrgicas, essa seção oferece um olhar aprofundado sobre os aspectos médicos da afirmação de gênero, destacando os procedimentos e suas implicações no bem-estar dos indivíduos. Aqui, o objetivo é proporcionar ao leitor uma compreensão detalhada dos processos de afirmação de gênero, com base em evidências científicas.

A Seção 3 expande a discussão para os cuidados específicos ao longo da vida, com especial atenção à promoção de saúde e prevenção de doenças em pessoas trans. Este segmento explora como os cuidados médicos devem evoluir conforme o indivíduo transgênero passa pelas diferentes fases da vida, abordando desde a atenção ginecológica até a saúde de crianças, adolescentes e idosos trans. O foco é garantir que as intervenções sejam adaptadas e eficazes, respeitando as necessidades específicas de cada faixa etária.

A Seção 4 mergulha no conceito de multidisciplinaridade no cuidado à pessoa trans. Aqui, o livro explora como diferentes áreas da saúde se conectam e contribuem para um atendimento integral e eficaz. Esta seção oferece dados valiosos sobre como profissionais de diversas áreas podem trabalhar para proporcionar cuidado mais holístico e inclusivo para a população trans.

Por fim, a Seção 5 destaca a importância da educação e capacitação profissional para garantir que os futuros médicos, enfermeiros, psicólogos e outros profissionais de saúde estejam preparados para atender pessoas trans com competência, empatia e respeito. A seção final do livro aponta para a necessidade urgente de mudanças nos currículos educacionais das instituições de ensino, de modo a incluir o treinamento adequado sobre o atendimento a pessoas transgênero, capacitando os profissionais para lidar com as especificidades dessa população de forma informada e sensível.

Essas seções, juntas, proporcionam uma visão abrangente e multidisciplinar do cuidado à saúde transgênero, criando um conteúdo técnico robusto e essencial para qualquer profissional da saúde que deseje aprimorar sua prática e atuar de forma inclusiva e respeitosa.

Ao se aprofundar neste livro, o leitor não apenas ampliará seu repertório técnico: ele se tornará parte de uma nova geração de profissionais capazes de oferecer cuidados inclusivos, éticos e transformadores. Dominar o cuidado à saúde da população transgênero é um diferencial poderoso no mercado de trabalho contemporâneo – e, mais do que isso, é a oportunidade de atuar em sintonia com os princípios da equidade, da compaixão e da excelência.

Convidamos você a seguir conosco nessa jornada: um caminho de conhecimento, de reconhecimento e, acima de tudo, de transformação. Porque cuidar é, também, afirmar a humanidade em todas as suas formas.

REFERÊNCIAS

1. Hembree Wylie C, Cohen-Kettenis PT, Gooren L, Hannema SE, Meyer WJ, Hassan Murad M, et al. 2017. Endocrine treatment of gender-dysphoric/gender-incongruent persons: an endocrine society clinical practice guideline. Endocrine Practice: Official Journal of the American College of Endocrinology and the American Association of Clinical Endocrinologists. 2017;23(12):1437.
2. Coleman E, Radix AE, Bouman WP, Brown GR, de Vries ALC, Deutsch MB, et al. Standards of Care for the Health of Transgender and Gender Diverse People, Version 8. International Journal of Transgender Health. 2022;23(Suppl 1):S1-259.
3. De Vries E, Kathard H, Müller A. Debate: Why should gender-affirming health care be included in health science curricula? BMC Med Educ. 2020;20(1):51.

Seção 1

Fundamentos e contextos do atendimento transgênero

1

Aspectos históricos, sociais, conceitos e nomenclaturas

Saulo Vito Ciasca

Júlio Américo Pereira Batatinha

Ísis Gois

ASPECTOS HISTÓRICOS

A partir do entendimento da identidade cisgênero como norma, as identidades transgênero (trans) foram, historicamente, rechaçadas para um lugar de marginalização e vulnerabilização na sociedade. Em um mundo em que suas histórias, ascendências e conquistas foram sistematicamente apagadas, concomitantemente com o vínculo patriarcado-capitalismo e o processo de colonização e catequização, os corpos trans latino-americanos foram considerados doentes, resultantes de uma escolha deliberada e desviante. Não havia, então, pessoas trans antes da colonização?

O fato de o sexo biológico não ser definidor do comportamento humano teve uma de suas primeiras descrições, globalmente reconhecida, feita por Margareth Mead, antropóloga estadunidense, na década de 1930. Mead descreve diferentes culturas em que certos comportamentos tidos como masculinos ou femininos não são similares aos esperados em populações ocidentalizadas, demonstrando que tais comportamentos derivam, em verdade, de aprendizados culturais.[1]

No final da década de 1940, Simone de Beauvoir, por meio de *O segundo sexo*, denuncia a construção social de gênero, explicitamente das mulheres, como uma forma de manutenção de um sistema de opressão de gênero, ressaltando a falta de evidências biológicas, psicanalíticas e de materialismo histórico que explicassem e, principalmente, justificassem a hierarquia entre os "sexos". Essa quebra de paradigma, em que a mulher, até então, não era reconhecida como sujeito, é um ponto de partida essencial para as validações das identidades trans em uma sociedade ocidentalizada. As mulheres até então, mesmo tendo um gênero claramente reconhecido, deveriam seguir um roteiro único disponível, que formava sujeitos homens, de direito e prestígio, e às mulheres se confinava o roteiro não do homem, um "segundo sexo". Passar a tentar quebrar essa narrativa em que mulheres passariam a ter direitos e prestígio, tal qual os homens, além de poderem escrever seu próprio roteiro, é, apesar de ainda binário, fundamental para que se quebrem roteiros impostos às pessoas trans.[2]

Bebendo de todas essas fontes, Judith Butler chega, então, ao conceito mais amplamente elaborado de gênero, sendo ele uma construção social performativa em que, por aprendizados culturais, as pessoas reproduzem padrões de comportamento e são, assim, categorizadas como pertencentes a um determinado gênero. Essa construção pode ser binária, principalmente sob uma ótica colonialista e catequizada. No entanto, há diversos relatos de comunidades por todo o globo que não limitaram suas construções de gênero a um mundo binário.

O primeiro-ministro canadense Justin Trudeau gerou engajamento, positivo e negativo, ao citar identidades Two-Spirit em 2021 em suas redes sociais, um grupo de identidades não binárias de povos originários da América do Norte. Longe dessas comunidades a não binariedade também já era reconhecida, exercida e celebrada. Gilbert Herdt evidencia também em seu livro *Third sex, third gender: beyond sexual dimorphism in culture and history* (Terceiro sexo, terceiro gênero: além do dismorfismo sexual na história e na cultura, em tradução livre) identidades não binárias na Índia, com as Hijras, e na Polinésia.

A resposta à primeira pergunta é, portanto, que sim. Pessoas fora do binarismo de gênero já existiam antes da expansão colonizadora europeia. No povo Navaho existem os "Nadleehi" ou "os transformados", pessoas especiais que não eram nem homens nem mulheres, mas os dois juntos. O povo Ojibwa compreende os "Niizh Naridoowag" ou "dois espíritos". Há registros de identidades não binárias mais antigas ainda, como Muxes no México, Hijras na Índia e Kathoey na Tailândia. A transgeneridade é multicultural: na África, desde os séculos XVII e XVIII, há o culto de um orixá denominado Oxumaré, que vive 6 meses do ano como homem e 6 meses como mulher.[3] Atualmente, aumenta a quantidade de pessoas que não se identificam em uma norma binária e que passam, cada vez mais, de experiências de disforia de gênero para euforia de gênero.[4,5] Em concordância com o exposto por Paul Preciado em seu livro *Eu sou o monstro que vos fala*, é possível que progressivamente o mundo entenda as amarras que nos prendem à performatividade imposta e opressiva de gênero e recorra a uma identidade mais livre e genuína de suas existências.

Posto que as identidades de gênero, como dito, são construções sociais e que estas dependem da cultura e momento histórico em que se encontram, é de esperar que o concepto das identidades trans latino-americanas não seja idêntico às construções de outras partes do globo, ainda que muito similares em alguns aspectos. Daí nascem as identidades travestis, que representam um marco de violências, mas, principalmente, de lutas e conquistas em face da comunidade trans.

Certos ideais de gênero foram considerados inatos e específicos de homens e mulheres cis. Assim, pessoas que não apresentam as características pelas quais os gêneros "naturais" são definidos fogem da norma e foram, historicamente, consideradas patológicas, aberrações e criminalizadas. A máxima dessa criminalização se deu pela identidade travesti.

Travesti, uma identidade feminina, foi um bode expiatório da punição das identidades de gênero dissidentes, em uma tentativa pragmática de impor as identidades cisgênero hegemônicas. Sob uma ótica patologizante, as travestis foram, no Brasil, encarceradas compulsoriamente. Nas décadas de 1960 a 1980, essas pessoas corriam o risco de serem presas simplesmente por andarem em locais públicos, sob a desculpa de importunação ofensiva ao pudor, perturbação da tranquilidade, ato obsceno e desacato.[6] Decorrente dessa opressão concreta histórica, até recentemente, antes da criação do Transcidadania (programa da prefeitura de São Paulo destinado a promover os direitos humanos e a cidadania e oferecer condições e trajetórias de recuperação de oportunidades de vida para travestis e transexuais em situação de vulnerabilidade social. O programa tem como dimensão estruturante a oferta de condições de autonomia financeira, por meio da transferência de renda condicionada à execução de atividades relacionadas à conclusão da escolaridade básica, preparação para o mundo do trabalho e formação profissional e formação cidadã), não se viam comumente travestis andando à luz do dia em locais públicos e movimentados da cidade de São Paulo.[7] Nesse contexto, a identidade travesti atua também como uma reivindicação desse lugar histórico de luta, resistência e conquistas, para si e para toda a comunidade LGBTQIA+.

A identidade de gênero travesti pode ser entendida como complementar à identidade de mulher trans, em que se ressignificou um adjetivo previamente pejorativo e, agora, uma identidade de orgulho. Assim, uma mulher trans pode se considerar mulher e travesti. Ainda, pode-se compreender a identidade travesti como um gênero único em si, que exige, claro, respeito à feminilidade inerente. Neste caso, portanto, há uso habitual de pronomes femininos como ela/dela, mas abdicação de imposições sociais sobre o que se deve ter ou atingir para ser considerada uma mulher sem, no entanto, depreciar a própria feminilidade e importância dessa identidade distinta.

DESAFIOS PARA A DESPATOLOGIZAÇÃO DAS IDENTIDADES TRANS

A evolução do pensamento nosológico (estudo dos critérios diagnósticos de condições que requerem cuidados em saúde) relacionado à transexualidade reflete um paradigma científico cisnormativo, no qual a cisgeneridade é estabelecida como padrão de referência, submetendo as diversidades de gênero a um processo de avaliação baseado em critérios diagnósticos heteronormativos. O Manual Diagnóstico e Estatístico de Transtornos Mentais (DSM), elaborado pela Associação Americana de Psiquiatria (APA), teve sua primeira edição publicada em 1844 com o objetivo de sistematizar a classificação estatística de indivíduos institucionalizados com transtornos mentais. O termo *transexualismo* foi introduzido apenas na terceira edição do manual (DSM-III), em 1980. A quinta edição do Manual Diagnóstico e Estatístico de Transtornos Mentais (DSM-5), publicada em 2013, retirou a transexualidade da classificação como transtorno mental, deixando de considerá-la uma condição patológica.[8] Contudo, introduziu o diagnóstico de *disforia de gênero*, que se refere ao sofrimento clinicamente significativo e/ou prejuízo sócio-ocupacional associado à incongruência entre a identidade de gênero e o sexo designado ao nascimento com base nas características genitais. Essa alteração gerou controvérsias nas comunidades científicas, uma vez que a disforia de gênero passou a ser frequentemente confundida com a transexualidade.

Na Classificação Estatística Internacional de Doenças e Problemas Relacionados à Saúde (CID-11), a vivência de incongruência entre o gênero identificado e o gênero designado ao nascimento, anteriormente denominada *transexualismo* (CID-10), foi renomeada como "Incongruência de Gênero".[9] Esse diagnóstico é dividido em duas categorias: "Incongruência de Gênero na Infância" e "Incongruência de Gênero na Adolescência e na Vida Adulta", sendo realocado da seção de transtornos mentais para a seção de condições relacionadas à saúde sexual. Essa mudança reflete o reconhecimento oficial de que a transexualidade não deve ser considerada um transtorno mental.

Recentemente, o diagnóstico de "Incongruência de Gênero" na infância e adolescência presente na CID-11 tem sido alvo de controvérsias. Pesquisadores argumentam que a manutenção desse diagnóstico, ainda que fora da seção de transtornos mentais, pode reforçar o estigma social direcionado a crianças e adolescentes. Sob essa perspectiva, defende-se que tais crianças não necessitariam de intervenções específicas por profissionais de saúde relacionadas à identidade de gênero, tornando a existência do diagnóstico desnecessária e potencialmente prejudicial. Também porque a identidade de gênero é autoatribuída, inclusive na infância.

A existência de critérios diagnósticos relacionados à diversidade de gênero ainda impõe um desafio para a sua despatologização, visto que podem produzir a falsa ideia de que seriam profissionais de saúde que identificariam "sinais" de que a pessoa seria ou não trans. É notória e urgente a necessidade de uma reformulação ética sobre os sistemas em saúde, para que se possam ofertar cuidados por meio de abordagens centradas na autonomia, em um modelo de consentimento informado e centrado na pessoa, que priorize a autodeterminação em vez de requisitos diagnósticos.

CONCEITOS

Butler, com base em Foucault, nota que as sociedades lançam mão de características para classificar os indivíduos em suas diferentes vivências, seja como se caracterizam seus corpos, comportamentos, expressões e gestos. Assim, essas pessoas são comparadas, classificadas como normais ou anormais, marcadas e excluídas.[10] O que é considerado masculino e feminino (inclusive quando se conceitua o que chamamos de "sexo biológico") está sob normas de gênero, que serão impostas compulsoriamente aos corpos durante toda a vida, conforme o genital que for identificado ou "adaptado" ao nascimento. De maneira simples, pessoas que, ao crescerem, concordam com esse gênero imposto e esperado ao nascimento serão consideradas cisgênero (cis). Já pessoas que, ao entenderem seu lugar de gênero no mundo, não concordam com essas expectativas e imposições de gênero desde o berço, transgredindo tais normas, serão consideradas, de maneira ampla, como transgênero (trans).

Gênero, assim, é definido como "a estilização repetida do corpo, um conjunto de atos repetidos no interior de uma estrutura reguladora altamente rígida, a qual se cristaliza no tempo para produzir a aparência de uma substância, de uma classe natural de ser".[5] Portanto, se essa norma de gênero depende de uma repetição social para se manter e é reforçada "ao longo dos rituais sociais cotidianos da vida corporal", há de se reconhecer que não há fundamento para uma base substancial do gênero.[11] É aqui, nessa falta de fundamento, que encontramos potenciais de desconstrução da masculinidade ou feminilidade fixas e verdadeiras.

Se o que é hegemônico depende de práticas repetidas de afirmação, também é possível transgredir tais práticas a fim de alcançar uma vivência mais genuína, com maior equidade e direitos para todas as pessoas. Essa possibilidade não é teórica; a existência de pessoas trans já está consolidada.

A expressão de gênero refere-se à maneira pela qual uma pessoa escolhe se apresentar e se comunicar em relação aos padrões sociais de gênero em determinado momento e contexto. Essa expressão se manifesta por meio de características como aparência física – incluindo vestuário, estilo de cabelo, acessórios e uso de cosméticos –, bem como maneirismos, padrões de fala, comportamentos, nomes e formas de autoidentificação. A expressão de gênero é dinâmica e pode ser modificada a qualquer momento, conforme a vontade da pessoa. Representa o que é comunicado, por meio de ações, palavras ou aparência, para indicar aos outros – ou ao próprio indivíduo – seu grau de masculinidade, feminilidade, neutralidade ou não binaridade. Os significados atribuídos ao que é considerado masculino ou feminino são influenciados por normas sociais, costumes culturais e contextos históricos, sendo, portanto, mutáveis. Elementos que outrora eram associados a um gênero específico, como o uso de brincos no passado vinculado ao feminino, podem atualmente ser interpretados como masculinos ou neutros, exemplificando a natureza culturalmente construída da expressão de gênero.

A identidade de gênero refere-se à convicção interna e individual de uma pessoa sobre quem ela é em termos de gênero, podendo reconhecer-se como homem, mulher, algo entre essas definições ou fora do contexto binário hegemônico. Trata-se de uma compreensão pessoal construída em relação às definições sociais de gênero. A identidade de gênero pode ser binária, alinhando-se às expectativas histórico-culturais de que existem apenas homens e mulheres, ou não binária, quando a pessoa não se reconhece exclusivamente como homem ou mulher, ou se posiciona entre ou fora dessas categorias.[12]

Vamos, então, falar de biologia? Não é possível diferenciar o que é biológico e o que é social. O meio social interage de maneira contínua, aplicando significados à maneira como se compreende o que é biológico. Oyèrónkẹ Oyěwùmí nos ensina que "a lógica é Bio-lógica", ou seja, o que conhecemos como essencial e dizemos que é biológico é um olhar cultural sobre corpos e funcionamentos. Corpos físicos são sempre corpos sociais.[13] O conceito de sexo biológico é uma expressão que traduz uma somatória de diversos "sexos": temos sexo cromossômico (46, XX, 46, XY, 46, X0, 47, XXY etc.), sexo gonadal (ovários, testículos, ovoteste ou ausência destes), sexo genital (vagina, pênis, pênis e vagina, genitálias atípicas, ausência de pênis ou de vagina etc.), sexo fenotípico devido ao ambiente hormonal preponderante (combinação de estrogênios e androgênios). Ou seja, na espécie humana não há dois sexos biológicos; há pelo menos três grandes categorias: endossexo masculino, endossexo feminino e intersexo. O termo *intersexo* refere-se a uma ampla gama de condições nas quais indivíduos nascem com características sexuais e/ou reprodutivas que não se alinham às definições típicas e binárias de masculino ou feminino. Essas variações podem envolver genitália atípica, combinações específicas de fatores genéticos, hormonais e fenotípicos, bem como variações cromossômicas sexuais que diferem dos padrões típicos XX (associados ao sexo feminino) e XY (associados ao sexo masculino). Portanto, é um erro dizer que alguém é homem ou mulher devido somente a uma característica corporal ou ausência dela. Daí é possível a conclusão de que o modo como atribuímos uma importância social a determinadas partes do corpo se traduziu em formas de opressão e patologização de determinados corpos em detrimento a outros.

Nomenclaturas

- **Sexo biológico**: classificação de acordo com a anatomia, os cromossomos e os hormônios.
- **Identidade de gênero**: como cada pessoa se identifica em relação ao seu gênero.
- **Transgênero (trans)**: termo genérico e adjetivo utilizado para indicar pessoas que não se identificam com o gênero designado ao nascimento; quem não é cisgênero. Termo guarda-chuva.
- **Cisgênero (cis)**: termo genérico e adjetivo utilizado para indicar pessoas que se identificam com o gênero (homem ou mulher) designado ao nascimento; quem não é trans.
- **Travesti**: identidade de gênero transfeminina de pessoas designadas como homens ao nascimento, mas que se identificam dentro de um espectro de feminilidade, que também representa um posicionamento político que remete ao histórico de marginalização dessas identidades no Brasil e a luta social por direitos.
- **Mulher trans**: identidade de gênero transfeminina de pessoas designadas como homens ao nascimento, mas que se identificaram como mulheres em algum momento da vida.

- **Homem trans**: identidade de gênero transmasculina de pessoas designadas como mulheres ao nascimento, mas que se identificaram como homens em algum momento da vida.
- **Transmasculino**: identidade de gênero transmasculina de pessoas designadas como mulheres ao nascimento, mas que se identificam dentro de um espectro de masculinidade sem necessariamente se entenderem como homens.
- **Pessoa não binária**: termo genérico que engloba identidades de gênero não binárias, como pessoas agênero, de gênero fluido, não binárie e outras.
- **Transvestigênere**: neologismo que propõe substituir o termo transgênero e ser mais inclusivo, por fundir as palavras transexual e travesti, além de terminar de maneira neutra em alusão às pessoas não binárias.
- **Boyceta**: identidade de gênero transmasculina de pessoa designada como mulher ao nascimento, mas que se identifica dentro de um espectro de masculinidade e que traz um posicionamento político com relação a transgeneridade, genitalismo e euforia de gênero.
- **Agênero**: pessoa que não se identifica com nenhum gênero, ou refere não ter gênero.
- **Queer**: pode designar identidades sexuais ou de gênero, para qualquer pessoa que não se reconhece como cis ou heterossexual e que questiona os padrões existentes.
- **Endossexo**: pessoa cujo corpo tem uma conformação gonadal, cromossômica, genital e fenotípica de acordo com a convenção social do que é estipulado como sexo masculino ou feminino.
- **Intersexo**: identidade sociopolítica de pessoas que apresentam diversidades na diferenciação do sexo.
- **Nome social**: nome pelo qual a pessoa escolhe ser chamada, que pode ser diferente do nome de registro. Frequentemente utilizado por pessoas transgênero.
- **Leitura social de gênero**: como a pessoa é reconhecida pela sociedade em relação à sua expressão de gênero.
- **Modificações corporais**: procedimentos realizados por pessoas trans para modificar o corpo. Podem incluir hormonização, procedimentos cirúrgicos e dermatológicos.
- **Processo de transição de gênero**: ações realizadas por pessoas para modificar elementos da expressão de gênero de acordo com a identidade. Podem envolver procedimentos hormonais, cirurgias, mudança de nome nos documentos, uso de roupas e acessórios.

- **Aquendar**: ato de esconder o pênis tracionando-o para trás, junto da bolsa escrotal, fixando-os com fita adesiva ou roupa íntima para esse fim.
- **Binder**: faixa compressiva utilizada para esconder o volume mamário. Utilizado com o objetivo de tornar as mamas menos visíveis e a silhueta com uma leitura social masculina.
- **Packer**: prótese externa em formato de pênis e bolsa escrotal. Utilizado com o objetivo de conferir volume genital sob a roupa, urinar em pé (através de um canal interno) e/ou penetração.
- **Disforia de gênero**: sofrimento psicossocial com relação a características corporais que são socialmente associadas a marcadores de gênero; pode estar relacionada a uma ou mais características.
- **Genitalismo**: a redução de indivíduos aos genitais que têm ou não têm, por meio dos quais são qualificados, valorizados ou subjugados.
- **Euforia de gênero**: satisfação, prazer e harmonia com o alinhamento da percepção do próprio corpo à identidade de gênero.

REFERÊNCIAS

1. Mead M. Enciclopédia de antropologia ea.fflch.usp.br. Escrito por: Mariana Boujikian Felippe e Shisleni de Oliveira-Macedo. Publicado em: 11 dez. 2018.
2. Rodrigues C. Ser e devir: Butler leitora de Beauvoir. Cad Pagu. 2020 Feb 3;e195605.
3. Albuquerque Jr. DM de. Nordestino – uma invenção do falo: uma história do gênero masculino (Nordeste – 1920/1940). Maceió/AL, Brasil: Edições Catavento; 2003.
4. Schudson ZC, Morgenroth T. Non-binary gender/sex identities. Curr Opin Psychol. 2022;48:101499.
5. Butler J. Problemas de gênero: feminismo e subversão da identidade. Civilização Brasileira; 2019 (Sujeito e história).
6. Vidal JS, Castilho EWV de. Patologização e criminalização de gênero: a experiência de travestis no cárcere. Saúde em Debate. 2024;47:e8040.
7. Pinheiro CVS, Martinez EDM. O Programa Transcidadania: conquistas, representatividade e disputas narrativas. Cad CRH. 2023;36:e023005.
8. American Psychiatric Association, editor. Diagnostic and statistical manual of mental disorders: DSM-5-TR TM. Fifth edition, text revision. Washington, DC: American Psychiatric Association Publishing; 2022.
9. Oliveira SES de. Avanços em psicopatologia: avaliação e diagnóstico baseados na CID-11. Porto Alegre, RS: Artmed; 2022.
10. Dalbosco CA, Cenci AV, Goergen PL. Crítica e virtude como autoformação do sujeito: Judith Butler como leitora de Michel Foucault 1 2 3. Posições. 2024 May 31;35:e2024c0304BR.
11. Butler J. Regulações de gênero. Cad Pagu. 2014;249-74.
12. Yogyakarta Principles plus 10 – Yogyakartaprinciples.org [Internet]. [cited 2024 Nov 22]. Disponível em: https://yogyakartaprinciples.org/principles-en/yp10/.
13. Oyewumi O. A invenção das mulheres: construindo um sentido africano para os discursos ocidentais de gênero. Rio de Janeiro: Bazar do Tempo; 2021.

2

Aspectos bioéticos, sociais e legais no atendimento multidisciplinar humanizado de pessoas trans

Carlos Ferrara Júnior

Samantha Dufner

TRANSGENERIDADE: IDENTIDADE E CIDADANIA SEXUAL NO DIREITO INTERNACIONAL

A transgeneridade, que abarca as personalidades transgêneras, travestis e transexuais, traça desafios às dimensões biológica, sexual e social da pessoa humana quando comparadas ao binarismo de gênero de corpos cis masculinos ou femininos. O conceito de gênero despontou nas ciências sociais para abraçar pessoas não binárias e com identidades distintas dos corpos do nascimento, naturalizando a diversidade, e apresentando-se em oposição ao conceito de sexo como categoria não excludente que impõe a cis-heteronormatividade. Para Michel Foucault e Judith Butler, gênero é subjetividade, fluidez, performático, construção social influenciada durante o processo existencial da pessoa segundo sua história, espaço e cultura, ora correspondendo ao conjunto hormonal, sexual e reprodutivo do nascimento – pessoas cisgêneras – ou deles destoando pela incongruência, como ocorre com pessoas trans, não binárias e alguns intersexo.

A cidadania sexual assegura o exercício das liberdades, manifestações das identidades multifacetadas, de corporalidades e orientações sexuais plurais por meio de expressões de gênero vistas em falas, maneirismos, nomes, vestimentas, relacionamentos, em procedimentos de hormonização, cirurgias de afirmação, tudo no exercício dos direitos fundamentais sem preconceitos e discriminações. Na seara internacional referenciamos a Carta de Princípios da Yogyakarta (2006) para proteção das diversidades sexuais e de gênero nos estados internacionais, incitando-os a prevenir e coibir violações aos direitos humanos da população, a qual universalizou a identidade de gênero como *"a profundamente sentida experiência interna e individual do gênero de cada pessoa, que pode ou não corresponder ao sexo atribuído no nascimento, incluindo o senso pessoal do corpo (que pode envolver, por livre escolha, modificação da aparência ou função corporal por meios médicos, cirúrgicos ou outros) e outras expressões de gênero, inclusive vestimenta, modo de falar e maneirismos*". Em complementação, a Carta Plus 10 (2017) acrescentou princípios e obrigações estatais adicionais sobre a aplicação da legislação internacional de direitos humanos em relação à orientação sexual, identidade de gênero, expressão de gênero e às características sexuais que complementam os Princípios de Yogyakarta, ambos os instrumentos assinados pelo Brasil.

Na Constituição foram elencados como fundamentos da República, além do princípio da cidadania visando ao gozo dos direitos, aos princípios da dignidade da pessoa (orientadora também da bioética) e do pluralismo que perpassa as garantias da alteridade entre pessoas, isto é, o direito de cada um conservar as singularidades existenciais e receber tratamento isonômico da lei, consideradas as vulnerabilidades dos grupos (igualdade material aristotélica). Se gênero é marcador do poder político para alguns – homens brancos, cis, heterossexuais, de classe média –, de outro lado é marcador de submissões e violências para outros: mulheres cis, mulheres trans, travestis, pessoas intersexo e não binárias, pretos, pretas, deficientes, neurodivergentes etc. A exposição dos grupos aumenta quando mais de um marcador se encontra na mesma pessoa – interseccionalidade –, a exemplo de mulheres trans, pretas e periféricas. A representação está no Atlas da Violência 2024 no perfil das vítimas LGBTQIA+: mulheres 67,1%, negras 55,6% e homossexuais 72,5%.

Ao considerarmos o caldo cultural social brasileiro nitidamente misógino e transfóbico, destacamos a missão multidisciplinar pela teia da solidariedade na promoção de atendimento humanizado médico, psicológico, jurídico, emocional, educacional, profissionalizante, em ambientes de inclusão e acolhimento para a transgeneridade, o que se faz nas ciências da bioética, medicina, sociologia, filosofia, psicologia, assistência social e direito. O enfrentamento das desigualdades sociais, do preconceito e da discriminação como mecanismo democrático da igualdade material e justiça social é dever coletivo de estados, instituições e sociedades alinhados aos objetivos de desenvolvimento sustentável da Agenda 2030 da ONU, prospectando uma meta globalizada planetária antidiscriminatória para as futuras gerações.

SUPREMO TRIBUNAL FEDERAL E ADI 4275/DF: DIREITOS FUNDAMENTAIS ÀS PESSOAS TRANS

No controle da constitucionalidade das normas brasileiras, o STF decidiu na Ação Direta de Inconstitucionalidade n. 4275/DF, de relatoria do Min. Marco Aurélio e com acórdão do Min. Edson Fachin, que: "*1. O direito à igualdade sem discriminações abrange a identidade ou expressão de gênero. 2. A identidade de gênero é manifestação da própria personalidade da pessoa humana e, como tal, cabe ao Estado apenas o papel de reconhecê-la, nunca de constituí-la. 3. A pessoa transgênero que comprove sua identidade de gênero dissonante daquela que lhe foi designada ao nascer por autoidentificação firmada em declaração escrita desta sua vontade dispõe do direito fundamental subjetivo à alteração do prenome e da classificação de gênero no registro civil pela via administrativa ou judicial, independentemente de procedimento cirúrgico e laudos de terceiros, por se tratar de tema relativo ao direito fundamental ao livre desenvolvimento da personalidade*".

Na decisão, de efeito *erga omnes* e vinculante, o tribunal reafirmou a cidadania negada às personalidades trans, antes condicionada à modificação cirúrgica dos corpos para adequá-los às expectativas cis de corpos masculinos ou femininos. Noutras palavras, só teriam direito à alteração registral do prenome e "sexo" se antes realizassem cirurgias de afirmação de gênero. O Estado invadia a esfera dos direitos da personalidade, saúde psicofísica, emocional, sexual, reprodutiva, a autonomia e a intimidade dessas pessoas, contrariando a garantia de inviolabilidade dos artigos 5º, II e X, da Constituição e dos artigos 13 e 21 do Código Civil.. A decisão assegurou o exercício da autodeterminação, honra, personalidade, dignidade e felicidade na transgeneridade como direito constitucional à diferença. Como fundamentos, a Corte usou a carga principiológica, direitos fundamentais da Constituição, Princípios da Carta Internacional de Yogyakarta (2006 e 2017), a Opinião Consultiva n. 24/17 da Corte Interamericana de Direitos Humanos, a Convenção Interamericana de Direitos Humanos, o Pacto de San José da Costa Rica e as ODs n. 03, 10, 16 e 17 da Agenda 2030 da ONU, inserindo o Poder Judiciário, outra vez, no combate ao racismo transfóbico.

A primeira decisão paradigmática do STF surgiu em 5/5/2011 no julgamento da ADI 4277/DF, que reconheceu a união estável homoafetiva entre pessoas de mesmo "sexo", leia-se gênero, acórdão reconhecido como patrimônio documental da humanidade na Unesco pelo Comitê Nacional do Brasil do Programa Memória do Mundo. Outra relevante decisão aos direitos trans adveio no julgamento da Ação Direta de Inconstitucionalidade por omissão n. 26/DF,

Min. Rel. Celso de Mello, que reconheceu o estado de mora inconstitucional do Congresso Nacional na prestação legislativa de incriminação a que se referem os incisos XLI e XLII do art. 5º da Constituição no afã da proteção penal do grupo LGBTQIA+. Assim, declarou a omissão normativa inconstitucional do Poder Legislativo e cientificou o Congresso Nacional para elaborar lei. Até que seja elaborada, a homofobia e a transfobia enquadram-se como espécies de racismo segundo a Lei n. 7.716/89.

Com razão, a homotransfobia foi equiparada a uma das formas de racismo na dimensão social, porquanto, crime inafiançável e imprescritível, dada a segregação do grupo pela diminuição, violência e ódio. Segundo os dados divulgados pelo Dossiê de 2023 do Observatório de Mortes e Violências contra LGBTI+ no Brasil, o país ostenta – pelo 14º ano consecutivo – a liderança das mortes de pessoas trans, que equivalem a 61,74% para mulheres trans e 5,65% para homens trans. Isso culmina na redução da expectativa de vida dessas pessoas para 35 anos.

Como corolário, o Superior Tribunal de Justiça estendeu a proteção da Lei Maria da Penha no combate da violência de gênero, em favor de mulheres trans, nos ambientes domésticos e familiares, afastando a divisão biológica sexual (ADI 4275/DF). Vide Jurisprudência em Teses, edição n. 238, direitos relativos à diversidade, 21/6/2024: *"10) As medidas protetivas previstas na Lei n. 11.340/2006 são aplicáveis às minorias, como transexuais, transgêneros, cisgêneros e travestis em situação de violência doméstica, afastado o aspecto meramente biológico"*.

Como base teórica, despontou a teoria pós-moderna do transfeminismo, que exalta mulheridades e as diferenças: mulheres cis, mulheres trans, as travestis como entidades políticas não binárias de contornos femininos, cada qual com corporalidades, conjuntos sexuais e reprodutivos singulares. Há de se considerar na diversidade a existência de corpos biológicos e sexuais tipicamente femininos que carregam identidades de gênero masculinas – homens trans –, aptos a afirmar a circunstância nos registros civis, realizar hormonização ou cirurgias, como podem engravidar, parir e gestar os próprios filhos se conservarem os corpos biológicos.

Alteração do prenome e "sexo" (gênero) nos cartórios extrajudiciais

Para dar concretude aos direitos, o Conselho Nacional de Justiça (CNJ) editou o Provimento n. 73/2018, ora substituído pelo de n. 149/2023, que instituiu o Código Nacional de Normas da Corregedoria Nacional de Justiça do Conselho Nacional de Justiça – Foro Extrajudicial –, padronizando os serviços notariais e de registro. Pela norma administrativa, pessoas trans maiores de 18 anos solicitarão, em qualquer serventia de registro civil das pessoas naturais, requerimento abalizado em declaração autopercebida e sentida da identidade de gênero do requerente, a alteração de prenome e gênero. Não serão exigidos laudos médicos nem psicológicos, nem cirurgias de afirmação ou processos de hormonização, assegurado o sigilo – sem apontamento de acesso público – a respeito da transição nos assentos.

Para crianças e adolescentes trans o processo será judicial, no atendimento da proteção integral, com investigação do melhor interesse pelo Ministério Público e pelo magistrado. Com o deferimento, serão oficiados os órgãos registrais, estabelecimentos de ensino, dentre outros, para adoção do nome social e modificação do gênero nos documentos. As redes de educação pública ou particulares, em todos os níveis, são responsáveis pela promoção da educação emancipatória que reduza as desigualdades sociais e combata discriminações para inclusão dos grupos minoritários nos seus ambientes. A omissão pelos organismos escolares merece sanção, uma vez que foi reconhecida pelo STF a correlação entre as diretrizes programáticas da educação brasileira e o combate às discriminações por gênero ou orientação sexual, como consta do teor da ADI 5668/DF, julgada em junho de 2024, objetivando o combate ao *bullying*.

Contextualizando os pontos da problemática: é intolerável que crianças e adolescentes trans não tenham assegurada a permanência nas escolas de base infantil, fundamental e ensino médio, não tenham garantido o acesso ao ensino superior e profissionalizante, não integrem a malha social e não tenham a oportunidade de enriquecer a sociedade pelo respeito à diferença.

BIOÉTICA NOS ATENDIMENTOS MÉDICOS: AFIRMAÇÃO DA DIGNIDADE E AUTODETERMINAÇÃO

No termo Bioética, "bio" representa os conhecimentos biológicos, e ética, o conhecimento dos sistemas de valores humanos. Há aproximadamente 50 anos, na Universidade de Wisconsin, em Madison, nos Estados Unidos, Van Rensselaer Potter, por ocasião da publicação de seu primeiro artigo, propôs o termo "bioética" com o conceito "Bioética como ponte para o futuro". Ponte entre ciência biológica e ética, mas como um meio para um fim, "ponte para o futuro" – disciplina que guiaria a humanidade. A Bioética é a ética da vida, da saúde e do meio ambiente.

O objetivo combina estudo e reflexão entre as ciências biológicas e humanas por meio do diálogo inclusivo, plural e responsável, a busca da sabedoria entendida como o conhecimento usado para o bem social, a promoção da dignidade humana e da boa qualidade de vida para todos. Não se pode esperar uma padronização de valores, não há Bioética sem liberdade. Esse exercício deve ser realizado sem coação, coerção e preconceito. Não é ética pré-fabricada.

Os referenciais englobam questões múltiplas do diálogo bioético representadas por um círculo aberto, e dentro dele estariam os pontos de referência: a não maleficência, autonomia, justiça, dignidade, solidariedade, fraternidade, confidencialidade, privacidade, vulnerabilidade, responsabilidade, sobrevivência, qualidade de vida. Ainda, direitos, deveres, compromissos e sentimentos éticos em plena liberdade de atuação pluralista, inter e transdisciplinar.

Nesse ponto, a bioética entrecruza a problemática trazida. Pela liberdade, dignidade, autonomia e demais valores, as equipes médicas e jurídicas multidisciplinares devem conduzir o olhar às transgeneridades. O tratamento humanizado, aberto ao diálogo da subjetividade da pessoa para a condução ética da incongruência de gênero, das corporalidades e dos processos terapêuticos à luz da dignidade do paciente. O princípio da dignidade da pessoa humana é um dos fundamentos da República, e como referencial bioético traz diretrizes implícitas ou explícitas que iluminam a essência do ser. Na ideia de Kant, a dignidade constitui atributo da pessoa individualmente considerada. Para Barchifontaine, é o centro de todo o estudo da Bioética: o resgate da dignidade e da qualidade de vida diante das políticas sociais e econômicas.

Os discursos antigênero que encabeçam esforços de reversão das identidades de gênero são amplamente criticados porque, além de não científicos e antiéticos, causam danos significativos às pessoas trans. Tais práticas, que incluem "terapias de conversão", falham no respeito às liberdades e impõem sofrimento psicológico emocional profundo. Organizações como a World Professional Association for Transgender Health (WPATH) e especialistas da ONU defendem a proibição global dessas práticas, e cada vez mais jurisdições adotam medidas legais para banir tais ações.[1]

Consentimento livre e esclarecido: para menores, o termo de assentimento

Outra conduta ética legal da equipe de atendimento está no termo de consentimento livre e esclarecido (TCLE) e no termo de assentimento aos menores de 18 anos, essenciais no atendimento de pessoas trans. O consentimento baseia-se na compreensão clara dos cuidados de saúde, com suas consequências, alinhadas às práticas legislativas e regulatórias. Os processos cognitivos envolvidos na concessão de consentimento são complexos, primeiro porque o Código de Defesa do Consumidor orienta a relação médico/paciente, exigindo informações claras e acessíveis ao consumidor, de acordo com os graus de compreensão dos pacientes; em segundo lugar, é natural que existam expectativas nos resultados dos procedimentos propostos.

No caso de homens trans, o TCLE tratará dos possíveis hormônios, posologia, efeitos adversos, questões sobre a fertilidade, informações sobre o aumento da oleosidade da pele e surgimento de acne; crescimento de pelos corporais e na face; aumento da massa muscular; redistribuição da gordura corporal; interrupção da menstruação; aumento do clitóris; atrofia vaginal; mudança de voz, dentre outras especificidades.[2]

O termo para mulheres trans também evidencia possibilidades estrogênicas e bloqueios antiandrogênicos a serem utilizados. Quanto aos efeitos, trata do desenvolvimento das mamas; aparecimento de celulite; depósito de gordura nas coxas e quadris; ligeira redução dos pelos; diminuição dos testículos em aproximadamente 40% do tamanho, produção de testosterona pelo testículo, da próstata, do volume do esperma ou mesmo parada da ejaculação, da fertilidade (que pode voltar ao normal ou não após a interrupção da tomada do hormônio); dificuldade de ereção para penetração; redução do desejo sexual; orgasmos menos intensos; aparecimento ou agravamento de depressão, enxaquecas; aumento da pressão arterial; alteração na função do fígado.

A RESOLUÇÃO N. 2.265/2019 DO CONSELHO FEDERAL DE MEDICINA

Dada a necessidade de atendimento integral da pessoa com incongruência de gênero e de orientar pelo viés deontológico as ações realizadas por médicos nos serviços de saúde pública ou privada, o Conselho Federal de Medicina editou a Resolução n. 2.265/2019 para cuidados específicos de acolhimento, acompanhamento ambulatorial, hormonização e cirurgias, conforme o Projeto Terapêutico Singular que integra o Anexo I da normativa.

Algumas regras do projeto merecem menção: a) parte-se da singularidade dos sujeitos, considerando as subjetividades de corpos e gêneros; b) é garantida a participação ativa do interessado(a) consoante consentimento livre informado; c) a atuação é humanizada, aproximando as famílias e a rede social da pessoa; d) o primeiro atendimento é da equipe ambulatorial, com reuniões, anamnese dos médicos, exame físico e psíquico completos com encaminhamentos; e) a hormonização cruzada deve ser prescrita por endocrinologista, ginecologista ou urologista para reduzir os níveis hormonais endógenos do sexo biológico, induzindo caracteres sexuais secundários compatíveis com a identidade em níveis hormonais fisiológicos; f) o acompanhamento psiquiátrico por especialista, avaliando a evolução após encaminhamento para a cirurgia de afirmação de gênero e após sua realização.

Cirurgias de afirmação de gênero

As cirurgias de afirmação de gênero masculino para feminino – somente para pacientes que a desejarem e obtiverem indicação médica – compreendem a neovulvovaginoplastia primária (orquiectomia bilateral, penectomia, neovaginoplastia, neovulvoplastia) e a mamoplastia de aumento. Os procedimentos de afirmação de gênero do feminino para o masculino englobam a mamoplastia bilateral, a histerectomia e a ooforectomia bilateral, as cirurgias genitais, a neovaginoplastia e as faloplastias, conforme opção do paciente e recomendação médica. Num e noutro caso poderão se realizar procedimentos complementares.

Outro ponto sobre a transgeneridade pede reflexão: assim como a cisgeneridade e a heteronormatividade devem ser combatidas, a corponormatividade também. É preciso naturalizar a existência de várias corporalidades, abandonando comparações com corpos cis, compreendendo que pessoas com incongruência podem manter os corpos do nascimento como diferenciação. Corpos trans são saudáveis e aptos a proporcionar prazer sexual com elevada autoestima, paralelamente às identidades autopercebidas e profundamente interiorizadas.

CRIANÇAS E ADOLESCENTES TRANS

Conforme anexo da Resolução n. 2.265/2019 do CFM, a identidade de gênero se pronuncia por volta dos quatro anos, a exigir intensa investigação interdisciplinar do pediatra, de modo que o diagnóstico da incongruência é definido durante a infância. O olhar bioético é imprescindível para informar familiares sobre a transgeneridade como fenômeno natural.

Para crianças em estágios pré-púberes são proibidas intervenções hormonais com modificações corporais e genitais, já que o diagnóstico não se encontra fechado. A tônica é do cuidado integral facilitador do desenvolvimento da criança no passo da identidade manifestada, o que equivale a pensar na família, nos ambientes educacionais e sociais. A assistência jurídica deve estar alerta para a propositura de ações judiciais visando à adoção do nome social, à alteração de gênero nos documentos civis e escolares, à inclusão da criança em campeonatos esportivos que utilizem classificações pelo sexo biológico, dentre outras necessidades.

É crucial evitar os danos psíquicos provocados pelo *bullying*. Não raras vezes, a prática nociva se instala nas escolas, em especial quando a criança ou o adolescente passa a usar roupas, nomes e acessórios compatíveis com a identidade expressada. O ato ilícito deve ser coibido por diretores, coordenadores e professores, já que há registros de suicídios praticados por alunas e alunos que foram vítimas dos ataques reiterados nas escolas de ensino fundamental e médio. A assessoria jurídica deve fazer intervenções extrajudiciais no sentido de obrigar as instituições de ensino a zelar pela convivência não violenta em seus espaços, punindo os excessos.

O início da puberdade se dá entre 8 e 13 anos para o sexo feminino e entre 9 e 14 anos para o sexo masculino. Nessa fase, as insatisfações com o corpo do nascimento em confronto com a identidade manifestada se intensificam, desencadeando sofrimento ou até mesmo tortura mental para pessoas trans em desenvolvimento. Por isso, o Conselho Federal de Medicina autorizou na resolução que a partir do estágio puberal Tanner II é lícita a prescrição de bloqueadores hormonais para *"interrupção da produção de hormônios sexuais, impedindo o desenvolvimento de caracteres sexuais secundários do sexo biológico pelo uso de análogos de hormônio liberador de gonadotrofinas (GnRH)"*. Outro procedimento autorizado para endocrinologistas, ginecologistas e urologistas é a "hormonioterapia cruzada", a última visando a hormônios para feminização ou masculinização, conforme o caso, a partir dos 16 anos.

Em 8 de abril de 2025 foi publicada a Resolução n. 2.427/2025 do CFM que alterou a Resolução n. 2.265/2019 nos seguintes pontos: a) artigo 5º, vedou a prescrição de bloqueadores hormonais em fase puberal de crianças e adolescentes, porém, autorizou-a noutros casos; b) artigo 6º, § proibiu a hormonioterapia cruzada para inserção de hormônios típicos da identidade de gênero antes dos 18 anos; c) artigo 7º, § 3º, postergou a cirurgia de afirmação de gênero de efeito esterilizador para os 21 anos de idade. A normativa retrocedeu nas conquistas dos direitos fundamentais de integridade psicofísica obtidas desde 2019, ocasião em que a equipe de atendimento humanizado se tornou apoio para pacientes e familiares. Ao não admitir exceções, a resolução retira a liberdade de avaliação clínica da equipe médica transdisciplinar, proibindo parecer indicativo e prescrição dos bloqueadores e hormônios para minimizar os desconfortos físicos e psíquicos causados pela incongruência de gênero em crianças e adolescentes, o que aumenta o risco de desenvolvimento de disforia, depressão, ansiedades e afins.

A norma deontológica implantou uma ética desconectada dos princípios bioéticos, generalizando condutas e impedindo avaliações clínicas individualizadas. Entidades de proteção aos direitos LGBTI+ ingressaram com Ação Direta de Inconstitucionalidade (ADI 7806) distribuída ao Ministro Cristiano Zanin, existindo também outra ação, a ADPF 1221, de mesmo objeto. Ambas pedem a suspensão imediata da resolução para retomada do texto anterior da Resolução n. 2.265/2019, com objetivo de assegurar o livre desenvolvimento das personalidades de crianças e adolescentes trans, direito fundamental à existência, identidade, dignidade e saúde. Até o fechamento desta obra, não há notícia de decisão sobre a matéria.

O escopo das ciências médicas e humanizadas é minimizar o sofrimento da criança ou adolescente na vivência social, evitar procedimentos não autorizados, regar a saúde psíquica evitando depressão, disforia, suicídios, ansiedades, uso de drogas, álcool ou outras condutas destrutivas. Soma-se a isso que a normativa deontológica de 2019 já era clara quanto à vedação cirúrgica no artigo 11, na "atenção médica especializada ao transgênero é vedada a realização de procedimentos cirúrgicos de afirmação de gênero antes dos 18 (dezoito) anos de idade". Com a maioridade e o parecer da equipe multidisciplinar com acompanhamento mínimo de um ano, já havia segurança para a realização de cirurgias de afirmação de gênero.

A ADPF 787/STF: UM DESAFIO ÀS CORPORALIDADES TRANS NO ATENDIMENTO PELO SUS E NOS REGISTROS DAS PATERNIDADES TRANS

A incompreensão sobre as corporalidades e identidades dissonantes da cisnormatividade afrontam camadas do direito fundamental à saúde trans em hospitais e ambulatórios públicos e privados. Como já descrevemos, o atendimento médico humanizado engloba procedimentos ou terapias para a afirmação da identidade de gênero, mas ainda compreende o atendimento da saúde biológica dos corpos do nascimento não modificados por cirurgias.

O cuidado multidisciplinar da transgeneridade é complexo e desafiador aos olhos do binarismo, pois exige a realização de procedimentos básicos da saúde sexual dos corpos, como exames de Papanicolau, mamografias e prevenção de câncer. Dessa maneira, uma mulher trans com prenome e gênero exteriorizados nos registros civis pode, perfeitamente, precisar de médicos urologistas para o acompanhamento da saúde da próstata e genital masculino, mormente para prevenção do câncer. O mesmo se insere na saúde de corpos biológicos femininos com afirmações de identidades masculinas em homens trans.

A Arguição de Descumprimento de Preceito Fundamental (ADPF 787/DF) foi julgada pelo Pleno do STF, por unanimidade de votos, e com relatoria do Ministro Gilmar Mendes, para que o Ministério da Saúde garanta atendimento médico a pessoas transexuais e travestis, incluindo especialidades relativas a seu sexo biológico, conforme Informativo da Corte:

> *O Tribunal determinou que as marcações de consultas e de exames de todas as especialidades médicas devem ser realizadas independentemente do sexo biológico registrado. O objetivo é evitar procedimentos burocráticos que possam causar constrangimento ou dificuldade de acesso a pessoas transexuais. Segundo a decisão, todos os sistemas de informação do Sistema Único de Saúde (SUS) devem ser alterados para assegurar à população trans o acesso pleno, em condições de igualdade, a todos os serviços e ações de saúde, não somente a consultas e exames. Além disso, o Ministério da Saúde deverá informar às secretarias estaduais e municipais de saúde, e aos demais órgãos ou instituições que integram o SUS, os ajustes realizados nos sistemas informacionais e dar suporte necessário para a migração dos sistemas locais. O Plenário também decidiu que a Declaração de Nascido Vivo (DNV), documento expedido pelos hospitais no momento do parto de uma criança nascida viva, deve utilizar termos inclusivos para englobar a população transsexual. Segundo a decisão, o termo parturiente, como consta atualmente na DNV, deverá ser substituído por parturiente/mãe. Da mesma forma, o campo do responsável legal, que é de preenchimento opcional, deverá ser alterado para responsável legal/pai.*[3]

O cenário exigiu a tomada de medidas judiciais de urgência (medida liminar concedida) contra o Ministério da Saúde para correção nos agendamentos da administração tripartite do Sistema Único de Saúde. Na medida em que as cirurgias de afirmação de gênero deixaram de ser obrigatórias pelo teor da ADI 4275/DF, corpos dissonantes do binarismo cisgênero têm existências garantidas em superposição às identidades incongruentes, desafiando olhares conservadores e desinformados sobre categorias diversas de pessoas.

Diante dessa realidade fática disruptiva, o STF, na referida ação, também determinou alterações nas Declarações de Nascidos Vivos (DNV) preenchidas em hospitais para incluir o campo "parturiente", a fim de incluir pais parturientes e doadoras de útero que gestam filhos de outras nessa condição. Uma enorme jornada jurídica era traçada se o pai – homem trans registrado como tal nos documentos civis – surgisse na DNV na qualidade de mãe do infante pelo fato de ter gestado e parido. A incompatibilidade inviabilizaria os registros civis do recém-nascido nos campos da ascendência, criando obstáculos ao exercício de vários direitos do bebê, como inserção no plano de saúde. Além disso, a dignidade do pai trans estaria comprometida.

CONCLUSÃO

A vulnerabilidade da população trans é marcada nos índices de violência racista transfóbica, na reduzida expectativa de vida, na necessidade de ações judiciais para controle das transgressões aos exercícios dos direitos fundamentais, o que constitui obstáculo à cidadania sexual, dignidade e isonomia dessas pessoas, tudo agravado pela interseccionalidade de gênero, raça e classe social. Esforços conjuntos transdisciplinares devem ser desenvolvidos por profissionais das ciências da bioética, jurídica, médica e sociais, para construção de redes de apoio e direitos aos trans, seus familiares e afetos nos espaços de ensino, nos ambulatórios, hospitais e clínicas de cuidado integrado, nos espaços sociais e jurídicos, engajando as esferas dos poderes e políticas públicas.

Os parâmetros da cisnormatividade, heteronormatividade e corponormatividade foram desafiados de uma só vez por pessoas não binárias da malha social globalizada. Mulheres trans agendarão consultas, exames e tratamentos para cuidar da saúde de corpos biológicos masculinos e da saúde das identidades de gênero femininas. Homens trans realizarão visitas aos ginecologistas e obstetras, podendo engravidar, gestar e parir os próprios filhos em corpos biológicos que mantêm aparelhos reprodutores feminismos de nascença, e ainda receberão cuidados de saúde para as identidades masculinas.

Uma nova cultura deve surgir para que nos faça melhores enquanto sociedade: inclusiva, tolerante e respeitosa da alteridade. Práticas colaborativas nos atendimentos éticos estabelecem protocolos alinhados aos objetivos de desenvolvimento sustentável do planeta da Agenda 2030 da ONU, erradicando as desigualdades sociais, promovendo o bem-estar social, a saúde integral das pessoas com dignidade, justiça social, pluralismo e cidadania. Ao dialogar sobre os novos paradigmas existenciais, a quebra dos estereótipos de gênero, a naturalização da diversidade de corpos, a fluidez de gêneros, as subjetividades das identidades e a contribuição dos diferentes na grandeza cultural das sociedades democráticas solidárias, avançaremos muito como povos, mas sobretudo como humanidades.

Não nos esqueçamos das provocações de Michel Foucault: biologia não é destino, e a divisão sexual nada mais é do que o controle político dos corpos nas sociedades.

REFERÊNCIAS

1. Vianna C, Bortolini A. Discurso antigênero e agendas feministas e LGBT nos planos estaduais de educação: tensões e disputas. Educ Pesqui. 2020;42. Disponível em: https://www.scielo.br/j/ep/a/Tc37WjhH7ywmFCpJJ4NbBCH/.
2. Aguemi AK, Caparello AD, da Silva AQ, Campiotto AR, Tura ABW, Uwai AL, et al. Protocolo para o atendimento de pessoas transexuais e travestis no município de São Paulo. Comitê Técnico de Saúde Integral LGBTI. Prefeitura de São Paulo. 2020. Disponível em: https://www.prefeitura.sp.gov.br/cidade/secretarias/upload/saude/Protocolo_Saude_de_Transexuais_e_Travestis_SMS_Sao_Paulo_3_de_Julho_2020.pdf.
3. Supremo Tribunal Federal. Informação à sociedade. ADPF 787 Omissão da União em assegurar acesso adequado à saúde para pessoas transexuais e travestis. Disponível em: https://www.stf.jus.br/arquivo/cms/noticiaNoticiaStf/anexo/ADPF787.SUSparapessoastransrev.LCFSP.pdf.

BIBLIOGRAFIA

1. Bizic MR, Jeftovic M, Pusica S, Stojanovic B, Duisin D, Vujovic S, et al. Gender dysphoria: bioethical aspects of medical treatment. Biomed Res Int. 2018;2018:9652305.
2. Buttler J. Problemas de gênero: feminismo e subversão da identidade. 19. ed. Rio de Janeiro: Civilização Brasileira; 2020.
3. Buttler J. Quem tem medo do gênero? São Paulo: Boitempo, 2024.
4. Cavanaugh T, Hopwood R, Lambert C. Informed consent in the medical care of transgender and gender-nonconforming patients. AMA J Ethics. 2016;18(11):1147-55.
5. Conselho Federal de Medicina. Resolução n. 2.265/2019. Disponível em: https://sistemas.cfm.org.br/normas/arquivos/resolucoes/BR/2019/2265_2019.pdf. Acesso em: 3 set. 2024.
6. Coleman E, Radix AE, Bouman WP, Brown GR, de Vries ALC, Deutsch MB, et al. Standards of care for the health of transgender and gender diverse people, Version 8. Int J Transgend Health. 2022;23(Suppl 1):S1-259.
7. Dufner S. Famílias multifacetadas. Direito civil constitucional das famílias. São Paulo: Revista dos Tribunais; 2023.
8. Foucault M. História da sexualidade 1: a vontade de saber. 9. ed. Rio de Janeiro: Paz e Terra, 2019.
9. Gerritse K, Martens C, Bremmer MA, Kreukels BPC, de Boer F, Molewijk BC. Sharing decisions amid uncertainties: a qualitative interview study of healthcare professionals'

ethical challenges and norms regarding decision-making in gender-affirming medical care. BMC Med Ethics. 2022;23(1):139.
10. Moreira AJ. Tratado de direito antidiscriminatório. São Paulo: Editora Contracorrente, 2020.
11. Pessini L. Bioética, cuidado e humanização. São Paulo: Loyola, 2014.
12. Pimentel S, Bianchini A. Feminismo(s). São Paulo: Matrioska Editora, 2021.
13. Conselho Federal de Medicina. Resolução CFM n. 2.427/2025. Dispõe sobre o cuidado específico à pessoa com incongruência de gênero ou transgênero e revoga a Resolução CFM n. 2.265/2019. Brasil, 2025.

3

Atendimento da enfermagem à população trans

Ana Claudia Alcântara Garzin

Caroline Terrazas

INTRODUÇÃO

A transexualidade é um fenômeno que suscita dúvidas, provoca inquietações e gera divergências em diversos grupos sociais – incluindo profissionais de saúde, como os da área de enfermagem.

Na perspectiva biomédica, indivíduos transexuais são vistos como sujeitos que têm discordância entre o "sexo biológico" e a identidade de gênero. Esse conceito é baseado no Manual de Diagnóstico e Estatístico de Transtornos Mentais (DSM-V), no qual pessoas transgêneras recebem o diagnóstico de disforia de gênero.[1]

A enfermagem é uma ciência pautada na aplicação de práticas de cuidado, sob o prisma holístico, para atender às necessidades de saúde do indivíduo, com respeito à diversidade étnica, religiosa, de condições físicas e mentais, de orientação sexual e de identidade de gênero. Nesse sentido, a transexualidade é vista, no campo de atuação do enfermeiro, como uma questão social e cultural, não apenas biomédica.

Dessa forma, embora seja comum a transexualidade estar vinculada, na literatura biomédica, a uma adequação permanente e modificadora do corpo físico,[2] entendemos que pessoas transexuais têm demandas diversas de acesso à saúde nos diferentes níveis de atendimento, como primário, secundário e terciário, bem como nos serviços de urgência e emergência.

É fundamental que a enfermagem reconheça o crescimento do número de indivíduos transgênero, e que essa população tem ganhado cada vez mais visibilidade.[3]

NECESSIDADES EM SAÚDE DA POPULAÇÃO TRANS

As necessidades da saúde das pessoas trans não devem ser baseadas na patologização ou no processo de medicalização da transexualidade, como as técnicas de hormonização e as cirurgias para adequação corporal e de gênero. Muitas vezes, a assistência é centrada em práticas prescritivas e reguladoras influenciadas pela discriminação, pela falta de conhecimento e pela ausência de preparo no atendimento das demandas específicas dessa população. Isso compromete tanto a integralidade do cuidado quanto a autonomia desses indivíduos.[4]

Sabe-se que as demandas de atenção à saúde de pessoas não binárias são temas transversais, que devem ser assistidos sob o olhar multi e interdisciplinar. Nessa perspectiva, os profissionais de saúde devem ser capacitados, desde a formação acadêmica e por meio de educação permanente, para o atendimento das necessidades de saúde dessa população.

O processo transexualizador é garantido pelo Sistema Único de Saúde (SUS), desde a criação da Política Nacional de Saúde Integral de Lésbicas, Gays, Bissexuais, Travestis e Transexuais (2013). Essa política define que o atendimento deve ser realizado de modo integral, com uma equipe interdisciplinar e pautado no acolhimento humanizado em toda Rede de Atenção à Saúde (RAS).[5]

Embora a Portaria GM/MS n. 2.803 exista desde 2013, pessoas transexuais sofrem discriminação e preconceito dos profissionais de saúde, o que se reflete em sofrimento, redução da assiduidade, abandono do tratamento e, por vezes, a não procura dos serviços de saúde.[6]

A exposição de pessoas transexuais às vulnerabilidades da rede de atendimento se reflete em diversas necessidades de saúde, que podem se apresentar por meio de distúrbios psicológicos como a automutilação, o suicídio, a tentativa de suicídio, o uso abusivo de drogas e em violências psicológicas, físicas, sexuais e institucionais, geradas por conflitos sociais presentes na sociedade contemporânea heterocisnormativa.[7]

A ausência de acolhimento efetivo à população trans na atenção primária, que é a porta de entrada no SUS, resulta em um não acompanhamento e encaminhamento devido para a atenção especializada, o que leva esse grupo a práticas inadequadas de autocuidado e à negligência com a própria saúde. Posto isso, é comum que, entre a própria comunidade trans, exista a troca de experiências e indicações que envolvem a automedicação, o uso indevido de hormônios sexuais, a automutilação sexual, a submissão a procedimentos clandestinos, por vezes invasivos e sem o auxílio de profissionais capacitados no atendimento dessa população.

Em relação ao processo transexualizador, há fragilidades estruturais e assistenciais tanto na atenção primária à saúde como na atenção especializada, como a crescente fila de espera para o tratamento e as poucas ações, no acolhimento desses usuários, nos serviços que envolvem promoção, prevenção, cuidado e reabilitação. Por fim, há divergências de protocolos pré e pós-operatórios no atendimento hospitalar.[8]

ASSISTÊNCIA DE ENFERMAGEM

A atuação da(o) enfermeira(o) no cuidado com a população não binária se baseia na assistência humanizada, integral e equânime nos três níveis de atenção à saúde. O atendimento holístico aos transexuais, somado à qualificação do profissional, contribui para maior adesão aos acompanhamentos e recursos terapêuticos nos serviços de saúde. É importante ressaltar que a assistência de enfermagem a essa população vai além do tratamento referente à transexualidade – atualmente denominado processo transexualizador – disponibilizado pelo SUS, uma vez que são pessoas e, como tal, adoecem e necessitam de assistência ao longo de sua vida.

Compete ao profissional de enfermagem, no campo da atenção primária à saúde, o acolhimento às pessoas transgênero que favoreça a formação de vínculo entre o usuário e o serviço, a fim de proporcionar ações de promoção à saúde, mediante práticas intersetoriais, que visem a melhorias na integração social dessa população, com a desconstrução de estigmas, preconceitos e o desenvolvimento de estratégias de escuta qualificada e respeito, com a utilização do nome social e dos pronomes de tratamento adequados à identidade de gênero.

Além disso, a(o) enfermeira(o) desenvolve práticas de prevenção de doenças crônicas, imunização, prevenção de IST, orientação sobre os programas preventivos da atenção primária e o acompanhamento por meio da consulta de enfermagem, momento no qual a história de vida é fundamental para o desenvolvimento do processo de enfermagem e, consequentemente, melhor aconselhamento e apoio aos tratamentos.[9] Todas essas práticas são essenciais para a saúde mental e física dos transgêneros.

A primeira fase do processo transexualizador ocorre na atenção especializada, na qual o paciente é assistido por uma equipe multidisciplinar para a realização de diversos exames. A(o) enfermeira(o) da equipe deverá conhecer a história de vida e as motivações desse indivíduo para as cirurgias de redesignação sexual e de adequação de caracteres sexuais secundários (face e mama).

É necessário que a(o) enfermeira(o) avalie as diversas vivências do indivíduo no gênero desejado, oriente sobre a hormonização e seus efeitos colaterais, faça os esclarecimentos pré-operatórios relacionados às cirurgias de transgenitalização e dos procedimentos voltados às adequações de caracteres sexuais secundários.

No que se refere à assistência hospitalar, cabe ao a enfermeira(o) respeitar e manter a privacidade de indivíduos, garantindo que, quando em quarto coletivo, haja biombo que assegure a não exposição a outrem durante os procedimentos. Destaca-se, ainda, que a qualidade da assistência perpassa pela garantia ao respeito e pela resolução de sua demanda de saúde que exige internação na ala feminina ou masculina, de acordo com o gênero com o qual aquela pessoa se identifica.

O PROCESSO DE ENFERMAGEM COMO INSTRUMENTO PARA A ASSISTÊNCIA E A GESTÃO DO CUIDADO

O processo de trabalho da enfermagem ocorre em subprocessos de trabalho denominados assistência, gestão, ensino e pesquisa, permeados pelo atuar politicamente. Considerando a assistência direta ao usuário do serviço de saúde e a gestão do cuidado, evidencia-se a aplicação do processo de enfermagem (PE) como o principal instrumento do enfermeiro nos diferentes níveis de atenção à saúde.

Nesse sentido, o PE deve ser aplicado de modo deliberado e sistemático, em todos os serviços de saúde em que ocorre a assistência da enfermagem. Este deve estar fundamentado em suporte teórico, como teorias e modelos de cuidado, bem como associado às taxonomias de enfermagem, instrumentos de avaliação de predição de risco validados, protocolos baseados em evidências e escalas, que subsidiam a tomada de decisão a partir do raciocínio clínico e crítico no contexto em que se apresenta, direcionando a equipe de enfermagem para o cuidado à pessoa, à família e à coletividade.[10]

A Resolução do Conselho Federal de Enfermagem (COFEN) n. 736, de 2024, que dispõe sobre a implementação do PE, destaca a sua organização em cinco etapas inter-relacionadas, interdependentes, recorrentes e cíclicas, conforme a Figura 1.[10]

Na primeira etapa, denominada **avaliação de enfermagem**, ocorre a coleta de dados subjetivos por meio da entrevista e objetivos por meio do exame físico. Nessa etapa, além das habilidades propedêuticas e do conhecimento clínico e científico, a(o) enfermeira(o) deve utilizar as habilidades de relacionamento

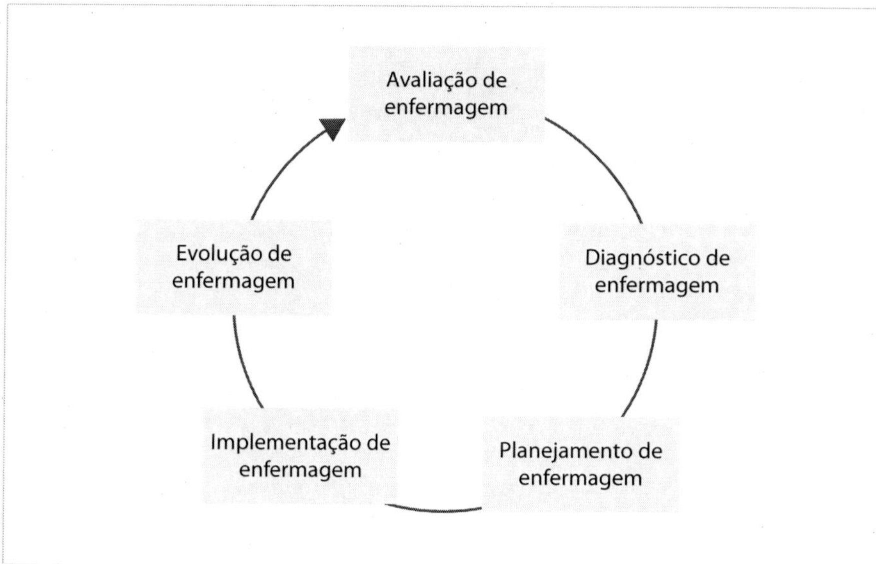
Avaliação de enfermagem
Diagnóstico de enfermagem
Planejamento de enfermagem
Implementação de enfermagem
Evolução de enfermagem

Figura 1 Etapas do processo de enfermagem.
Fonte: COFEN (2024).[10]

interpessoal e comunicação, sem deixar de considerar o respeito a todas as dimensões do indivíduo.[11]

Nesta etapa, além do exame físico e da entrevista, a(o) enfermeira(o) deve considerar as informações advindas dos exames laboratoriais, de imagem ou métodos gráficos e aplicar as escalas validadas para predição de riscos, de modo que se obtenha maior número de informações relevantes possível sobre as necessidades de saúde e condições daquele indivíduo para a continuidade da assistência de enfermagem.

Assim, ao realizar essa etapa do PE, deve-se garantir uma comunicação adequada em relação à linguagem compreensível (sem uso de termos técnicos), tom de voz e respeito. É importante garantir um local adequado e com privacidade. Na Figura 2 destacam-se algumas sugestões para a condução da avaliação de enfermagem.

Considerando as necessidades da população trans, além do conhecimento científico e do raciocínio clínico e crítico da(o) enfermeira(o), a coleta de dados exige uma abordagem sensível e inclusiva, tanto de aspectos físicos como de fatores psicológicos, sociais e culturais, criando um ambiente de acolhimento e respeito à identidade de gênero da pessoa assistida.

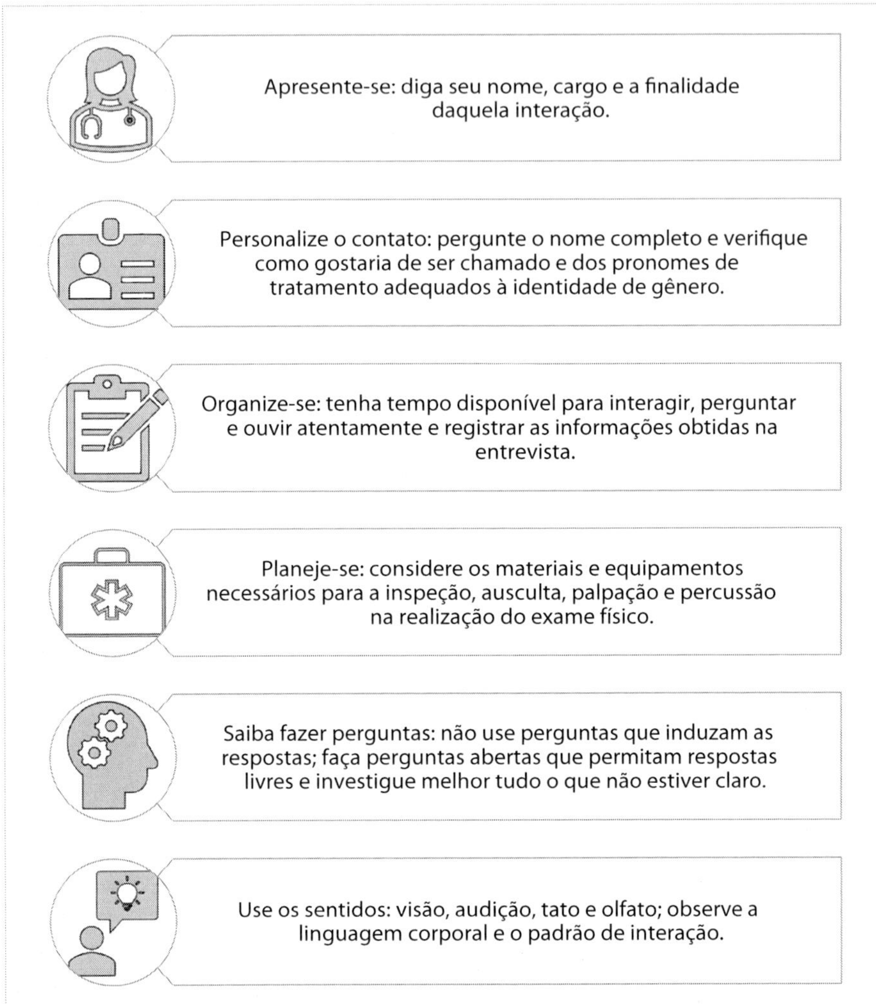
Apresente-se: diga seu nome, cargo e a finalidade daquela interação.
Personalize o contato: pergunte o nome completo e verifique como gostaria de ser chamado e dos pronomes de tratamento adequados à identidade de gênero.
Organize-se: tenha tempo disponível para interagir, perguntar e ouvir atentamente e registrar as informações obtidas na entrevista.
Planeje-se: considere os materiais e equipamentos necessários para a inspeção, ausculta, palpação e percussão na realização do exame físico.
Saiba fazer perguntas: não use perguntas que induzam as respostas; faça perguntas abertas que permitam respostas livres e investigue melhor tudo o que não estiver claro.
Use os sentidos: visão, audição, tato e olfato; observe a linguagem corporal e o padrão de interação.

Figura 2 Sugestões para a condução da etapa avaliação de enfermagem.

Diagnóstico de enfermagem é a segunda etapa do PE e compreende a identificação de problemas existentes, condições de vulnerabilidade ou disposições para melhorar comportamentos de saúde, interpretados a partir das informações obtidas.[10] É nesta etapa que a(o) enfermeira(o) agrupa e interpreta os dados subjetivos e objetivos coletados na primeira etapa, que culmina com a tomada de decisão sobre os conceitos diagnósticos de enfermagem, os quais constituem a base para a seleção das ações ou intervenções de enfermagem para alcançar os resultados esperados.

A principal linguagem e taxonomia para a determinação do diagnóstico de enfermagem é a *NANDA - International* (NANDA-I), que criou uma maneira de classificar e categorizar o conhecimento de enfermagem por meio de evidências científicas aprimoradas e atualizadas continuamente. A NANDA-I considera o diagnóstico de enfermagem um julgamento clínico sobre uma resposta humana a condições de saúde/processos da vida, ou uma suscetibilidade a tal resposta, de um indivíduo, uma família, um grupo ou uma comunidade.[12]

Na etapa de diagnóstico de enfermagem, o uso da taxonomia da NANDA-I permite que a(o) enfermeira(o) identifique e nomeie problemas de saúde com precisão, levando em consideração as particularidades da pessoa trans, como o estresse relacionado à discriminação, questões de autoimagem, repercussões da hormonização, dentre outras necessidades identificadas.

O desenvolvimento de um plano assistencial direcionado está contemplado no **planejamento de enfermagem**, a terceira etapa do PE, na qual a(o) enfermeira(o) deverá priorizar os diagnósticos de enfermagem elencados na etapa anterior, determinar os resultados que se deseja alcançar e realizar a prescrição de enfermagem das intervenções, ações/atividades e protocolos assistenciais.[10] Nesta etapa pode ser utilizada a taxonomia de resultados de enfermagem, denominada *Nursing Outcomes Classification* (NOC), e a taxonomia para intervenções de enfermagem *Nursing Interventions Classification* (NIC).[13]

Nesse sentido, o planejamento do cuidado de enfermagem a partir do uso da NOC deve incluir resultados esperados que reflitam as necessidades e expectativas da pessoa trans, cuja definição deve ser feita em conjunto com a pessoa assistida, garantindo que suas metas de saúde sejam alcançáveis e significativas. Da mesma forma, o uso adequado da NIC exige a seleção de intervenções de enfermagem culturalmente adequadas às necessidades, bem como que sejam continuamente ajustadas com base no *feedback* da pessoa assistida e na observação dos resultados obtidos.

A quarta etapa do PE, **implementação de enfermagem**, compreende a realização das intervenções, ações e atividades previstas no planejamento assistencial pela equipe de enfermagem, respeitando a competência técnica de cada profissional, por meio da colaboração e comunicação contínua, inclusive com o registro e a checagem quanto à execução da prescrição de enfermagem.[10]

Por fim, a **evolução de enfermagem** consiste na última etapa do PE, na qual a(o) enfermeira(o) avalia os resultados de enfermagem alcançados e tem a oportunidade de analisar e revisar todo o PE, reiniciando o ciclo das etapas.[10] Essa avaliação contínua permite a adaptação das intervenções conforme necessário, garantindo um cuidado dinâmico e responsivo.

A aplicação do PE com o uso integrado das taxonomias NANDA, NOC e NIC na assistência de enfermagem para a pessoa transgênera, seja no ambiente hospitalar ou na atenção primária à saúde, assegura que o cuidado seja estruturado, holístico e centrado na pessoa, promovendo uma assistência qualificada e segura, além de respeito aos direitos e necessidades individuais.

REFERÊNCIAS

1. American Psychiatric Association, DSM-5 Task Force. Diagnostic and statistical manual of mental disorders: DSM-5™ (5th ed.). American Psychiatric Publishing; 2013.
2. Rocon PC, Zamboni J, Sodré F, Rodrigues A, Roseiro MCFB. (Trans)formações corporais: reflexões sobre saúde e beleza. Saúde Soc [Internet]. 2017;26(2):521-32.
3. Albino MS, Garcia ORZ, Rodriguez AM, Wilhelm LA. Vivências de pessoas transgênero e equipe de enfermagem na atenção à saúde: encontros e desencontros. Cadernos Gen-Div. 2021;7(3):176-99. Disponível em: https://periodicos.ufba.br/index.php/cadgendiv/article/view/46897.
4. Oliveira I de, Romanini M. (Re)escrevendo roteiros (in)visíveis: a trajetória de mulheres transgênero nas políticas públicas de saúde. Saúde Soc. 2020;29(1):e170961.
5. Shihadeh NA, Pessoa EM, da Silva FF. A (in)visibilidade do acolhimento no âmbito da saúde: em pauta as experiências de integrantes da comunidade LGBTQIA+. Barbaroi. 2021;0(58):172-94.
6. Brasil. Ministério da Saúde. Portaria n. 2803, de 19 de novembro de 2013. Redefine e amplia o Processo Transexualizador no Sistema Único de Saúde (SUS) [Internet]. Brasília; 2013 [citado 2014 ago. 05]. Disponível em: https://www.prefeitura.sp.gov.br/cidade/secretarias/upload/saude/Port2803_19_11_2013_processo_trans_sus.pdf.
7. Carabez RM, Eliason MJ, Martinson M. Nurses' knowledge about transgender patient care: a qualitative study. ANS Adv Nurs Sci. 2016;39(3):257-71.
8. Mariano DS, Frederico DF. Atenção à saúde através do SUS da população transexual brasileira: avanços e fragilidades do processo transexualizador. PERI. 2020;2(13):86-101. Disponível em: https://periodicos.ufba.br/index.php/revistaperiodicus/article/view/28004.
9. Cicero EC, Black BP. "I Was a Spectacle... A freak show at the circus": A transgender person's ed experience and implications for nursing practice. J Emerg Nurs. 2016;42 (1):25-30.
10. Conselho Federal de Enfermagem (COFEN). Resolução n. 736, de 17 de janeiro de 2024. Dispõe sobre a implementação do Processo de Enfermagem em todo contexto socioambiental onde ocorre o cuidado de enfermagem. Disponível em: https://www.cofen.gov.br/resolucao-cofen-no-736-de-17-de-janeiro-de-2024/. Acesso em: 20 ago. 2024.
11. Alfaro-Lefevre R. Aplicação do processo de enfermagem: fundamentos para o raciocínio clínico. 8. ed. Porto Alegre: Artmed; 2014.
12. NANDA Internacional. Diagnósticos de enfermagem da NANDA-I definições e classificação: 2021-2023. 12. ed. Porto Alegre: Artmed; 2021.
13. Barros ALBL, Lopes JL, Morais SCRV. Procedimentos de enfermagem para a prática clínica. Porto Alegre: Artmed; 2019.

4

Aspectos psicológicos na assistência a pessoas transgênero e de gênero não conforme

Ari Alves de Oliveira Jr.
Elisa Del Rosário Ugarte Verduguez

CONSIDERAÇÕES NA ASSISTÊNCIA PSICOLÓGICA ÀS PESSOAS TRANSGÊNERO NO CONTEXTO DA SAÚDE

Ao longo dos anos a população transgênero vem conquistando direitos sociais que atuam no sentido de romper a segregação e a exclusão que lhes impedia o direito ao exercício pleno da cidadania. Dentre tais conquistas, temos que destacar, além das diretrizes da PNSI-LGBT, a regulamentação do processo transexualizador no SUS, revisto na Portaria n. 2.803, de 19 de novembro de 2013.[1]

Além disso, há a ocorrência de ações e disposições nos âmbitos da educação e da saúde que permitem, no seio das suas instituições, o uso do nome social aos sujeitos dessa população, medida que ressoa a favor da visibilidade e do reconhecimento.[2]

No âmbito legal, cada vez mais há ganhos de causa e agilidade nos processos legais que permitiram, em alguns casos, a mudança de nome social e em outros até a mudança de registro desses indivíduos, além de maior disposição social em direção à criminalização dos atos de homofobia, embora a transfobia propriamente dita ainda não seja definida como delito no Código Penal, além do fato de essa população ser vítima de violências de todas as ordens, sendo o Brasil o país que mais mata pessoas transgênero no mundo.[3]

Até que o Congresso Nacional aprove uma lei especifica, por decisão do STF (Supremo Tribunal Federal), de 2019, foram vinculadas ao artigo 20 da Lei n. 7.716/89, reconhecida por criminalizar o racismo, as condutas homofóbicas e transfóbicas.[4]

Em relação à saúde, tudo aquilo que possa vir a facilitar o processo de inclusão é em si muito bem-vindo, mas exige atenção à temática da capacitação das equipes de assistência à saúde, bem como das instituições e organizações de saúde, e estas são, por sua vez, a partir dessas demandas, convocadas a debruçar o olhar sobre os desafios específicos que envolvem o exercício pleno da cidadania no que se refere ao acesso aos serviços de saúde.[5]

Para a Organização Mundial de Saúde, as pessoas transgênero não devem ser consideradas portadoras de condição psicopatológica. Ainda assim, pessoas transgênero são expostas a vivências penosas na vida social, inclusive no campo das demandas por assistência à saúde, muito por conta do preconceito e discriminação, limitação no acolhimento, barreiras no acesso e falta de assistência adequada ou qualificada.[6]

As taxas de suicídio entre a população transgênero são maiores do que as da média da população. Discriminação e preconceito, entre outros, são considerados fatores de risco para o suicídio. O histórico de discriminação também se associa à evitação dos serviços de saúde.[7]

Pode-se dizer que os usuários transgênero apresentam também demandas únicas ou específicas em saúde física ou mental. Há estudos referindo que entre 20 e 40% desses indivíduos buscam os procedimentos cirúrgicos de afirmação de gênero. Tais sujeitos se encontram em uma situação que combina alta necessidade por serviços de saúde com barreiras ao acesso, representadas pelo preconceito e discriminação.[8]

Pelo fato de essas pessoas não necessariamente se sentirem identificadas com o gênero binário e/ou a heterossexualidade, que lhe foram disponibilizadas como únicas alternativas viáveis social e culturalmente, elas permitem a si mesmas outras possibilidades corpóreas, mesmo diante das opressões diárias em que são colocadas, tendo de lidar com as dificuldades que lhes são impostas dada a conjuntura social e cultural.[9,10]

As modificações corporais de uma pessoa transgênero atravessam os padrões normatizadores quanto ao sexo e ao gênero, que são os principais reguladores dos corpos na sociedade e estão ligados ao controle e dominação deles.[11] Vale lembrar que a ideia de um "transexual verdadeiro" é difundida na medida em que esses corpos necessitam se enquadrar no binarismo feminino ou masculino impostos socialmente, tanto esteticamente quanto nos aspectos comportamentais legitimados pelas ciências médicas, psicossociais e jurídicas, construídos de modo arbitrário. Daí o fato de que o desejo da transexualidade estar relacionado ao repúdio do órgão sexual e, portanto, ao desejo da cirurgia sexual.[1, 12-14]

No Brasil, visando atender às demandas de saúde dessa população, o protocolo para seguimento de pessoas transexuais no âmbito da Política Nacional de Saúde Integral LGBT foi instituído em 2008. Na ocasião foram habilitados serviços em hospitais universitários que incluíam procedimentos hospitalares.[15] Posteriormente, em 2013,[16] graças às demandas dos grupos e movimentos sociais pró-LGBTQIA+ que buscavam, por um lado, ampliar o atendimento especializado a pessoas transgênero e por outro o acolhimento sem discriminação nos diversos níveis de atenção, estruturou-se uma conduta que não focava apenas os procedimentos cirúrgicos e hospitalares, ampliando-se aos cuidados ambulatoriais.

Em linhas gerais, o protocolo de assistência para pessoas transexuais se desenvolve da seguinte maneira:

- Atenção especializada no processo transexualizador: acompanhamento clínico, pré e pós-operatório e hormonioterapia – equipes mínimas: médico psiquiatra, médico endocrinologista, médico clínico, enfermeiro e psicólogo e assistente social.
- Cirurgia e acompanhamento pré e pós-operatório: médico ginecologista obstetra, médico cirurgião plástico, enfermeiro, médico psiquiatra, médico endocrinologista, médico urologista, assistente social e médico urologista.[17]

Hoje, apesar dos avanços notáveis aos quais aludimos brevemente acima, o acesso à saúde da população transgênero é marcado ainda por questões de ordem outra que não apenas a disponibilidade desses serviços, tais como o preconceito e o despreparo das equipes de saúde diante de demandas que lhes são específicas.

Assim, cabe-nos discutir a partir desse ponto o papel da psicologia diante das demandas dessa população no âmbito da saúde

De maneira geral, o papel do psicólogo se articula necessariamente ao asseguramento à promoção dos direitos humanos, seja para indivíduos, seja para suas coletividades, inclusive no campo da saúde. Alinhar competências técnicas às demandas éticas, tal como preconizadas no Código de Ética Profissional do Psicólogo, significa contribuir para o processo de eliminação de qualquer espécie de "negligência, discriminação, exploração, violência, crueldade e opressão",[18] analisando "de maneira crítica e histórica em sua prática a realidade social em seu contexto de inserção".[18]

Entende-se que qualquer serviço prestado por psicólogos deva se dar consoante as recomendações, resoluções éticas e técnicas dos Conselhos Regionais e Federal de Psicologia,[19,20] e que a assistência às pessoas transexuais, travestis ou com outras vivências deve ser também tributária às resoluções internacionais, bem como às portarias do Ministério da Saúde.[21]

Infelizmente, o Brasil tem um histórico de normatização da violação de direitos dessas populações, de modo que mesmo o campo da assistência à saúde não deixa de reproduzir tais formas de violência de maneira sistemática.[23] Muito disso se associa à psicopatologização da questão identitária, ou seja, é associado à ideia de que os indivíduos dessa população seriam anormais, marcados por limitações de ordem psicológica que inviabilizariam a ocupação de espaços produtivos e valorizados no laço social.[23]

PARA ALÉM DO SEXO BIOLÓGICO: A CONSTITUIÇÃO IDENTITÁRIA E SUAS FORMAS DE EXPRESSÃO

O conceito de identidade de gênero foi construído no campo das ciências humanas,[24-26] particularmente na antropologia e na psicanálise,[27] para tentar explicar justamente as experiências de descontinuidade entre o que se espera e o que de fato se expressa enquanto autoimagem, imagem social e desempenho de papéis sociais de alguém nascido com o sexo feminino ou masculino. Assim, o transgênero mostra-se como conceito no mundo da ciência que sintetiza e de certa forma limita, no campo epistemológico, tais experiências, pois as possibilidades de identificação com o gênero na vivência desses indivíduos, sendo autorreferidas, também não se esgotam na relação especular com o suposto conjunto binário do sexo biológico.[28]

Pode-se pensar que na articulação entre corpo orgânico e cultura podem ser problematizadas as questões de gênero.[29] Assim, pelo fato de tal inter-relação ser necessária é que não se pode prescindir do elemento histórico nos esforços para sua compreensão. Submetidas à historicidade, as relações de poder e de visão de mundo necessariamente demarcam um campo social e político no qual algumas expressões podem ser tomadas como mais viáveis, aceitáveis ou legítimas que outras.[10] Trata-se, pois, de um equívoco ou talvez de uma agenda política evocar um passado imemorial ou próximo nos quais as questões de gênero se reduziam à esfera biológica, ao que dados históricos, sociais e antropológicos se contrapõem robustamente.

Identidade de gênero diz respeito à maneira como o indivíduo se sente e expressa o gênero de pertencimento. Trata-se de posicionamento autorreferido, autodenominação e identificação com os significantes fornecidos pela cultura que subjetivamente encontram sentido na experiência de gênero de um determinado sujeito. Não encontra limitação ou ponto de vista normativo que esteja além das possibilidades expressivas de seus grupos representativos, organizados ou não.[29] Entretanto, ainda que à custa de alguma redução, é importante mencionar alguns conceitos na compreensão das expressões mais comuns em relação ao gênero.

Assim, entende-se como cisgênero aquele que se identifica e se autodenomina como pertencente ao gênero que lhe foi socialmente atribuído, o que na nossa cultura normalmente se associa muito intimamente com o sexo de nascimento (masculino, feminino). Por outro lado, consideram-se pessoas transgêneras aquelas que não se identificam com o gênero atribuído socialmente quando de seu nascimento.[23] Todavia, há outras vivências que podem ser chamadas de não binárias, aquelas que ocorrem fora da norma cisgênera, como fluidos, queers, agêneros, entre outras, representativas de outras vivências de gênero.

AS NOSOGRAFIAS PSIQUIÁTRICAS E OS CRITÉRIOS DE ASSISTÊNCIA

Segundo a OMS, a transexualidade não pode ser considerada uma doença,[6] considerando inclusive que a boa assistência a essa população representa um dos últimos desafios.[31]

O DSM-5 TR[32] utiliza a categoria Disforia de Gênero para pessoas que sofrem em função da incongruência entre o gênero atribuído socialmente quando do nascimento e o gênero experienciado pelo indivíduo.

Já a CID-11[33] apresenta algumas classificações associadas à transexualidades[9] no capítulo Condições Relacionadas à Saúde Sexual como Incongruência de Gênero. São elas: Incongruência de Gênero em Adultos e Adolescentes (HA60), Incongruência de Gênero em Crianças Pré-Púberes (HA61) e Incongruência de Gênero sem especificação (HA62).

Ao comparar ambos manuais, o que sobressai como consideração comum é a ideia de que há um desconforto ou sofrimento subjacente à incongruência entre o gênero atribuído ao nascimento e o gênero que o sujeito experimenta nas suas vivências no laço social. Além disso, o DSM-5 TR[32] inclui um tipo de informação acerca da disposição e expressão do sujeito em relação ao manejo de sua própria situação, como o manifesto desejo de impedir ou se livrar de características sexuais primárias ou secundárias do gênero atribuído ao nascimento, muitas vezes concomitante ao desejo de vir a apresentar características sexuais do gênero com o qual se identifica, desejo de ser reconhecido e tratado como alguém pertencente a esse gênero, além de manifestar a convicção de ter sentimentos e comportamentos socialmente atribuídos e aceitáveis no gênero de identificação .

RECOMENDAÇÕES PARA A ATUAÇÃO DO PSICÓLOGO

A assistência psicológica às pessoas transgênero (transexuais, travestis e de outras expressões identitárias) segue as normas e as recomendações internacionais e nacionais. Referência internacional da World Professional Association for Transgender Health (WPATH),[33] em sua sétima edição, normatiza as orientações clínicas ao profissional de saúde que dá assistência às pessoas transgênero, como médicos, cirurgiões, enfermeiros, psicólogos e outros. A assistência psicológica a essa população (pode ser individual ou em grupo), sempre considerando a demanda e a necessidade individualizada de cada pessoa, aborda conteúdos relacionados à identidade de gênero e visa ao alívio do sofrimento psicológico devido a disforia de gênero e transfobia, possibilitando uma reestruturação psicoemocional, familiar e social para melhor qualidade de vida. Essa assistência também é recomendada à família e ao(à) parceiro(a).

O Ministério da Saúde, em nível nacional, pela Portaria n. 457/2008,[34] regulamenta as diretrizes de assistência para o processo transexualizador à população transgênero, diretrizes depois revistas e ampliadas pela Portaria n. 2.803/2013.[1] Essas diretrizes orientam as estratégias no acompanhamento dessa população da Atenção Básica à Atenção Especializada. Dentre essas estratégias apontam-se "realização de ações e serviços de urgência, ambulatorial especializado e hospitalar, e de apoio aos serviços da atenção básica de maneira resolutiva e em tempo oportuno".[1] As portarias regulamentam a assistência multidisciplinar durante o processo transexualizador, que consiste no processo de avaliação, orientação psicossocial e atendimento ambulatorial médico, cirúrgico e de saúde mental, acompanhamento em hormonioterapia e no pré e pós-operatório. Também possibilita o acesso, quando necessário, a exames laboratoriais e de imagem.[1]

As Resoluções n. 1.482/1997[36] e 1.995/2010[37] do Conselho Federal de Medicina regulamentam ao(à) psicólogo(a) como profissional integrante da equipe multiprofissional e multidisciplinar para assistência psicológica aos transgêneros nos processos de avaliação e acompanhamento psicológico durante o processo transexualizador, seguindo as diretrizes de assistência da Portaria n. 2.803/2013,[1] da Resolução n. 1, de 29/1/2018, e da Resolução de agosto de 2022 do Conselho Federal de Psicologia (CFP), que regulamentam as normas de assistência do profissional de psicologia aos transgêneros. A assistência psicológica para essa população visa à integralidade e à humanização, livre de discriminação por orientação sexual e identidade de gênero, devendo considerar as complexas e múltiplas experiências de gênero. Deve considerar e respeitar a diversidade e subjetividade da pessoa transgênero, para que tenha a liberdade de decidir pelo seu processo transexualizador.[39,40] Consiste no acolhimento, na escuta especializada para entender os motivos de sua demanda, de suas condições psicoemocionais, de seus desejos e possibilidades, considerando seu contexto social, auxiliar na construção de uma demanda subjetiva para um trabalho psicológico, e ajudá-los a elaborar o porquê e para quê da demanda da hormonização e/ou dos procedimentos cirúrgicos de afirmação de gênero. Também consiste em aliviar o sofrimento psíquico e social vivenciados pela disforia de gênero e reduzir os impactos sofridos pela transfobia, além dos prejuízos na vida social, escolar, profissional, nos relacionamentos afetivos sexuais e em outras áreas, comprometendo a qualidade de vida dessas pessoas. Portanto, trata-se de ajudá-los na construção ou reconstrução e conquista de autonomia e dignidade como sujeito.

A assistência psicológica às pessoas transgênero não deve se restringir a auxiliar ou promover a tomada de decisão sobre a hormonização e/ou cirurgias de afirmação de gênero e/ou outras maneiras de modificação corporal, nem ter como objetivo o tratamento, a cura ou eliminação de desejos ou práticas sexuais no sentido de sua conversão à heterossexualidade e/ou à cisgeneridade; nem de alterar os desejos, a orientação sexual e a identidade de gênero dessas pessoas, porque a autodeterminação garante a autonomia de cada sujeito para determinar sua identidade de gênero. Também não é permitido ao(à) psicólogo(a) na sua atuação práticas patologizantes ou se orientar por um modelo patologizado, porque as expressões e a identidade de gênero são possibilidades da existência humana, as quais não devem ser compreendidas como psicopatologias, como transtornos mentais nem como desvios e/ou inadequações. O(a) psicólogo(a) deve respeitar o nome social da pessoa trans e não deve exercer qualquer atividade que favoreça ações transfóbicas ou estigmatização dessas pessoas.

O Conselho Federal de Medicina, pela Resolução n. 2.265/2019,[41] que vigiu até 7 de abril de 2025 normatizava a assistência clínica a crianças e adolescentes transgênero. Previa que "crianças ou adolescentes transgênero em estágio de desenvolvimento puberal Tanner I (criança pré-púbere) deveriam ser acompanhados pela equipe multiprofissional e interdisciplinar com preparo técnico para o atendimento da população nessa condição, composta por psiquiatra, pediatra, endocrinologista, urologista, ginecologista, psicólogo, assistente social e outros. Orientados na assistência clínica sem nenhuma intervenção hormonal ou cirúrgica",[37] e em "crianças ou adolescentes transgêneros o bloqueio hormonal só poderia ser iniciado a partir do estágio puberal Tanner II (criança púbere ou adolescente) com a confirmação da incongruência de gênero, se o mesmo desejar e com a anuência dos pais ou do(s) responsável(eis) legal(ais). Esta resolução também normatizava a hormonioterapia a partir dos dezesseis anos de idade e os procedimentos cirúrgicos a partir dos dezoito anos, quando solicitado pelo indivíduo e permitido pelos pais ou pessoa responsável legalmente, e após avaliação e acompanhamento de equipe multidisciplinar por no mínimo um ano. Essa assistência para adolescentes deveria ser realizada exclusivamente em caráter experimental em protocolos de pesquisa, de acordo com as normas do Sistema CEP/Conep, em hospitais universitários e/ou de referência para o Sistema Único de Saúde".[41]

Em 8 de abril de 2025, foi publicada a Resolução CFM n. 2.427/25,[42] que alterou pontos centrais da Resolução n. 2.265/19. As mudanças incluíram a vedação à prescrição de bloqueadores hormonais durante a puberdade de crianças e adolescentes trans, a proibição da hormonioterapia cruzada para pessoas menores de 18 anos, e o adiamento da possibilidade de realização de cirurgias de afirmação de gênero com efeito esterilizador para os 21 anos de idade.

DEMANDAS DA EQUIPE DE SAÚDE E EXERCÍCIO PROFISSIONAL DO PSICÓLOGO

O profissional de psicologia, seguindo todas as normas e recomendações descritas, e como profissional integrante da equipe multidisciplinar de centros para assistência às pessoas transgênero, às vezes se questiona qual é o papel e como deve ser a prática do profissional de psicologia diante da demanda dos sujeitos que procuram esses serviços e requisitam procedimentos de hormonização e/ou cirurgias de afirmação de gênero. Ao(à) psicólogo(a) recomenda-se que mesmo nesses casos com demanda de procedimentos para afirmação de gênero a assistência psicológica ofertada às pessoas transgênero deve se pautar no acolhimento e apoio em promoção de qualidade de vida; portanto, o profissional deve considerar as demandas psicológicas de ordem geral, tal como se apresentam também para a população como um todo, além daquelas que se associam ao exercício da clínica psicológica no campo da saúde, tais como as questões que envolvem os abalos emocionais nos momentos pré e pós-cirúrgicos, por exemplo, e, por fim, aquelas demandas específicas associadas à assistência psicológica voltada a essa população.

O(a) psicólogo(a), no seu papel e no exercício de sua prática profissional, deve seguir as recomendações e resoluções nacionais e internacionais, tanto as institucionais e protocolares quanto as orientações éticas na assistência às pessoas transgênero. Na assistência deve considerar a capacidade cognitiva do paciente quanto à compreensão e à crítica em relação às informações e orientações para tomada de decisões e escolha de alguns procedimentos durante o processo transexualizador. Tais procedimentos, como a hormonização, podem se associar a profundas mudanças biológicas, psíquicas, pessoais, sociais e na sexualidade (desejo, sensibilidade, libido e satisfação sexual), sendo importantes a orientação e a promoção de reflexão sobre tais questões, bem como as questões em direito reprodutivo e familiar, preferencialmente antes do início da hormonioterapia. Também preferencialmente a pessoa transgênero deve ser acompanhado na assistência psicológica no que tange à compreensão e à elaboração da maneira mais ampla possível do que está em jogo quando se decide pelas intervenções cirúrgicas. Será que a pessoa transgênero está minimamente preparada para enfrentar, do ponto de vista psicológico e material, um pós-operatório secundário demorado? Será que as expectativas estéticas e funcionais se mostram relativamente alinhadas com as possibilidades efetivas dos resultados dos procedimentos? Também é indicado informar e esclarecer outras questões, entre elas sobre a transfobia, pelo alto índice de violência física, psíquica e social voltada a essa população no Brasil, muito embora a maioria já tenha experimentado tais vivências ao longo de suas jornadas pessoais.

O profissional de saúde mental também deve fazer o diagnóstico diferencial quando necessário, para verificar ausência de comorbidades psicopatológicas, não correlatos à vivência trans, e/ou para realizar o processo transexualizador, como transtornos psicóticos graves, transtornos de personalidade graves e transtornos do desenvolvimento graves, principalmente antes de fazer procedimentos de afirmação de gênero.

A assistência psicológica de crianças pré-púberes e adolescentes transgênero consiste no acolhimento da criança, na escuta das suas preocupações e demandas, realizar avaliação psicossocial para explorar a natureza e características da identidade de gênero da criança ou adolescente, explorar as áreas de funcionamento emocional, relações sociais e funcionamento intelectual/conquistas escolares e avaliar a dinâmica da criança e adolescente e da família. Também ajudar a diminuir a angústia relacionada com a disforia de gênero e aliviar quaisquer outras dificuldades psicossociais. No processo de avaliação e acompanhamento psicológico dessa população, valorizar as experiências e vivências individuais em seus significados e produções, valorizar suas trajetórias em experimentação de gênero, considerando as singularidades, ajuda a compreender que o indivíduo é composto por vivências variadas de gênero, de expressão de gênero e orientação. Tal leitura ajudará na tomada de decisão posterior quanto aos procedimentos de hormonização e/ou cirurgias de afirmação de gênero ou não. Também é fundamental o acolhimento, orientação e acompanhamento psicológico do(s) responsável(eis) legal(ais) ou familiares para ajudá-los a esclarecer dúvidas sobre o comportamento ou identidade de gênero do indivíduo, ouvir suas demandas, realizar anamnese direcionada às questões de comportamento da criança ou adolescente, em casa, na escola, vida social da criança e história familiar, para ajudar num desenvolvimento emocional favorável e saudável da criança ou adolescente com essa condição. Portanto, o papel do psicólogo não é o de afirmar, converter ou questionar a autodenominação do indivíduo quanto ao seu gênero experenciado, mas sim o de promover saúde ao escutar integralmente, com repertório e apropriação ética, as individualidades e suas histórias.

A prática clínica psicológica por mais de 20 anos junto a essa população no seio da equipe multidisciplinar do Programa de Assistência de Pessoas Transgênero de um hospital-escola de São Paulo permitiu a constituição de uma clínica na qual os desafios práticos cotidianos foram coordenados e orientados com a máxima atenção às recomendações e às resoluções internacionais e nacionais na assistência a essa população, em processo de constante atualização, seja pelo desenvolvimento acadêmico, na participação de eventos científicos, na produção científica, nas trocas com as equipes e pacientes. A resultante disso é a convicção de que, fornecer acolhimento, respeitar as suas singularidades, sua autodenominação e ofertar escuta às suas experiências individuais de gênero, entendendo os motivos de sua demanda, de suas condições psicoemocionais, de seus desejos e possibilidades, considerando seu contexto familiar e social, é o caminho que ajuda o sujeito a sustentar suas escolhas quanto ao endereçamento de suas questões em relação ao gênero, inclusive as escolhas que passam pela hormonização ou pelos procedimentos cirúrgicos.

Assim, pode-se dizer que quase a totalidade das pessoas transexuais assistidas nesse programa[43] mostrou melhora psicológica e diminuição do sofrimento psíquico pelo alívio na disforia de gênero e não mostrou arrependimento depois dos procedimentos de afirmação de gênero realizados, como da hormonização, nem arrependimento pós-cirurgias de afirmação de gênero, dos indivíduos que realizaram depois de muitos anos. Além disso, o acompanhamento psicológico antes e durante a transição e a hormonização foi importante, pois ajudou a dar sustentação e fortalecimento emocional, porque a etapa de transição, mesmo muito desejada e requisitada por essa população, também gera muito sofrimento psíquico e estresse emocional devido à exposição a muitos desafios e profundas consequências pelas mudanças biológicas, psíquicas, pessoais e sociais, além do sofrimento pela discriminação, preconceito e constrangimento social e familiar, incluindo agressões verbais, psíquicas e físicas. Também a assistência psicológica possibilitou a reflexão e elaboração sobre sua condição atual e futura, as perdas e ganhos, os lutos vivenciados durante a vivência como transgênero e durante o processo transexualizador. É importante explorar as possibilidades que permitam à pessoa trans conhecer seus desejos, suas vontades, os efeitos de sua condição e de suas escolhas, procurando conciliar sua sexualidade e/ou identidade de gênero com seus valores pessoais, culturais, morais e religiosos; as expectativas, a idealização em relação à imagem corporal desejada e, conjuntamente com cada paciente, explorar e desenvolver um plano individualizado, considerando os limites realísticos.

É também importante destacar a experiência no acompanhamento psicológico de adolescentes transgênero, porque na adolescência a disforia de gênero tende a intensificar-se pelo desejo de assumir o gênero com o qual se idêntica e pela rejeição e aversão com o corpo durante o desenvolvimento das características sexuais secundárias, em muitos levando à automutilação do genital, ao alto índice de tentativas de suicídio ou ideação suicida, e aumentando os sintomas de ansiedade por desejarem a hormonização antes mesmo da idade recomendada, principalmente para os adolescentes não binários que desejam ter sua imagem corporal congruente com sua identidade de gênero, para melhor inserção e aceitação nos grupos sociais. Em outros aumentam os conflitos familiares, sociais e escolares, com maior prevalência de depressão, ansiedade, angústia, solidão e isolamento.[44]

Na adolescência, também é importante o acompanhamento psicológico devido à transfobia na família, escola e sociedade, vulnerabilizando a pessoa transgênero. Antes, devido às agressões físicas, psíquicas e emocionais, havia alto índice de evasão escolar entre o período do ensino fundamental II e o ensino médio, causando uma cascata de prejuízos na escolaridade, na qualificação profissional e econômica e levando muitas pessoas trans na fase adulta à vulnerabilidade em várias áreas da vida dessa população, como o subemprego, a prostituição e a pobreza, vulnerabilizando mais a saúde, o que repercute na qualidade de vida. Atualmente, na assistência psicológica de muitas pessoas transgênero adultas, os adolescentes que antes que sofreram a transfobia recebem acolhimento e escuta para tais sofrimentos, a fim de elaborar e reduzir os impactos emocionais sofridos pelas vivências transfóbicas e de ter a possibilidade de fortalecimento emocional para novas conquistas pessoais, sociais e profissionais, como voltar a estudar, qualificar-se profissionalmente, para melhor inserção no campo de trabalho e melhor dignidade e qualidade de vida. Portanto, trata-se de ajudá-los na construção ou reconstrução e na conquista de autonomia e dignidade como sujeito. Isso mostra a importância de educar e orientar os profissionais da instituição escolar sobre os efeitos da transfobia e suas consequências, prejuízos e sofrimentos psicológicos que causam nas crianças e adolescentes transgênero.

CONSIDERAÇÕES FINAIS

A assistência psicológica à população transgênero no campo da saúde representa ao mesmo tempo um desafio e uma oportunidade para o exercício de uma prática consistente, calcada na observação expressa dos princípios éticos e técnicos que regem os profissionais psicólogos.

Representa um desafio na medida em que deve se articular necessariamente a observação das condições sócio-históricas nas quais sua prática está inserida, ou seja, as relações constituídas entre os vários atores com interesses de posicionamentos que podem não ser o tempo todo convergentes e nem mesmo visar aos mesmos propósitos. Assim, as demandas dos sujeitos em si que buscam assistência psicológica ou que as recebem, as demandas das equipes de saúde em geral, as demandas institucionais associadas ao lócus das atuações profissionais, entre outros fatores, devem ser consideradas tanto nas suas particularidades como nas possíveis resultantes de suas interações.

Não cabe, então, ao psicólogo, no exercício ético da profissão, a redução de sua atuação a uma prática meramente avaliativa voltada à identificação de possíveis condições psicopatológicas, ou mesmo inadvertida em relação à complexidade na qual está inserida. Portanto, o profissional de psicologia inserido em equipe multidisciplinar que atenda a população de transexuais, travestis e pessoas com outras vivências trans deve ter uma escuta integral, sensível aos questionamentos e reflexões sobre as variabilidades de vivência e experimentação de gênero do indivíduo, pois é o principal instrumento de trabalho.

Além disso, é preciso considerar que, para além de tais demandas, os indivíduos dessa população ostentam histórias singulares, demandas outras no campo emocional; são sujeitos que, sendo parte da população geral, podem enfrentar condições emocionais, abalos no que concerne a vida amorosa, social, profissional, familiar etc., além das vivências excludentes, violentas e limitadoras às quais nos referimos ao longo deste texto, que por si sós são suficientemente desafiadoras no campo psicológico.

A prática profissional deve ser consonante com as recomendações jurídicas e técnicas previstas pelas principais instituições reguladoras relacionadas às políticas públicas de saúde de pessoas LGBTQIA+ e à rede suplementar em saúde.

Na assistência psicológica da pessoa transgênero é importante, acima de quaisquer outras considerações, uma abordagem que considere singularidade humana para além das referências legais, institucionais e psicopatológicas, para além dos preconceitos e mesmo do senso comum, valorizando a emancipação, autonomia, equidade nas condições de acesso à saúde e ao desenvolvimento social. Também o respeito à autodenominação e às experiências individuais de gênero promovem saúde, dignidade, direitos sociais e qualidade de vida para essa população, que historicamente já teve ou tem tais direitos negligenciados.

REFERÊNCIAS

1. Brasil. Ministério da Saúde. Portaria n. 2.803, de 19 de novembro de 2013. Redefine e amplia o Processo Transexualizador no Sistema Único de Saúde (SUS). Brasília: Ministério da Saúde, 2013. Disponível em: http://bvsms.saude.gov.br/bvs/saudelegis/gm/2013/prt2803_19_11_2013.ht ml. Acesso em: 30 out. 2019.
2. Estado de São Paulo. Decreto n. 55.588, de 17 de março de 2010. Dispõe sobre o tratamento nominal das pessoas transexuais e travestis nos órgãos públicos do Estado de São Paulo e dá providências correlatas.
3. Carsten B, et al. Annual Report 2016. TvT Publication Series. Vol. 14. October 2016.
4. Brasil – Lei n. 7.716/89 (Lei Caó). Disponível em: https://www.planalto.gov.br/ccivil_03/leis/l7716.html. Acesso em: 24 nov. 2024.
5. Costa AB, et al. Healthcare needs of and access barriers for brazilian transgender and gender diverse people. J Immigr Minor Health. 2018 Feb;20(1):115-23.

6. ONU (Brasil). OMS retira a transexualidade da lista de doenças mentais. [S.l.], 2019. Disponível em: https://nacoesunidas.org/oms-retira-a-transexualidade-da-lista-de-doencas-mentais/. Acesso em: 30 out. 2019.
7. Haas AP, et al. American Foundation for Suicide Prevention. Suicide attempts among transgender and gender non-conforming adults: findings of the National Transgender Discrimination Survey – work, 2014.
8. Williams EA, et al., Gender affirmation surgery from a public health perspective: advances, challenges, and areas of opportunity. J Craniofac Surg. 2019;30(5):1349-51.
9. Bento B. A (re)invenção do corpo: sexualidade e gênero na experiência transexual. Rio de Janeiro: Garamond; 2006.
10. Butler J. Problemas de gênero: feminismo e subversão da identidade. Rio de Janeiro: Civilização Brasileira; 2003.
11. Foucault M. História da sexualidade I: a vontade de saber. Rio de Janeiro: Vozes; 2013.
12. Rocon PA, et al. O que esperam pessoas trans do Sistema Único de Saúde?. Interface (Botucatu). 22(64):43-53. Disponível em: http://www.scielo.br/scielo.php?script=sci_arttext&pid=S141432832080001000043&lng=en&nrm=iso. Acesso em: 20 nov. 2019. Epub Dec 07, 2017.
13. Almeida AS. Vidas em espera: uma etnografia sobre a experiência do tempo no processo transexualizador [dissertação\. Goiânia: Universidade Federal de Goiás; 2018. Disponível em: https://repositorio.bc.ufg.br/tede/handle/tede/8505. Acesso em: 1o out. 2019.
14. Braz C. Vidas que esperam? Itinerários do acesso a serviços de saúde para homens trans no Brasil e na Argentina. Cad. Saúde Pública, Rio de Janeiro. 2019;35(4):e00110518,2019. Disponível em: http://www.scielo.br/scielo.php?script=sci_arttext&pid=S0102311X2019000400503&lng=en&nrm=iso. Acesso em: 27 nov. 2019. Pub Apr 08, 2019.
15. Brasil. Portaria n. 2.836/GM, de 1o de dezembro de 2011.Institui, no âmbito do Sistema Único de Saúde (SUS), a Política Nacional de Saúde Integral de Lésbicas, Gays, Bissexuais, Travestis e Transexuais (Política Nacional de Saúde Integral LGBT).
16. Brasil. Ministério da Saúde. Carta dos direitos dos usuários da saúde / Ministério da Saúde. 2. ed. Brasília: Ministério da Saúde, 2007. (Série E. Legislação de Saúde).
17. Brasil. Ministério da Saúde. Processo transexualizador no SUS. Brasília, 2017. Disponível em: http://www.saude.gov.br/atencao-especializada-e-hospitalar/especialidades/processo-transexualizador-no-sus. Acesso em: 30 out. 2019.
18. Conselho Federal de Psicologia. Código de Ética Profissional do Psicólogo [Ebook]. Brasília, 2005. Disponível em: https://site.cfp.org.br/wp-content/uploads/2012/07/codigo-de-etica-psicologia.pdf. Acesso em: 20 abr. 2021.
19. Conselho Federal de Psicologia. Resolução n. 1, de 29 de janeiro de 2018. Estabelece normas de atuação para as psicólogas e os psicólogos em relação às pessoas transexuais e travestis. Brasil, 2018. Disponível em: https://site.cfp.org.br/wp-content/uploads/2018/01/resolucao_cfp_01_2018.pdf. Acesso em: 20 abr. 2021.
20. Conselho Regional de Psicologia São Paulo. Documento de Orientação CRP 06 n. 002/2019. A atuação profissional de Psicólogas no processo transexualizador e demais formas de assistência às pessoas trans. [Ebook]. São Paulo, 2019. Disponível em: https://www.crpsp.org/uploads/impresso/3759/orrMnaWSvGNIQFBAnh79heedc70.pdf. Acesso em: 20 abr. 2021.
21. Ministério da Saúde. Política nacional de saúde integral de lésbicas, gays, bissexuais, travestis e transexuais [Ebook]. Brasília, 2013. Disponível em: https://bvsms.saude.gov.br/bvs/publicacoes/politica_nacional_saude_lesbicas_gays.pdf. Acesso em: 20 abr. 2021.

22. Bradford J, et al. Experiences of transgender-related discrimination and implications for health: results from the Virginia Transgender Health Initiative Study Am J Public Health. 2013 Oct;103(10):1820-9.
23. Jesus JG. Orientações sobre identidade de gênero: conceitos e termos. Guia técnico sobre pessoas transexuais, travestis e demais transgêneros, para formadores de opinião. [Ebook]. Brasília; 2012. Disponível em: http://www.diversidadesexual.com.br/wp-content/uploads/2013/04/G%C3%8ANERO-CONCEITOS-E-TERMOS.pdf. Acesso em: 20 abr. 2021.
24. Mead M. Sexo e temperamento. 4. ed. São Paulo: Perspectiva; 2006.
25. Mauss M. Sociologia e antropologia. São Paulo: Cosac & Naify; 2008.
26. Clastres P. A sociedade contra o Estado: pesquisas de antropologia política. São Paulo: Cosac & Naify; 2003.
27. Stoller RJ. A further contribution to the study of gender identity. Int J Psychoanal. 1968;49(2):364-9.
28. Rocon PA, et al. (Trans)formações corporais: reflexões sobre saúde e beleza. Saude Soc. 2017;26(2):521-32. Disponível em: http://www.scielo.br/scielo.php?script=sci_arttext&pid=S0104-12902017000200521&lng=en&nrm=iso. Acesso em: 23 out. 2019.
29. Arán M. A transexualidade e a gramática normativa do sistema sexo-gênero. Ágora [Internet]. (1):49-63. Disponível em: http://www.scielo.br/scielo.php?script=sci_arttext&pid=S1516-14982006000100004&lng=en&nrm=iso. Acesso em: 20 abr. 2021.
30. Drehmer LBR, Falcão CNDB. Para além da concepção binária cis-heternormativa: a psicanálise interrogada pelas diversidades sexuais e de gênero. Psicologia: Ciência e Profissão. 2019;39(spe3):e228536.
31. WHO. Gender, equity, & human rights (GER). Geneva: WHO, 2016. E-book. Disponível em: https://www.who.int/gender-equity-rights/news/20170329-health-and-sexual-diversity-faq.pdf?ua=1. Acesso em: 30 out. 2019.
32. American Psychiatric Association. Diagnostic and Statistical Manual of Mental Disorders: DSM-5. 5. ed. Arlington: American Psychiatric Association; 2013.
33. A World Professional Association for Transgender Health Standards of care for gender identity disorders. [Ebook] 7. Ed. 2012. Disponível em: https://www.wpath.org/media/cms/Documents/SOC%20v7/SOC%20V7_Portuguese.pdf. Acesso em: 20 abr. 2021.
34. Ministério da Saúde. Portaria n. 457, de 19 de agosto de 2008, Brasil, 2008. Disponível em: http://bvsms.saude.gov.br/bvs/saudelegis/sas/2008/prt0457_19_08_2008.html. Acesso em: 20 abr. 2021.
35. Ministério da Saúde. Política nacional de saúde integral de lésbicas, gays, bissexuais, travestis e transexuais [Ebook]. Brasília, 2013. 32 p. Disponível em: https://bvsms.saude.gov.br/bvs/publicacoes/politica_nacional_saude_lesbicas_gays.pdf. Acesso em: 20 abr. 2021.
36. Conselho Federal de Medicina. Resolução CFM n.1482, de 10 de setembro de 1997. Diário Oficial da União [Internet]. Disponível em: https://sistemas.cfm.org.br/normas/visualizar/resolucoes/BR/1997/1482. Acesso em: 20 abr. 2021.
37. Conselho Federal de Medicina. Resolução CFM n. 1.995/2010. Dispõe sobre a cirurgia de transgenitalismo e revoga a Resolução CFM n. 1.652/2002. Diário Oficial da União. 2010;170(seção 1):109-10.
38. Ministério da Saúde. Portaria n. 675. de 30 de março de 2006. Disponível em: https://bvsms.saude.gov.br/bvs/saudelegis/gm/2006/prt0675_30_03_2006.html.
39. Conselho Federal de Psicologia. Legislação, resoluções e recomendações para a prática profissional e do código de ética profissional. 2012.
40. Oliveira Junior AA de. Análise do acesso à saúde da população transgênero no Hospital das Clínicas: um estudo qualiquantitativo na perspectiva dos profissionais médicos e dos

usuários [tese]. São Paulo: Universidade de São Paulo; 2020. Disponível em: https://www.teses.usp.br/teses/disponiveis/5/5135/tde-17102020-133234/.
41. Conselho Federal de Medicina. Resolução Conselho Federal de Medicina. Resolução n. 2.265/2019. Acesso em: 20 de outubro 2024. Disponível em: https://sistemas.cfm.org.br/normas/arquivos/resolucoes/BR/2019/2265_2019.pdf.
42. Conselho Federal de Medicina. Resolução 2427/25. Acesso em 2 de maio de 2025. Disponível em: https://sistemas.cfm.org.br/normas/arquivos/resolucoes/BR/2025/2427_2025.pdf.
43. Delemarre-Van De Waal HA, Cohen-Kettenis PT. Clinical management of gender identity disorder in adolescents: a protocol on psychological and paediatric endocrinology aspects. European Journal of Endocrinology. 2006;155(Supplement_1):S131-S137.

Seção 2

Bases biológicas e terapêuticas para o atendimento trans

5

Fisiologia do eixo gonadotrófico e esteroides sexuais

Priscila Rodrigues Leite Oyama

Tatiana Valente

Fernanda Patti Nakamoto

INTRODUÇÃO

A regulação hormonal e a produção de esteroides sexuais são cruciais para o desenvolvimento e a manutenção das funções reprodutivas, bem como para o surgimento de caracteres sexuais secundários. As gônadas (testículos e ovários), as glândulas adrenais e a hipófise desempenham papéis centrais nesse processo, modulando a síntese de esteroides sexuais. Esses aspectos serão abordados de modo abrangente neste capítulo, cujo objetivo é explorar o papel dos esteroides sexuais e do eixo gonadotrófico no desenvolvimento sexual normal e nas adaptações fisiológicas associadas e assim fornecer subsídios para melhor compreensão do impacto do bloqueio puberal e/ou uso de hormônios esteroides para afirmação de gênero em capítulos subsequentes deste livro.

ANATOMIA E FISIOLOGIA DO EIXO GONADOTRÓFICO

Estrutura do eixo gonadotrófico

Hipotálamo

O hipotálamo constitui apenas 2% do volume cerebral, mas é uma região essencial para processos vitais e sobrevivência. É conhecido por receber, processar e integrar aferências sensoriais para direcionar comunicação bidirecional com uma gama de vias comportamentais, autonômicas e endócrinas. O desenvolvimento e a interação dos circuitos pelos quais o hipotálamo mantém pontos de ajuste homeostático se sobrepõem a estressores e direcionam comportamentos.[1]

O hipotálamo está localizado na região ventral do prosencéfalo e direciona diversos processos por meio de uma complexa citoarquitetura localizada ao redor do terceiro ventrículo.[2,3] Ao longo do eixo rostral-caudal, o hipotálamo pode ser dividido nas regiões pré-óptica, anterior, tuberal e mamilar, cada qual sendo subdividida em zonas lateral, medial e periventricular.[4]

Dado que o desenvolvimento hipotalâmico se dá por uma série de etapas nas quais um neurônio nascido num momento específico migra para a localização correta e forma conexões sinápticas apropriadas, talvez não seja surpreendente que programas de desenvolvimento complexos progridam para a formação de circuitos também complexos. O hipotálamo, como um centro de integração neural, conecta-se ao sistema endócrino por meio da hipófise e de órgãos circunventriculares, bem como a outros centros neurais por meio de circuitos intra e extra-hipotalâmicos que controlam o comportamento. A sofisticação dessas conexões é central para o grande número de processos fisiológicos e comportamentais controlados pelo hipotálamo.[1]

Hipófise

A hipófise (ou glândula pituitária) está localizada abaixo do cérebro e estrategicamente na base do hipotálamo, envolvida pela sela turca, uma pequena estrutura óssea na base do crânio. É constituída por duas porções anatomicamente diferentes: a adeno-hipófise (ou pituitária anterior), que é composta pela extremidade rostral e pelos lobos anterior e intermédio, e a neuro-hipófise (ou pituitária posterior), que é composta pela haste hipofisária e pelo lobo posterior.[5]

O lobo anterior contém cinco tipos de células endócrinas: (i) somatotrofos, que produzem o hormônio do crescimento (GH); (ii) lactotrofos, que produzem prolactina; (iii) gonadotrofos, que produzem os hormônios luteinizante (LH) e folículo estimulante (FSH); (iv) tireotrofos, que produzem o hormônio estimulante da tireoide (TSH); e (v) corticotrofos, que produzem o hormônio adrenocorticotrófico (ACTH).[6] O lobo intermédio contém um tipo celular: melanotrofos, que produzem o hormônio estimulante dos melanócitos (MSH), derivado da pró-opiomelanocortina (POMC), que também dá origem ao ACTH. Essas células desempenham papéis importantes no sistema endócrino para a regulação da homeostase em resposta às demandas fisiológicas, em processos como crescimento, reprodução, metabolismo e resposta ao estresse.[7]

Conectividade neuroendócrina

O hipotálamo se conecta aos lobos anterior e posterior da hipófise através da haste hipofisária. Neurônios magnocelulares que se originam nos núcleos paraventriculares e supraópticos enviam axônios que viajam através da haste hipofisária e terminam na hipófise posterior, onde secretam arginina-vasopressina e ocitocina, que serão liberadas na circulação periférica. A conexão com a hipófise anterior é menos direta, com neurônios na área pré-óptica e outras regiões que secretam hormônios liberadores do hipotálamo (como hormônio liberador de gonadotrofina – GnRH – e hormônio liberador de corticotrofina – CRH) na eminência mediana, onde a vasculatura porta-hipofisária os transporta para a hipófise anterior para estimular a síntese e secreção de hormônios hipofisários (p. ex., LH, FSH e ACTH), que então agem nos órgãos endócrinos periféricos.[8]

Gônadas

O trato reprodutivo feminino (TRF) é constituído pelos ovários, tubas uterinas, útero e vagina. Os ovários são estruturas com formato oval, que podem ser divididas histologicamente em córtex (porção externa) e medula (porção interna). Na maioria das espécies, o córtex contém folículos constituídos de oócitos e das células foliculares de suporte. Estão localizados em grande proximidade às fímbrias das tubas uterinas e são mantidos nesse local pelos ligamentos ovarianos conectados ao útero.[9]

Os ovários desempenham duas funções: produção e liberação de oócitos maduros nas tubas uterinas e ação endócrina, secretando os hormônios sexuais estrogênio (E2) e progesterona (P4). Esses hormônios direcionam as alterações cíclicas da camada mucosa uterina (endométrio), desempenhando um papel vital na fertilidade e na saúde do TRF. Os ovários também são fonte inicial de P4 quando ocorre a implantação, o que é essencial para manutenção da gestação durante as primeiras semanas.[10]

A complexa regulação da função do TRF é coordenada pelos hormônios do eixo hipotálamo-hipófise-ovariano. As respostas hormonais diferenciais entre epitélio, estroma e populações imunes proporcionam outra camada de regulação local dentro dos tecidos. Perturbações nesses processos levam à quebra da homeostase, resultando não apenas no insucesso reprodutivo, mas também em uma gama de distúrbios que incluem endometriose e carcinomas.[11]

O sistema reprodutor masculino inclui dois testículos, que produzem espermatozoides, ductos que reservam, transportam e nutrem os espermatozoides, diversas glândulas acessórias que contribuem para a formação do sêmen, e o pênis, através do qual o sêmen é transportado para fora do corpo.[12]

Os testículos estão localizados numa bolsa coberta de pele chamada escroto, composta por uma camada de músculo liso recoberta por pele. Cada testículo é um órgão oval revestido por uma cápsula de tecido conjuntivo chamada túnica albugínea, e as invaginações dessa túnica formam septos que dividem os testículos em compartimentos ou lóbulos. Cada compartimento aloja diversos túbulos bastante enovelados, os túbulos seminíferos, que contêm células germinativas em vários estágios de desenvolvimento. Os túbulos seminíferos de cada compartimento do testículo se unem para formar um tubo curto e retilíneo denominado tubo reto ou túbulo seminífero reto. Próximo à porção posterior do testículo, os túbulos retos de todos os compartimentos formam uma rede de túbulos denominada rede do testículo. Os túbulos dessa rede, por sua vez, abrem-se em ductos eferentes que deixam o testículo e entram no epidídimo.[12]

Os testículos desempenham duas funções: produção, armazenamento e transporte de espermatozoides e ação endócrina, secretando testosterona. Em homens adultos, esse é o hormônio androgênico mais abundante produzido pelos testículos que está presente na circulação. Pode ser convertida endogenamente em di-hidrotestosterona, o andrógeno mais potente, que tem 5 a 10 vezes mais afinidade pelo receptor de andrógeno quando comparada à testosterona. Suas ações incluem desenvolvimento sexual ao nascimento, desenvolvimento puberal, função sexual e fertilidade, entre outras.[12]

Eixo corticotrófico

Uma vez que há produção de esteroides sexuais pelas glândulas adrenais, é importante também fazer uma breve análise sobre o eixo corticotrófico.

Adrenal

As glândulas adrenais (ou suprarrenais) são órgãos de modo piramidal, retroperitoneais, localizados sobre o polo cranial (superior) de cada rim. Têm acesso estratégico ao sistema vascular, o que permite que regulem os níveis hormonais basais e reativos.[13] Cada glândula consiste em duas porções separadas: uma interna, a medula adrenal, e outra externa, o córtex adrenal, composto de três zonas concêntricas distintas: zona glomerulosa (mais externa), zona fasciculada e zona reticular (mais interna).[14]

A medula adrenal secreta epinefrina e norepinefrina secundariamente à ativação do sistema nervoso autonômico, sendo uma das responsáveis pela regulação da homeostase. A secreção de glicocorticoides, entretanto, ocorre na zona fasciculada cortical, cujas células expressam o receptor de melanocortina tipo 2 (MCR2). Quando ACTH na circulação atinge a glândula adrenal, ativa os MCR2, iniciando a síntese de corticosteroides nessa zona.[15]

Em adição à produção dos hormônios supracitados, as glândulas adrenais também são responsáveis por parte da produção dos hormônios androgênicos, tanto em homens quanto em mulheres, a partir da zona reticular cortical. Além disso, tanto estrogênios quanto testosterona modulam os níveis de corticosteroides, bem como a magnitude da ativação do eixo hipotálamo-hipófise-adrenal (HHA), sugerindo uma interação entre esse eixo e o eixo hipotálamo-hipófise-gonadal (HHG).[16]

Durante a vida fetal, o córtex adrenal fetal secreta de-hidroepiandrosterona (DHEA) e sulfato de de-hidroepiandrosterona (DHEAS), que atuam como substratos para biossíntese placentária de estrogênios.[17] Após o nascimento, o córtex adrenal fetal involui e as concentrações de DHEA e DHEAS diminuem. Com o início da adrenarca, período de maturação peripuberal do córtex da adrenal, de ocorrência comum entre 6 e 8 anos de idade, essas concentrações voltam a subir. A zona reticular passa a ter papel importante no desenvolvimento de características sexuais, pois, juntamente às células da teca ovariana em mulheres e às células de Leydig testiculares em homens, forma DHEA e androstenediona e posteriormente testosterona e estradiol.[18]

Esteroides da adrenarca (DHEA e DHEAS) parecem ter biopotencial androgênico,[19] estimular o crescimento epifisário longitudinal nos ossos[20] e modular a sinalização de neurotransmissores.[21] A associação de alterações da adrenarca com o surgimento de comportamentos como atração sexual de acordo com o dimorfismo sexual (ou seja, diferença física entre homens e mulheres que não envolvem os órgão sexuais), de adaptação ao estresse e de maturidade social durante a segunda infância, antes da puberdade real, sugere que os esteroides da adrenarca apresentam papel na ativação desses comportamentos.[22,23]

Mecanismos de regulação hormonal

Liberação de GnRH

O GnRH (hormônio liberador de gonadotrofina) é um neuropeptídeo composto por 10 aminoácidos (pGlu-His-Trp-Ser-Tyr-Gly-Leu-Arg-Pro-GlyNH_2) que exerce papel importante na função do eixo reprodutivo. É liberado de maneira pulsátil das células neurossecretoras hipotalâmicas na circulação portal hipotalâmico-hipofisária, atingindo subsequentemente a hipófise anterior, onde estimula a síntese e liberação de LH e FSH.[24]

O gerador de pulso de GnRH é ativado no feto após a migração completa dos neurônios de GnRH para o hipotálamo. A secreção hipotalâmica de GnRH aumenta na vida pós-natal inicial, também levando à ativação temporária da esteroidogênese nas gônadas, especialmente no sexo masculino, o que é conhecido como minipuberdade. Essa ativação transiente do eixo HHG acontece durante os primeiros 6 meses de vida em meninos e durante os 2 primeiros anos em meninas, levando ao aumento de LH, FSH, estradiol e testosterona. Atualmente se reconhece que esse é um período para o desenvolvimento de diferentes funções corporais.[25]

Durante a infância, as gônadas são capazes de responder à estimulação por gonadotrofina exógena, mas permanecem normalmente quiescentes devido à supressão da liberação pulsátil de GnRH até o seu redespertar no início da puberdade. O mecanismo responsável pelos períodos quiescentes da infância e do período pré-puberal ainda não é completamente entendido.[26]

A secreção de GnRH segue dois padrões distintos: pulsátil ou contínua. O padrão contínuo ocorre em mulheres e é necessário para indução da descarga de gonadotrofina pré-ovulatória. É induzido pelo *feedback* positivo de estrogênios secretados pelo folículo ovariano maduro. A liberação pulsátil se refere a liberações episódicas de GnRH, em que existem pulsos distintos de secreção para a circulação portal, com concentrações de GnRH indetectáveis durante os intervalos entre pulsos. Estimula secreção de LH e FSH, que estimula foliculogênese, espermatogênese e esteroidogênese, sendo negativamente regulada por estrogênios e androgênios de forma altamente precisa.[27]

Interação entre os hormônios e regulação por *feedback*

GnRH se liga a um receptor de membrana nos gonadotrofos hipofisários e estimula a biossíntese e a secreção de LH e FSH. É bem documentado que a expressão do receptor de GnRH na hipófise é regulada pela liberação de GnRH. Quando há declínio da estimulação de GnRH na hipófise em condições de lactação, subnutrição, entre outros, há declínio no número de receptores nos gonadotrofos hipofisários, mas uma subsequente exposição ao GnRH restaura os níveis de receptores por meio da mobilização de cálcio, fenômeno conhecido como *upregulation.*[28] Por outro lado, exposição contínua ao GnRH ocasiona a diminuição do número de receptores (*down-regulation*) e, subsequentemente, inibição da síntese e secreção de LH e FSH, denominada dessensibilização.

Aplicações clínicas desse fenômeno de *down-regulation* incluem a terapia para puberdade precoce de origem hipotalâmica e tratamento endócrino para câncer de próstata. O uso de agonistas de GnRH de longa ação leva à *down-regulation* dos receptores hipofisários de GnRH e suprime a ativação prematura do eixo reprodutor.[29]

Estradiol suprime a expressão de receptores de GnRH tanto na hipófise quanto em outros tecidos, por um mecanismo dependente de receptor de estrogênio alfa (ERα).[30] De modo similar, a progesterona também inibe a expressão do receptor hipofisário de GnRH.[31] Assim, o aumento da liberação dos hormônios sexuais resulta em menor ação do GnRH, representando uma regulação do eixo HHG por *feedback* negativo.

FSH e LH são hormônios essenciais na regulação da função ovariana e testicular. Em mulheres, o FSH estimula a maturação de diversos folículos, que por sua vez produzem E2 e inibina, que inibem a produção de FSH por *feedback* negativo. O pico de produção de E2 estimula a secreção de LH, que estimula a ruptura do folículo e a liberação do oócito do epitélio da superfície ovariana[9]. Em homens, o LH estimula a produção de testosterona pelas células de Leydig, que por sua vez exercem ações sexuais e anabólicas, em adição à manutenção da espermatogênese pela ação parácrina sobre as células de Sertoli. Além disso, a testosterona é essencial para a diferenciação e o crescimento genital masculino. FSH estimula a proliferação das células de Sertoli na puberdade e define o tamanho de sua população, incluindo o tamanho dos testículos e a espermatogênese. Assim, a principal ação do FSH é, juntamente com a testosterona, o aumento da produção de espermatozoides.[32]

DESENVOLVIMENTO SEXUAL FISIOLÓGICO

O desenvolvimento sexual fisiológico envolve determinação sexual, diferenciação sexual e puberdade. A determinação sexual se inicia na fertilização, com a combinação dos cromossomos sexuais em XX e XY, e envolve todos os eventos que ocorrem até o aparecimento das gônadas – ovário ou testículo; a diferenciação sexual é a formação do fenótipo: todos os eventos que ocorrem após a formação das gônadas, conforme hormônios que são produzidos e induzem o aparecimentos dos órgãos genitais internos e externos (fenótipo feminino ou masculino); já a puberdade é a fase em que ocorre a ativação do eixo hipotálamo-hipófise-gonadal, aumento dos esteroides sexuais e desenvolvimento de caracteres sexuais secundários, com o início do estirão de crescimento e da fertilidade.[33]

Eventos semelhantes em pessoas XX e XY

Entre 4 e 6 semanas de idade gestacional, a crista genital, tecido embrionário que dará origem a gônada, rins e suprarrenais, recebe a migração de células germinativas primordiais procedentes do endoderma do saco vitelínico. Nessa etapa, a gônada ainda é bipotencial e pode se diferenciar em ovário e testículo, a depender da expressão de diversos genes existentes nos cromossomos sexuais e em autossomos, que avaliaremos a seguir.[33]

Em pessoas XY

- **Determinação sexual:** em pessoas XY, o principal gene envolvido na diferenciação da gônada bipotencial em testículo é o *sex determining region Y chromossome* (SRY), que inibe a via de diferenciação em ovários. Diversos outros genes estão envolvidos (WT1, SF1, WNT4, DAX1, SOX 9, SOX3, AMH, CBX2, LHX9, POD1, DMRT1, DHH, AR, GATA4, FOG2) e outros ainda estão sendo estudados, mas focaremos o SRY.[33]

  O primeiro evento da diferenciação testicular é o aparecimento das células precursoras de Sertoli, que formarão os túbulos seminíferos responsáveis por envolver as células germinativas – futuramente, as responsáveis pela formação dos espermatozoides. Após cerca de uma semana são formadas as células de Leydig, responsáveis no futuro pela produção da testosterona e esteroidogênese gonadal. O processo de diferenciação testicular se inicia por volta da 6ª a 7ª semanas e já está quase completo na 8ª semana de idade gestacional.[33]
- **Diferenciação sexual:** até a 7ª semana de idade gestacional, o feto apresenta dois ductos internos: ductos de Müller (paramesonéfricos) e de Wolff (mesonéfricos). A testosterona produzida pelas células de Leydig a partir da 8ª semana de idade gestacional estimula a diferenciação dos ductos de Wolff em epidídimos, vasos deferentes e vesículas seminais. As células de Sertoli, por sua vez, produzem o hormônio antimülleriano (AMH), que induz a regressão dos ductos de Müller e auxilia na descida dos testículos até o escroto. A di-hidrotestosterona (DHT), metabólito da testosterona, age no seio urogenital, levando ao desenvolvimento da próstata. Esse desenvolvimento está completo ao redor da 13ª semana de gestação.[34]

A diferenciação da genitália externa ocorre entre a 8ª e a 12ª semana de idade gestacional e é determinada pela presença ou ausência de DHT. Na presença de DHT, o tubérculo genital se desenvolve em pênis, as pregas uretrais se fundem para formar a uretra peniana e as pregas labioescrotais se fundem para formar o escroto. Entre 12 e 14 semanas de idade gestacional, os testículos migram para os anéis inguinais internos e, a partir da 28ª semana, para o escroto.[34]

- **Puberdade**: durante a puberdade ocorre um aumento na secreção pulsátil do hormônio liberador de gonadotrofina (GnRH) hipotalâmico, que se liga aos receptores hipofisários dos gonadotrofos, estimulando a secreção de LH e FSH, também de modo pulsátil. Em pessoas XY, o LH estimula as células de Leydig a produzirem andrógenos testiculares, especialmente a testosterona. Perifericamente, a testosterona sofre ação da enzima 5-alfa-redutase com a formação de DHT, que estimulará o aparecimento de caracteres sexuais masculinos: crescimento de pelos corporais em locais andrógeno-dependentes (como barba, pelos pubianos), engrossamento da voz, maturação do pênis e do escroto, produção de sebo, desenvolvimento da próstata. O FSH estimula, por sua vez, as células de Sertoli, que são responsáveis pela espermatogênese, formação dos túbulos seminíferos e produção de inibina A, B e ativina (inibina A e B inibem a produção de FSH por *feedback* negativo, enquanto a ativina estimula).[35,36]

Essas modificações hormonais levam a uma série de eventos, considerados normais quando iniciados entre 9 e 14 anos em pessoas XY. São eles: aumento do volume testicular (primeiro sinal da puberdade), desenvolvimento peniano, pubarca (o aparecimento de pelos axilares e pubianos) e estirão de crescimento.[35,36]

Em pessoas XX

- **Determinação sexual:** em pessoas XX não foi identificado nenhum gene responsável pela determinação da formação ovariana, apesar de termos diversos envolvidos, como FOXL2, WNT4 e RSPO1. Na presença de células germinativas e na ausência do SRY, acontece a formação dos ovários – com início mais tardio, ao redor de 10 semanas de idade gestacional, e término apenas ao final da gestação. Sabe-se que a presença de dois cromossomos X é necessária para manter a integridade ovariana (na ausência de um cromossomo X, temos a síndrome de Turner caracterizada pela disgenesia gonadal).[33]

As células da granulosa derivam dos mesmos precursores das células de Sertoli e serão responsáveis por envolver os óvulos no folículo ovariano primordial e, futuramente, por produzir os esteroides femininos (estradiol, durante a fase folicular, e progesterona, na fase lútea) e converter os andrógenos produzidos pelas células da teca, em estrógenos (estrona e estradiol). As células da teca derivam dos mesmos precursores das células de Leydig e são responsáveis pela proteção e suprimento do folículo ovariano, além da produção de andrógenos (testosterona e androstenediona).[33]

- **Diferenciação sexual:** na ausência de testosterona e AMH, os ductos de Müller se desenvolvem em útero, tubas uterinas e parte da vagina, enquanto os ductos de Wolff degeneram. Na ausência de DHT, o tubérculo genital se desenvolve em clitóris, as pregas uretrais formam os lábios menores e as pregas labioescrotais formam os lábios maiores.[34]
- **Puberdade:** durante a puberdade, da mesma forma que ocorre em pessoas XY, em pessoas XX temos o aumento na secreção pulsátil GnRH, LH e FSH. Mas, nesse caso, o LH se liga nas células da teca ovariana, estimulando a captação de colesterol e formação da esteroidogênese gonadal com produção de progesterona e andrógenos ovarianos. Por estímulo do FSH, as células da granulosa estimulam a formação de folículos e fazem a conversão dos andrógenos produzidos nas células da teca em estrógenos.[35,36]

Essas modificações hormonais levam ao início da puberdade entre 8 e 13 anos em pessoas XX, sendo o primeiro sinal o aumento da velocidade de crescimento, seguido da telarca (início do desenvolvimento mamário). Habitualmente, após a telarca, ocorre a pubarca (esta depende dos andrógenos adrenais e leva ao aparecimento de pelos pubianos, axilares, oleosidade da pele e odor axilar) e, por fim, a menarca.[35,36] O Quadro 1 apresenta um resumo dos principais efeitos hormonais da testosterona e estrogênio sobre os diferentes tecidos e sistemas.

EIXO GONADOTRÓFICO E CICLO REPRODUTIVO

Ciclo menstrual

O ciclo menstrual é regulado pelo eixo hipotálamo-hipófise-ovariano. As principais funções são: liberação de oócitos e produção de estradiol e progesterona, hormônios esteroides, que preparam o endométrio para a implantação do embrião, caso ocorra a fertilização. Caso contrário, o endométrio espessado irá descamar e um novo ciclo se reinicia. O ciclo menstrual tem duração mé-

Quadro 1 Efeitos hormonais da testosterona e do estrogênio sobre os diferentes tecidos e sistemas

Tecido/sistema	Testosterona	Estrogênio
Músculos	Aumento de massa e força muscular	Pouca influência direta
Gordura corporal	Redução de gordura subcutânea, aumento de gordura visceral	Aumento de gordura subcutânea (quadris, coxas)
Ossos	Aumento de densidade óssea e crescimento longitudinal	Fechamento precoce das epífises, aumento da densidade óssea
Pele	Produção aumentada de sebo, espessamento da pele	Aumento da hidratação e elasticidade
Cabelo	Aumento de pelos faciais e corporais, recessão capilar	Crescimento moderado de pelos corporais, cabelo espesso
Mamas	Pouca ou nenhuma influência direta	Desenvolvimento mamário significativo
Voz	Engrossamento das cordas vocais, voz mais grave	Pouca influência direta
Aparelho reprodutor	Aumento dos testículos, crescimento peniano	Desenvolvimento do útero, ovários e vagina

dia de 28 dias (com possíveis variações de 25 a 35 dias) e é composto pelas fases folicular e lútea.[37]

A fase folicular compreende os primeiros dias do ciclo e envolve crescimento e maturação do folículo dominante e ovulação. Tipicamente dura de 10 a 14 dias, porém pode ter duração variável, o que confere variabilidade ao tamanho dos ciclos. A foliculogênese é definida como o processo de formação, crescimento e maturação folicular, iniciando com a formação do folículo primordial e culminando com o folículo dominante.

O folículo é formado por células da teca e células da granulosa. LH estimula as células da teca a produzirem andrógenos, que são transportados até as células da granulosa. Estas últimas são estimuladas pelo FSH, levando à produção de estrogênio, por meio da aromatização dos andrógenos, produzidos na teca. Dessa forma, a síntese do estradiol pelo ovário é conhecida pela "teoria das duas células – duas gonadotrofinas".[37,38]

Na primeira fase do ciclo, o GnRH estimula a hipófise a produzir FSH, que promove o crescimento e maturação dos folículos ovarianos. Além disso, o FSH também é estimulado pela ativina, hormônio produzido na própria hipófise. O folículo dominante começa a produzir estrogênio, que em níveis elevados produz um *feedback* negativo sobre a liberação de FSH. Além disso, o FSH também é inibido pelo hormônio inibina, especialmente a inibina B, produzido pelo folículo.[1] Ao final da fase folicular, à medida que os níveis de estradiol vão aumentando, esse hormônio deixa de inibir as gonadotrofinas e passa a exercer um efeito estimulante no hipotálamo e na hipófise, levando a um aumento de FSH (nesse momento já não mais inibido pela inibina B), e especialmente de LH, gerando o "pico de LH", culminando com a ovulação. Durante esse processo, o oócito do folículo dominante é liberado cerca de 36 horas após o pico de LH, desce pela trompa e atinge a cavidade uterina.[37]

A fase lútea se inicia logo após a ovulação e tem duração média de 14 dias. O folículo rompido se transforma em corpo lúteo e secreta predominantemente progesterona, cuja principal função é preparar o endométrio para a implantação do óvulo fertilizado. Caso ocorra a fertilização, a gonadotrofina coriônica mantém o corpo lúteo e a produção de progesterona. Caso contrário, o corpo lúteo sofre luteólise, dando origem a um tecido cicatricial, denominado corpo *albicans*. Com isso, os níveis de progesterona e estradiol diminuem, levando à menstruação e ao reinício do ciclo. [37] A Figura 1 ilustra o ciclo menstrual dividido em fases e a atuação dos hormônios hipofisários e ovarianos.

Espermatogênese

O testículo é um órgão responsável tanto pela produção de esteroides sexuais quanto de espermatozoides. Para que tudo funcione adequadamente, é importante a integralidade do eixo hipotálamo-hipófise-gonadal.

O hipotálamo secreta de modo pulsátil o GnRH, que, ao atingir a hipófise anterior, estimula a produção e liberação tanto de LH quanto de FSH, que vão agir nos testículos, especificamente nas células de Leydig e de Sertoli, respectivamente. Essas células têm estruturas e funções distintas, porém intimamente relacionadas.

As células de Leydig ou intersticiais estão localizadas no espaço intersticial entre os túbulos seminíferos e têm como principal função a produção de testosterona. Quando LH se liga aos receptores acoplados à proteína G dessas células, ocorre uma ativação da adenil ciclase, AMPc e outros mensageiros. Isso resulta numa cascata de reações que levam à conversão de colesterol em testosterona.[38]

A elevação de andrógenos leva a um *feedback* negativo sobre o eixo hipotálamo-hipófise. As células de Leydig também secretam outros fatores que podem ser importantes para regulação parácrina da função testicular.

Os túbulos seminíferos, compostos pelas células de Sertoli e células germinativas, representam a maior parte da massa testicular e são responsáveis pela

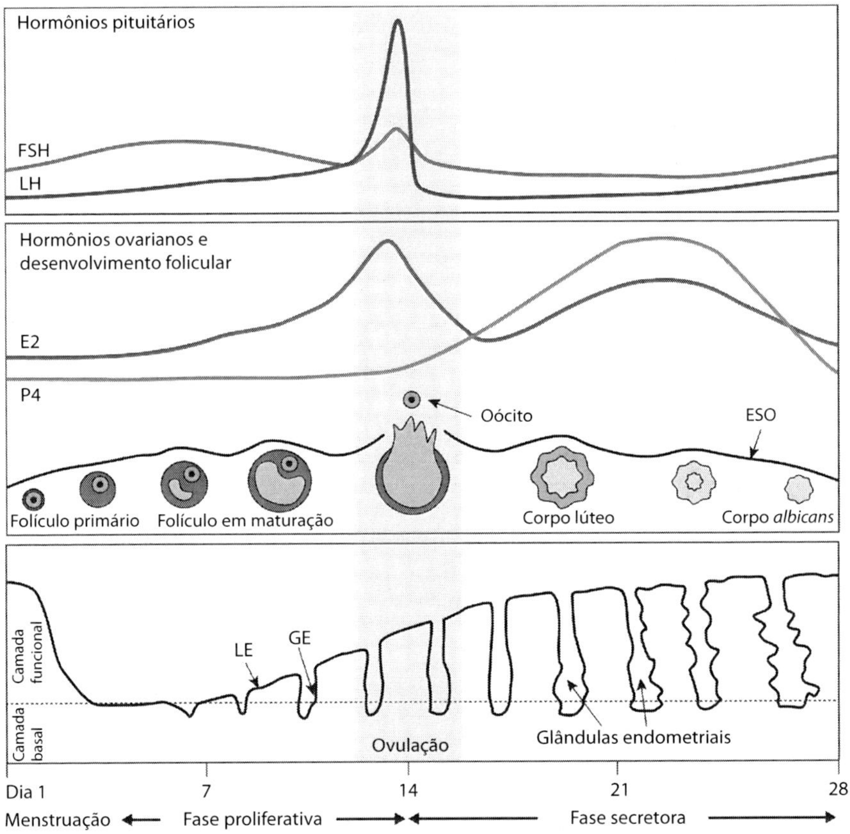

Figura 1 O ciclo menstrual. Os hormônios pituitários e ovarianos que regulam o ciclo menstrual e as mudanças morfológicas que ocorrem no epitélio superficial ovariano (ESO) e no endométrio são mostrados. A fase menstrual é dividida em fases menstrual, proliferativa e secretora. Durante a fase proliferativa, o hormônio folículo-estimulante (FSH) promove o crescimento dos folículos ovarianos. Isso resulta em níveis elevados de estrogênio (E2) produzidos pelos folículos, que então impulsionam a proliferação da camada funcional do endométrio. No meio do ciclo, um pico de E2 resulta no aumento do hormônio luteinizante (LH) e na liberação do oócito (ovulação). Isso marca o início da fase secretora, dominada pela progesterona (P4), que impulsiona a diferenciação (decidualização) do endométrio para preparar a implantação. Na ausência de implantação, os níveis de P4 caem, desencadeando a menstruação, a descamação da camada funcional e reiniciando o ciclo. A camada basal não é descartada.

Fonte: Chumduri e Turco.[9]

produção de espermatozoides. FSH se liga a receptores específicos da célula de Sertoli e estimula a produção de proteína ligadora dos androgênios, uma molécula com alta afinidade por esses hormônios. Dessa forma, ocorre uma elevação na concentração nos níveis de testosterona, indispensável para a maturação dos espermatozoides.[39]

O FSH é necessário para o início da espermatogênese, mas a plena maturação dos espermatozoides é dependente da testosterona e de outras substâncias que têm ação parácrina no testículo, como a ativina e a inibina. A ativina, hormônio produzido pela hipófise e pela gônada, estimula a secreção de FSH, enquanto a inibina B é produzida pelas células de Sertoli e inibe a secreção de FSH.[33]

A espermatogênese se inicia durante o desenvolvimento embrionário e é interrompida até iniciar a puberdade, quando a síntese e a secreção de testosterona aumentam. Leva em média 60 dias e na vida adulta são gerados cerca de 100 milhões de novos espermatozoides ao dia. Ao final do processo, são liberados no lúmen dos túbulos seminíferos. Esses espermatozoides recém-formados são imóveis e migram junto com o fluido testicular para a rede testicular, ductos deferentes e epidídimos, onde são armazenados. Durante esse trajeto, que dura em média 14 dias, ganham maturação e a mobilidade necessária para se tornarem viáveis e férteis após a ejaculação.[40] O eixo hipotálamo-hipófise-testicular e seu papel na espermatogênese estão ilustrados na Figura 2.

Os três principais hormônios esteroides envolvidos com função reprodutiva no homem são a testosterona, a di-hidrotestosterona (DHT) e o estradiol. Os testículos produzem cerca de 95% da testosterona, enquanto o restante é produzido pelas adrenais. Aproximadamente 80% da DHT e estradiol são provenientes da conversão periférica de precursores androgênicos produzidos pelos testículos ou adrenais.

A testosterona circula ligada principalmente a duas proteínas, a albumina e a globulina ligadora de hormônios sexuais (SHBG). Cerca de 54% da testosterona fica ligada à albumina, 44% ligada ao SHBG e 2 a 3% circula livre. A testosterona biodisponível é a soma da testosterona livre com a testosterona ligada à albumina.[39]

Em algumas situações pode ocorrer alteração dos níveis de SHBG. Obesidade, hiperinsulinemia, hipotireoidismo, acromegalia e terapia androgênica, terapia com glicorticoides ou progestágenos podem levar à diminuição dos níveis de SHBG. Ao contrário, anorexia, estresse prolongado, hipertireoidismo, envelhecimento, deficiência androgênica, estados de hiperestrogenismo, hepatite e

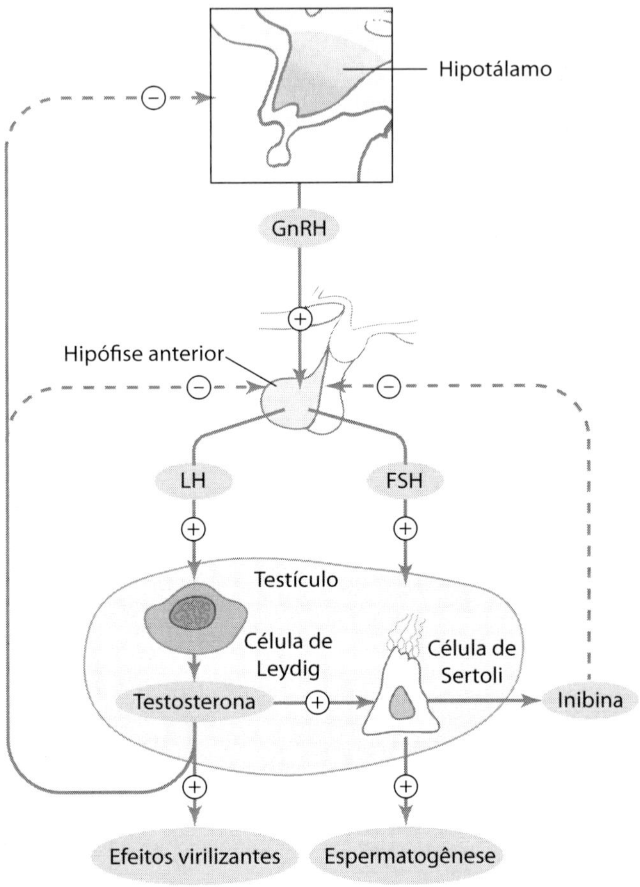

Figura 2 Eixo hipotálamo-hipófise-testicular e seu papel na espermatogênese.
Fonte: Hall.[40]

porfiria podem elevar os níveis de SHBG. Nesses casos, deve ser avaliada a fração livre da testosterona em vez da testosterona total.[38]

A testosterona é direta ou indiretamente responsável pela diferenciação embrionária da genitália interna e externa masculina, caracteres sexuais secundários na puberdade e manutenção da libido e função erétil do homem na vida adulta, além de auxiliar na maturação dos espermatozoides, sendo essencial para a função reprodutiva do homem.[39]

CONCLUSÃO

Os eixos hipotálamo-hipófise-gonadal (HHG) e hipotálamo-hipófise-adrenal (HHA) atuam em paralelo, em fina sintonia, para aumentar a sobrevivência e o sucesso reprodutivo. Determinam diferenças sexuais marcantes, que são organizadas e ativadas por alterações dinâmicas nos hormônios sexuais e de estresse durante o curso da vida. Para manter a homeostase, o sistema neuroendócrino monitora continuamente os níveis de esteroides gonadais, utilizando receptores de estrogênios e androgênios presentes nos neurônios hipotalâmicos, que são de grande importância para uma regulação apropriada dos eixos HHG e HHA.

REFERÊNCIAS

1. Fong H, Zheng J, Kurrasch D. The structural and functional complexity of the integrative hypothalamus. Science. 2023;382(6669):388-94.
2. Saper CB, Lowell BB. The hypothalamus. Curr Biol. 2014;24(23):R1111-6.
3. Xie Y, Dorsky RI. Development of the hypothalamus: conservation, modification and innovation. Development. 2017;144(9):1588-99.
4. Markakis EA. Development of the neuroendocrine hypothalamus. Front Neuroendocrinol. 2002;23(3):257-91.
5. Melmed, S. Chapter 1 – pituitary development. In: Melmed S, ed. The pituitary. San Diego: Academic Press; 2011. p.3-19.
6. Le Tissier PR, Hodson DJ, Lafont C, Fontanaud P, Schaeffer M, Mollard P. Anterior pituitary cell networks. Front Neuroendocrinol. 2012;33(3):252-66.
7. Zhu X, Gleiberman AS, Rosenfeld MG. Molecular physiology of pituitary development: signaling and transcriptional networks. Physiol Rev. 2007;87(3):933-63.
8. Müller HL, Tauber M, Lawson EA, Özyurt J, Bison B, Martinez-Barbera JP, et al. Hypothalamic syndrome. Nat Rev Dis Primers. 2022;8(1):24.
9. Chumduri C, Turco MY. Organoids of the female reproductive tract. J Mol Med (Berl). 2021 Apr;99(4):531-53.
10. Ryle M. Gonadotropins and ovarian function. Acta Eur Fertil. 1973;4(3):113-22.
11. Christensen A, Bentley GE, Cabrera R, Ortega HH, Perfito N, Wu TJ. Hormonal regulation of female reproduction. Horm Metab Res. 2012;44(8):587-91.
12. Spence AP. Anatomia humana básica. 2.ed. São Paulo: Manole; 1991.
13. Rosol TJ, Yarrington JT, Latendresse J, Capen CC. Adrenal gland: structure, function, and mechanisms of toxicity. Toxicol Pathol. 2001;29(1):41-8.
14. Mitani F. Functional zonation of the rat adrenal cortex: the development and maintenance. Proc Jpn Acad Ser B Phys Biol Sci. 2014;90(5):163-83.
15. Rivier C, Vale W. Effects of corticotropin-releasing factor, neurohypophyseal peptides, and catecholamines on pituitary function. Fed Proc. 1985;44(1 Pt 2):189-95.
16. Oyola MG, Handa RJ. Hypothalamic-pituitary-adrenal and hypothalamic-pituitary-gonadal axes: sex differences in regulation of stress responsivity. Stress. 2017;20(5):476-94.
17. Miller WL, Auchus RJ. The molecular biology, biochemistry, and physiology of human steroidogenesis and its disorders. Endocr Rev. 2011;32(1):81-151. Erratum in: Endocr Rev. 2011;32(4):579.

18. Witchel SF, Pinto B, Burghard AC, Oberfield SE. Update on adrenarche. Curr Opin Pediatr. 2020;32(4):574-81.
19. Liimatta J, Laakso S, Utriainen P, Voutilainen R, Palvimo JJ, Jääskeläinen T, Jääskeläinen J. Serum androgen bioactivity is low in children with premature adrenarche. Pediatr Res. 2014;75(5):645-50.
20. Nilsson O, Marino R, De Luca F, Phillip M, Baron J. Endocrine regulation of the growth plate. Horm Res. 2005;64(4):157-65.
21. Greaves RF, Wudy SA, Badoer E, Zacharin M, Hirst JJ, Quinn T, Walker DW. A tale of two steroids: the importance of the androgens DHEA and DHEAS for early neurodevelopment. J Steroid Biochem Mol Biol. 2019;188:77-85.
22. Del Giudice M. Sex, attachment, and the development of reproductive strategies. Behav Brain Sci. 2009;32(1):1-21; discussion 21-67.
23. Campbell BC. Adrenarche and middle childhood. Hum Nat. 2011;22(3):327-49.
24. Schally AV, Arimura A, Kastin AJ, Matsuo H, Baba Y, Redding TW, et al. Gonadotropin-releasing hormone: one polypeptide regulates secretion of luteinizing and follicle-stimulating hormones. Science. 1971;173(4001):1036-8.
25. Becker M, Hesse V. Minipuberty: why does it happen? Horm Res Paediatr. 2020;93(2):76-84.
26. Plant TM. 60 Years of neuroendocrinology: the hypothalamo-pituitary-gonadal axis. J Endocrinol. 2015;226(2):T41-54.
27. Maeda K, Ohkura S, Uenoyama Y, Wakabayashi Y, Oka Y, Tsukamura H, et al. Neurobiological mechanisms underlying GnRH pulse generation by the hypothalamus. Brain Res. 2010;1364:103-15.
28. Tsutsumi M, Laws SC, Rodic V, Sealfon SC. Translational regulation of the gonadotropin-releasing hormone receptor in alpha T3-1 cells. Endocrinology. 1995;136(3):1128-36.
29. Lahlou N, Carel JC, Chaussain JL, Roger M. Pharmacokinetics and pharmacodynamics of GnRH agonists: clinical implications in pediatrics. J Pediatr Endocrinol Metab. 2000;13(Suppl 1):723-37.
30. Cheng CK, Chow BK, Leung PC. An activator protein 1-like motif mediates 17beta-estradiol repression of gonadotropin-releasing hormone receptor promoter via an estrogen receptor alpha-dependent mechanism in ovarian and breast cancer cells. Mol Endocrinol. 2003;17(12):2613-29.
31. Laws SC, Beggs MJ, Webster JC, Miller WL. Inhibin increases and progesterone decreases receptors for gonadotropin-releasing hormone in ovine pituitary culture. Endocrinology. 1990;127(1):373-80.
32. Huhtaniemi I. A short evolutionary history of FSH-stimulated spermatogenesis. Hormones (Athens). 2015;14(4):468-78.
33. Sales P, et al. O essencial em endocrinologia. Rio de Janeiro: Guanabara Koogan; 2016.
34. Sadler TW, et al. Langman embriologia médica. 13.ed. Rio de Janeiro: Guanabara Koogan; 2016.
35. Vilar L, Silva JR, Oliveira MA, et al. Endocrinologia clínica. 8.ed. São Paulo: Atheneu; 2023.
36. Fuqua JS, Eugster EA. History of puberty: normal and precocious. Horm Res Paediatr. 2022;95(6):568-78.
37. Hohl A, Ronsoni M, Meirelles RMR. Guia prático em endocrinologia feminina, andrologia e transgeneridade. Editora Clannad.
38. Gardner DG, Shoback D. Greenspan's basic and clinical endocrinology. McGraw Hill.
39. Vilar L, Silva JR, Oliveira MA, et al. Endocrinologia clínica. 8.ed. São Paulo: Atheneu; 2023.
40. Hall JE. Guyton and Hall textbook of medical physiology. 13. ed. Saunders.

41. Ribeiro EB. Fisiologia endócrina. Barueri: Manole; 2011.
42. Reynolds-Wright JJ, Anderson R. Male contraception: where are we going and where have we been? BMJ Sex Reprod Health. 2019;45(4):236-42. Epub ahead of print. Erratum in: BMJ Sex Reprod Health. 2020 Apr;46(2):157.

6

Terapia hormonal de afirmação de gênero em mulheres trans

Elaine Maria Frade Costa

Flávia Siqueira Cunha

INTRODUÇÃO

Mulheres trans ou mulheres transgênero são pessoas que foram designadas ao nascimento como pertencentes ao sexo masculino, mas cuja identidade de gênero é feminina. Para adequação dessas pessoas ao seu gênero de identidade, propõe-se a transição de gênero, que é um processo altamente individualizado, e pode incluir ou não intervenções médicas e cirúrgicas. Entre as opções, o uso de hormônios para afirmação de gênero (HAG) é uma escolha comum para mulheres trans. Essa terapia visa reduzir as características sexuais secundárias masculinas e promover o desenvolvimento de características femininas.[1-3]

AVALIAÇÃO INICIAL

A avaliação inicial de mulheres transgênero deve incluir uma análise cuidadosa de aspectos clínicos e psicológicos. O diagnóstico de disforia de gênero é feito com base em critérios do DSM-5, que considera o desconforto significativo com o sexo designado ao nascimento e o desejo de se livrar das características sexuais secundárias associadas a esse sexo (Quadro 1).[4]

A avaliação de mulheres trans também deve incluir uma história médica completa, exame físico, avaliações laboratoriais e de imagem para estabelecer um plano de hormonização adequado (Quadro 2). Comorbidades como diabetes, hipertensão e dislipidemia, se presentes, devem ser gerenciadas antes do início do uso de hormônios.[1,3,5] Outras doenças, como doença arterial coronariana e doença cerebrovascular, neoplasias sensíveis a hormônios, hiperprolactinemia,

Quadro 1 Critérios diagnósticos para disforia de gênero (DSM-V)

Disforia de gênero em adolescentes e adultos
A. Forte incongruência entre o gênero de identidade e o gênero atribuído ao nascimento, com duração mínima de 6 meses, manifestada por pelo menos 2 dos seguintes critérios:
1. Uma forte incongruência entre o gênero de identidade e os caracteres sexuais primários e/ou secundários
2. Um forte desejo de se livrar de seus caracteres sexuais primários e/ou secundários devido a uma marcante incongruência destes com o gênero de identidade (em adolescentes, um desejo de prevenir o desenvolvimento de caracteres sexuais secundários)
3. Um forte desejo de ter os caracteres sexuais primários e/ou secundários que correspondem ao gênero de identidade
4. Um forte desejo de pertencer ao outro gênero (ou a algum gênero alternativo diferente do gênero atribuído ao nascimento)
5. Um forte desejo de ser tratado como pertencente ao outro gênero (ou a algum gênero alternativo diferente do gênero atribuído ao nascimento)
6. Uma forte convicção de que tem sentimentos e reações típicas do outro gênero (ou de algum gênero alternativo diferente do gênero atribuído ao nascimento)
B. A condição está associada a sofrimento clinicamente significativo ou ao prejuízo no funcionamento social, escolar ou em outras áreas importantes
Especificar se existe concomitância com distúrbios do desenvolvimento sexual (DDS)
Nota: Codificar o DDS, bem como a disforia de gênero.
Especificar se: Pós-transição: o indivíduo realizou a transição em tempo integral para o gênero desejado (com ou sem legalização da mudança de gênero) e se realizou (ou está se preparando para realizar) pelo menos um procedimento médico ou tratamento de adequação de gênero – registro do novo nome, HAG ou cirurgia de redesignação sexual.

Fonte: APA, 2013.[4]

hipertrigliceridemia e colelitíase, devem ser avaliadas, pois essas condições podem ser exacerbadas pelo uso do estrogênio e configuram contraindicações relativas para THAG.[6] Além disso, o aconselhamento sobre preservação da fertilidade é uma parte essencial do processo, já que a terapia com HAG pode comprometer a capacidade reprodutiva da mulher trans.[7]

TERAPIA HORMONAL FEMINIZANTE

O Conselho Federal de Medicina (CFM) regulamenta o atendimento médico e o tratamento hormonal de pessoas trans no Brasil. A Resolução n. 2.427/2025 estabelece que os médicos podem prescrever terapia hormonal para pacientes transgênero a partir dos 18 anos, desde que preencham o diagnóstico de incongruência de gênero, que forneçam consentimento livre e esclarecido e após serem

Quadro 2 Avaliação inicial de mulheres trans para uso de hormônios para afirmação de gênero

Exame físico	Peso, altura, IMC, pressão arterial, circunferência abdominal e quadril, distribuição de pelos faciais e corporais, grau de calvície, palpação das mamas, exame da genitália
Exames laboratoriais	Hemograma, ureia, creatinina, Na, K, TGO, TGP, GGT, FA, glicemia de jejum, insulina, hemoglobina glicada (pacientes com diabetes ou pré-diabetes), colesterol total e frações, triglicerídeos, HbsAg, anti-Hbs, anti-Hbc, anti-HCV, anti-HIV, VDRL, FTA-Abs, FSH, LH, estradiol, testosterona total, prolactina
Exames de rastreamento	Avaliação urológica anual (após os 50 anos) PSA anual (após os 50 anos) Mamografia/US mamas anualmente a partir do início do tratamento Densitometria bianual a partir do início do tratamento. Realizar anualmente se fator de risco adicional para osteoporose estiver presente

Fonte: adaptado de Hembree et al.;[1] D'Hoore e T'Sjoen;[3] Safer e Tangpricha.[5]

avaliados por uma equipe multidisciplinar, especialmente médicos psiquiatra e endocrinologista, com acompanhamento por no mínimo 1 ano antes do início da terapia hormonal cruzada. Devem ser descartadas doenças que contraindiquem a terapia hormonal, inclusive doenças psiquiátricas graves e doenças cardiovasculares e metabólicas que possam ser agravadas com o uso do hormônio.[8]

A terapia hormonal para mulheres trans tem o objetivo de alinhar as características físicas com a identidade de gênero feminina e é composta geralmente por estrogênios, combinados com agentes antiandrogênicos para suprimir a testosterona (Quadro 3).[2,3,9]

Quadro 3 THAG em mulheres trans

	Modo de administração	**Tipo**	**Dose**	**Frequência**
Estrogênios	Oral	17 beta estradiol	1-4 mg	1x/dia
		Valerato de estradiol	1-4 mg	1x/dia
	Transdérmico	17 beta estradiol gel	0,5-2 mg	1x/dia
	Parenteral	Valerato ou cipionato ou enantato de estradiol	5-10 mg	1x/mês
Antiandrogênios	Oral	Espironolactona	100-300 mg	1x/dia
		Acetato de ciproterona	10 mg	1x/dia
Agonistas do GnRH	Parenteral	Leuprorrelina	3,75 mg	1x/mês
		Triptorrelina	3,75 mg	1x/mês
		Goserelina	3,6 mg	1x/mês

Fonte: adaptado de Coleman;[2] D'Hoore e T'Sjoen;[3] Safer e Tangpricha;[5] Costa e Mendonça.[9]

Os níveis de estradiol e testosterona devem ser monitorados a cada 3 meses no primeiro ano e a cada 6 a 12 meses a partir do segundo ano de tratamento. As dosagens séricas de estradiol e testosterona devem ser mantidas dentro do intervalo normal para mulheres cisgênero na pré-menopausa (< 200 pg/mL e < 55 ng/dL, respectivamente).[1] Os estrógenos naturais são preferíveis aos sintéticos por serem mensuráveis, permitindo esse controle dos níveis de estradiol sérico. O etinilestradiol, um estrógeno sintético, tem elevado potencial protrombótico, estando relacionado a elevação de risco tromboembólico e cardiovascular, principalmente em altas doses, e, por esse motivo, deve ser evitado. O estrógeno natural 17 β estradiol por via transdérmica deve ser priorizado em pacientes acima de 40 anos e/ou com risco elevado para o desenvolvimento de doenças do aparelho cardiovascular.[10]

Poucos estudos avaliaram o uso de progesterona em mulheres trans. Os resultados sugerem que a adição de progesterona ao esquema hormonal de afirmação de gênero pode promover aumento do volume mamário e melhora a satisfação com o desenvolvimento mamário, embora a segurança a longo prazo ainda seja desconhecida, principalmente no que diz respeito ao risco cardiovascular e ao câncer de mama.[11]

A seguir são apresentadas as principais mudanças corporais esperadas com o uso prolongado de hormônios feminizantes:[1,12]

- **Desenvolvimento mamário**: o desenvolvimento do tecido mamário é uma das mudanças mais visíveis e importantes para muitas mulheres trans. Estudos indicam que após 2 a 3 anos de terapia hormonal aproximadamente 90% das mulheres trans experimentam aumento mamário significativo.
- **Redistribuição de gordura corporal**: o estrogênio promove a redistribuição de gordura subcutânea para áreas típicas do corpo feminino, como quadris, coxas e nádegas.
- **Diminuição de massa muscular e força**: a supressão de testosterona reduz a massa muscular e a força física, especialmente em grandes grupos musculares como braços e pernas.
- **Alterações na pele**: a pele geralmente se torna mais fina e menos oleosa, o que pode melhorar a aparência e a textura.
- **Diminuição de pelos corporais**: a redução dos níveis de testosterona leva à diminuição da densidade e espessura dos pelos corporais, embora os pelos faciais possam ser mais resistentes à terapia.

- **Alterações no apetite sexual**: muitas pacientes relatam diminuição no desejo sexual e mudanças na função erétil.
- **Redução do volume testicular e espermatogênese**: a terapia com estrogênios e medicações antiandrogênicas reduz significativamente o tamanho dos testículos e a espermatogênese.

Efeitos adversos da HAG

A HAG é geralmente segura quando prescrita sob supervisão médica. Entretanto, relatos sugerem que mulheres transgênero que recebem hormônios podem ter risco aumentado de trombose venosa profunda, embolia pulmonar, acidente vascular encefálico e potencialmente infarto do miocárdio. Os dados são, até o momento, insuficientes para determinar se os riscos cardiovasculares estão relacionados à dose, à duração da terapia ou a outro fator exclusivo do indivíduo transgênero.[10]

Doença cardiovascular é a principal causa de morte para pessoas transgênero submetidas a HAG, embora o suicídio ainda seja o líder da mortalidade por todas as causas. No entanto, para mulheres transgênero, o risco de morte por doença cardiovascular é três vezes maior do que para mulheres cis e homens cis e tem sido associado ao uso de etinilestradiol. Por isso, a escolha do método de administração, como estrogênios transdérmicos, pode ser uma alternativa mais segura para pacientes com maior risco cardiovascular.[1,5,10] Nesses casos, em uso de tipos adequados de hormônios e em doses adequadas, o risco de eventos tromboembólicos e cardiovasculares não se mostrou elevado.[2]

A massa óssea é outro ponto de atenção nessa população. Mulheres trans em terapia hormonal feminizante por uma média de 39 meses tiveram microarquitetura óssea comprometida em relação a homens cisgênero, com menor densidade mineral óssea volumétrica total, maior porosidade cortical, menor densidade e número trabeculares, bem como maior separação trabecular. Mulheres trans com baixo estradiol (< 182 pmol/L) têm reduções significativas na densidade mineral óssea areal ao longo do tempo e aumento dos marcadores de remodelação óssea. Portanto, todas as mulheres trans devem ser encorajadas a otimizar sua saúde óssea por meio de exercícios regulares de sustentação de peso, cessação do tabagismo, otimização dos níveis de vitamina D e garantia de doses adequadas de HAG para atingir concentrações séricas ideais de estradiol.[13]

Elevações nos níveis de prolactina são frequentemente observadas em mulheres trans recebendo HAG. Na maioria das vezes os níveis de prolactina se normalizam após a suspensão da terapia hormonal, mas existem alguns casos de formação de prolactinomas em mulheres trans tratadas com estrógenos.[14] A maioria dos casos relatados tem associação com altas doses e/ou longo período de terapia estrogênica. O uso de acetato de ciproterona em altas doses tem sido associado a um pequeno aumento no risco de desenvolvimento de meningiomas em mulheres trans.[15]

Outras neoplasias, como câncer de mama e próstata, embora relatadas na literatura, são raras em mulheres trans, e o rastreamento deve seguir a recomendação da população geral.[3,15]

CONSIDERAÇÕES FINAIS

As mulheres transgênero enfrentam desafios únicos no acesso à saúde e na afirmação de gênero, mas os avanços na medicina e nas políticas de saúde têm permitido uma abordagem mais inclusiva e eficaz. O uso de hormônios para afirmação de gênero é um pilar fundamental no processo de transição para muitas dessas mulheres, proporcionando não apenas mudanças físicas alinhadas à sua identidade de gênero, mas também melhorias significativas no bem-estar psicológico e social. No entanto, é essencial que o manejo seja feito com cautela, levando em consideração os riscos potenciais e a necessidade de monitoramento contínuo, especialmente em relação à saúde cardiovascular, óssea e ao risco de neoplasias. O envolvimento de uma equipe multidisciplinar, composta por endocrinologistas, psicólogos, cirurgiões e outros profissionais, é essencial para garantir um atendimento completo, seguro e centrado na pessoa. À medida que novas evidências surgem e as políticas de saúde evoluem, a prática clínica deve se adaptar para oferecer sempre o melhor cuidado possível, respeitando as individualidades e promovendo a qualidade de vida das mulheres transgênero.

REFERÊNCIAS

1. Hembree WC, Cohen-Kettenis PT, Gooren L, et al. Endocrine treatment of genderdysphoric/gender-incongruent persons: an Endocrine Society clinical practice guideline. J Clin Endocrinol Metab. 2017;102(11):3869-903.
2. Coleman E, Radix AE, Bouman WP, Brown GR, de Vries ALC, Deutsch MB, et al. Standards of care for the health of transgender and gender diverse people, Version 8. Int J Transgend Health. 2022;23(Suppl 1):S1-S259.
3. D'Hoore L, T'Sjoen G. Gender-affirming hormone therapy: an updated literature review with an eye on the future. J Intern Med. 2022;291(5):574-92.
4. American Psychiatric Association. Diagnostic and statistical manual of mental disorders (DSM-V). 5th ed. Arlington: American Psychiatric Publishing; 2013.

5. Safer JD, Tangpricha V. Care of the transgender patient. Annals of Internal Medicine. 2019;171(1).
6. Safer JD, Tangpricha V. Care of transgender persons. N Engl J Med. 2019;381(25):2451-60.
7. Neblett MF, Hipp HS. Fertility considerations in transgender persons. Endocrinol Metab Clin N Am. 2019;48:391-402.
8. Conselho Federal de Medicina. Resolução CFM n. 2.427, de 8 de abril de 2025. Diário Oficial da União, 8 abr. 2025.
9. Costa EM, Mendonca BB. Clinical management of transsexual subjects. Arq Bras Endocrinol Metabol. 2014;58(2):188-96.
10. Aranda G, Halperin I, Gomez-Gil E, Hanzu FA, Seguí N, Guillamon A, et al. Cardiovascular risk associated with gender affirming hormone therapy in transgender population. Front Endocrinol (Lausanne). 2021;12:718200.
11. Dijkman BAM, Helder D, Boogers LS, Gieles NC, van Heesewijk JO, Slaa ST, et al. Addition of progesterone to feminizing gender-affirming hormone therapy in transgender individuals for breast development: a randomized controlled trial. BMC Pharmacol Toxicol. 2023;24(1):80.
12. Mancini I, Alvisi S, Gava G, Seracchioli R, Meriggiola MC. Contraception across transgender. Int J Impot Res. 2020;33(7):710-9.
13. Heung AS, Nolan BJ, Zwickl S. Transgender health and the impact of aging and menopause. Climacteric. 2023;26(3):256-62.
14. Cunha FS, Domenice S, Câmara VL, Sircili MH, Gooren LJ, Mendonça BB, et al. Diagnosis of prolactinoma in two male-to-female transsexual subjects following high-dose cross-sex hormone therapy. Andrologia. 2015;47(6):680-4.
15. Jacoby A, Rifkin W, Zhao LC, Bluebond-Langner R. Incidence of cancer and premalignant lesions in surgical specimens of transgender patients. Plast Reconstr Surg. 2021;147: 194-8.

7

Hormonização em homens transgênero

Leonardo Azevedo Alvares

Rafael Loch Batista

Sorahia Domenice

INTRODUÇÃO

A identidade de gênero de uma pessoa é senso interno e pessoal de como ela se sente. O papel do profissional da saúde é identificar incongruências de gênero e, ao reconhecer disforia, oferecer informações sobre opções hormonais e cirúrgicas para a afirmação de gênero, esclarecendo os efeitos, as mudanças corporais e os riscos associados a essas terapias. Além disso, é essencial garantir que o indivíduo compreenda essas informações de maneira clara e precisa. Nesse contexto, decisões compartilhadas e assertivas poderão ser estabelecidas.[1]

Homens transgênero podem buscar a hormonização com testosterona com fins de alcançarem a estrutura corporal desejada e alinhada com sua identidade, sendo necessária sobretudo nos casos em que elevada disforia está presente.[1] Os principais objetivos são a supressão dos hormônios sexuais endógenos para reduzir os caracteres sexuais secundários do sexo atribuído ao nascimento e a reposição hormonal conforme a identidade de gênero do indivíduo, promovendo o desenvolvimento de características fenotípicas masculinas.[2]

Neste capítulo será abordado o uso de hormônios para afirmação de gênero masculino em adultos.

ETAPAS PRELIMINARES À HORMONIZAÇÃO SUPERVISONADA DE AFIRMAÇÃO DE GÊNERO

Antes de iniciar a hormonização de afirmação de gênero, é crucial considerar os aspectos discutidos a seguir.

A atuação de uma equipe multidisciplinar é essencial para um atendimento de qualidade, visando a promoção da saúde e do bem estar das pessoas transgênero com disforia. Todos os membros da equipe multidisciplinar, além da formação necessária para sua área de atuação específica, devem receber treinamento adequado para o atendimento dessa população, conhecendo as demandas e as necessidades dos indivíduos transgênero. A presença dessa equipe multidisciplinar facilitará a tomada de decisões compartilhadas, como o início do processo de hormonização supervisionada, no qual a pessoa transgênero é incentivada a participar ativamente de seu plano de tratamento, promovendo autonomia e empoderamento e garantindo uma abordagem integrada e personalizada.[3]

Neste contexto, é importante ressaltar que a pessoa transgênero que busca por procedimentos médicos deve ser esclarecida e compreender os riscos, benefícios e os possíveis resultados e falhas dos procedimentos, além de reter essas informações para tomar uma decisão informada.[1] A equipe deve se assegurar que o indivíduo compreenda essas informações de forma precisa.

Um dos aspectos a ser abordado com clareza e objetividade nessa etapa preliminar é a fertilidade. Impactos adversos na fertilidade futura de pessoas em transição de gênero são esperados com o uso de hormônios esteroides sexuais[4], desta forma mesmo que o homem trans informe que não tenha interesse em gerar prole, ele deve ser esclarecido sobre as opções de preservação da fertilidade disponíveis, como a criopreservação de oócitos e embriões, os quais requerem estimulação hormonal e tecnologia de reprodução assistida.[1]

Algumas situações clínicas devem ser avaliadas minuciosamente antes do início da terapia hormonal, uma vez que podem representar contraindicações absolutas ou relativas ao tratamento. A administração de testosterona é contraindicada durante a gravidez e nos casos de tentativas de concepção, devido aos riscos potenciais para o feto. As contraindicações relativas incluem hipertensão arterial sistêmica grave, apneia do sono e policitemia, condições que podem ser agravadas pelo uso da testosterona. É fundamental monitorar os níveis de pressão arterial e o perfil lipídico tanto antes quanto após o início da terapia.

HORMONIZAÇÃO COM TESTOSTERONA

Homens transgêneros, especialmente aqueles que experimentam disforia, buscam a terapia hormonal com testosterona para obter uma estrutura corporal alinhada à sua identidade de gênero masculina.[1] A hormonização com testosterona é direcionada a suprimir as características sexuais secundárias femininas (redistribuição da gordura corporal reduzindo a gordura nas regiões das coxas e quadris, redução no tecido mamário, supressão do ciclo menstrual), principalmente pela redução dos níveis de estrogênio; e a promover o surgimento de características sexuais secundárias masculinas, como o aumento dos pelos corporais, o desenvolvimento muscular e o engrossamento da voz.[2]

Formulações de testosterona

Várias formulações e meios de administração de testosterona podem ser utilizadas (Tabela 1).

Tabela 1 Regimes de hormonioterapia para homens transgênero disponíveis no Brasil

Cipionato de testosterona	Intramuscular	200 mg 15/15 dias
Decanoato de testosterona + propionato de testosterona + fempropionato de testosterona + isocaproato de testosterona	Intramuscular	250 mg 15/15 dias
Undecanoato de testosterona	Intramuscular	1.000 mg 3/3 meses
Testosterona em gel	Tópico	50-100 mg diariamente

Fonte: Adaptada de Coleman et al.[1]

A seguir, discorre-se sobre as formulações existentes no Brasil.

- Géis de testosterona:

O gel de testosterona em concentração de 1,62% (16,2 mg/g) pode ser encontrado em bomba dosadora, que entrega 1,25 mg de gel por acionamento, o que equivale a 20,25 mg de testosterona. Além disso, existe o gel de testosterona com concentração de 1%, oferecido em sachês de dose unitária, que contêm 50 mg de testosterona.

O gel deve ser aplicado em pele seca, 1 vez ao dia, em áreas da pele com poucos pelos, como ombros, braços ou abdome. As áreas de pele com lesões (feridas, irritações ou pele danificada) devem ser evitadas, pois a absorção do hormônio pode ser afetada. O usuário deve ser orientado a aguardar até que o gel seque completamente antes de vestir as roupas, bem como da necessidade da lavagem das mãos com água e sabão após a aplicação, com a finalidade de minimizar o risco da transferência acidental do hormônio a outras partes do corpo e/ou a outras pessoas, especialmente crianças e pessoas grávidas devido às possíveis repercussões adversas nessas pessoas.

- Testosterona intramuscular (IM):

No Brasil, as preparações IM aprovadas pela Anvisa incluem cipionato de testosterona (CT), enantato de testosterona e undecanoato de testosterona.

O cipionato de testosterona está disponível em concentrações de 100 mg/ mL (2 mL/ampola). Estudos mostram que o CT pode causar grandes flutuações nos níveis séricos de testosterona, o que pode resultar em efeitos adversos como alterações de humor e libido.[5] Outra formulação disponível é constituída por um *mix* de ésteres de testosterona, e composta por decanoato de testosterona (100 mg), propionato de testosterona (30 mg), fempropionato de testosterona (60 mg) e isocaproato de testosterona (60 mg) (Durateston® 250 mg/mL) e liberam a quantidade total de testosterona por mL de 176 mg.

O cipionato de testosterona e decanoato de testosterona são compostos de curta duração, e sua posologia habitual é de intervalos médios de 15 dias.

- Undecanoato de testosterona (TU)

O undecanoato de testosterona é um éster de ação prolongada da testosterona. Sua formulação permite administração intramuscular, proporcionando liberação gradual e manutenção de níveis estáveis de testosterona no organismo. A posologia habitual consiste em doses de 1.000 mg, administradas a cada 12 semanas, com exceção da segunda dose, que deve ser após 6 semanas da primeira. Ajustes devem ser realizados com base no monitoramento laboratorial e na avaliação clínica do paciente.

Durante o tratamento hormonal, é essencial realizar um monitoramento regular dos níveis hormonais. As metas terapêuticas incluem a manutenção dos níveis de testosterona dentro da faixa fisiológica típica para homens cisgênero, que varia de 320 a 1.000 ng/dL, o mesmo intervalo de valores recomendado para homens cisgênero, que estão em terapia de reposição hormonal devido ao hipogonadismo. É importante evitar níveis de testosterona que ultrapassem essa faixa fisiológica, pois valores suprafisiológicos podem estar associados a uma série de efeitos adversos.

Acompanhamento ambulatorial no tratamento hormonal de homens transgênero

No primeiro ano de hormonização, os homens trans devem ser avaliados clínica e laboratorialmente a cada 3 meses para monitorar o processo de virilização e possíveis efeitos colaterais, como a poliglobulia. O acompanhamento frequente é crucial para evitar a administração de doses excessivas de testosterona, que podem acarretar riscos à saúde. Após o primeiro ano de hormonização, e uma vez que se tenha atingido níveis estáveis de testosterona, sem efeitos adversos significativos, a frequência de avaliações clínicas pode ser reduzida para 2 vezes ao ano e a partir do terceiro ano para 1 vez ao ano.[1,2]

Cada avaliação deve analisar as alterações físicas, o impacto do procedimento na disforia de gênero e no bem-estar psicológico, assim como possíveis efeitos adversos. As consultas proporcionam excelentes oportunidades para as pessoas serem informadas, por profissionais de saúde, sobre o tempo habitualmente necessário para que as mudanças físicas se manifestem e para promover expectativas realistas.

As mudanças corporais induzidas pela terapia hormonal incluem aumento da oleosidade da pele, crescimento de pelos faciais, aumento de massa e força muscular, além de redistribuição de gordura (Tabela 2), geralmente acompanhadas por melhora no bem-estar psicológico dos homens trans.[1] A interrupção da menstruação costuma ocorrer dentro de alguns meses após o início da terapia com testosterona. Caso o sangramento uterino persista, é possível considerar a introdução de um agente progestagênico ou, se indicado, a realização de ablação endometrial.[2]

Tabela 2 Efeitos do tratamento androgênico em homens transgênero e tempo de desenvolvimento das características fenotípicas masculinas

Efeito	Início	Máximo
Oleosidade/acne	1-6 meses	1-2 anos
Crescimento de pelos faciais e corporais	6-12 meses	4-5 anos
Calvície	6-12 meses	____
Aumento de massa muscular e força	6-12 meses	2-5 anos
Redistribuição de gordura	1-6 meses	2-5 anos
Parada de fluxo menstrual	1-6 meses	____
Aumento de clitóris	1-6 meses	1-2 anos
Atrofia vaginal	1-6 meses	1-2 anos
Engrossamento de voz	6-12 meses	1-2 anos

Fonte: Adaptada de Coleman et al.[1]

A evolução temporal e a extensão das mudanças físicas variam de pessoa para pessoa e estão relacionadas com fatores como genética, idade de início e estado de saúde global. O conhecimento da extensão e do momento das alterações induzidas pelas hormonas sexuais, se disponível, pode impedir os danos e custos potenciais de alterações desnecessárias na terapia, de aumentos posológicos e de procedimentos cirúrgicos prematuros.[1]

Efeitos adversos

Poliglobulia

O uso de testosterona pode apresentar como efeito adverso a poliglobulia. Portanto, em cada avaliação clínica deve-se também monitorizar os níveis de hemoglobina e hematócrito.

Um estudo demonstrou que homens trans que iniciaram ou já estavam em terapia hormonal de afirmação de gênero não apresentaram mudanças significativas no índice de massa corporal (IMC) ao longo de 7 anos.[6] Essa estabilidade do IMC foi consistente, independentemente do tempo de terapia. Embora o estudo não tenha avaliado a composição corporal diretamente, os autores sugerem que a testosterona pode contribuir para a redução da massa de gordura e o aumento da massa magra, o que pode explicar a ausência de alterações no IMC. No entanto, uma metanálise identificou um aumento do IMC na maioria dos estudos, variando entre 1,3 e 11,4% durante o tratamento, além de redução na massa gorda e aumento na massa magra.[7] A variabilidade no tempo de tratamento e nas formulações de testosterona utilizadas em diferentes estudos pode levar a resultados distintos.

Síndrome metabólica

Um estudo conduzido por Hashemi et al. (2024)[8] avaliou retrospectivamente grupos de homens trans, mulheres trans, mulheres cis e homens cis ao longo de mais de 10 anos. Os resultados mostraram que, apesar de os homens transgênero iniciarem com o menor escore de síndrome metabólica entre todos os grupos, houve um aumento significativo ao longo do tempo, culminando no maior escore ao final da análise.

A hormonização de afirmação de gênero foi associada a piora dos componentes da síndrome metabólica no grupo de homens trans após a transição, incluindo aumentos no IMC, pressão arterial sistólica (PAS), nível de glicose no sangue e triglicerídeos, além de redução nos níveis de HDL. Outros estudos também verificaram aumento nos níveis de LDL e diminuição nos níveis de HDL.[9]

A administração transdérmica de testosterona mostrou causar menores alterações nos lipídios quando comparada à administração intramuscular.[10]

Neoplasias

Apesar da crescente visibilidade da saúde transgênero, o câncer permanece um tópico subexplorado nessa população devido à escassez de dados disponíveis. Identidade de gênero raramente é coletada em censos, registros de câncer ou estudos populacionais, restringindo as pesquisas a pequenos estudos de caso ou coortes específicas.[11,12] Esse cenário cria lacunas importantes no entendimento dos riscos e padrões de câncer entre pessoas trans.

O risco de câncer em pessoas transgênero pode diferir do risco em pessoas cisgênero devido a fatores como exposição a hormônios sexuais, cirurgias de afirmação de gênero, infecções virais e os impactos do estigma e da discriminação.[13,14] Para homens trans, a mastectomia bilateral reduz significativamente o risco de câncer de mama em comparação a mulheres cisgênero, mas o risco permanece maior do que o observado em homens cis.[15] Além disso, o diagnóstico de câncer de mama em pessoas transgênero ocorre em idades mais precoces em comparação às mulheres cis, indicando a necessidade de triagens regulares, especialmente em homens trans que não realizaram mastectomia.[16]

Além de fatores biológicos, pessoas trans podem estar mais vulneráveis a certos tipos de câncer devido a barreiras sociais e econômicas. O estigma e a discriminação enfrentados frequentemente limitam o acesso a cuidados de saúde, incluindo triagens de câncer.[17] Estudos nos Estados Unidos mostram que pessoas trans são mais propensas a evitar o sistema de saúde, muitas vezes devido a experiências de transfobia, recusa de atendimento médico ou até mesmo violência em ambientes clínicos.[18,19] Esses fatores podem agravar as disparidades nos resultados de saúde, como diagnósticos tardios e pior prognóstico em alguns tipos de câncer, incluindo linfoma não Hodgkin e câncer de bexiga.

Ainda, o crescente número global de indivíduos que se identificam como transgênero ressalta a necessidade urgente de investigações mais amplas sobre os riscos de câncer nessa população.[20] É essencial garantir que adultos transgêneros tenham acesso a triagens e cuidados preventivos na mesma proporção que pessoas cisgênero. Além disso, documentar e combater a transfobia nos serviços de saúde é indispensável para melhorar o acesso e os desfechos relacionados à prevenção e ao tratamento de câncer.[20,21]

O papel da testosterona em relação ao câncer de mama em homens transgênero permanece ainda não completamente elucidada. Alguns estudos sugerem que a testosterona pode reduzir a proliferação celular e aumentar a apoptose ao diminuir a expressão do receptor de estrogênio no epitélio mamário.[22] Por outro lado, níveis elevados de testosterona sérica têm sido associados a um risco aumentado de câncer de mama em mulheres pré e pós-menopáusicas.[23,24] Essa aparente contradição pode ser atribuída ao destino metabólico da testosterona, que pode ser convertida em estradiol por aromatização ou em di-hidrotestosterona (DHT) por ação da enzima 5α-redutase, resultando em efeitos biológicos distintos.[25] A literatura sobre casos de câncer de mama em homens transgênero submetidos à terapia com testosterona é escassa, com vários tendo realizado mastectomia antes do diagnóstico da doença.[25]

O câncer cervical uterino também é uma preocupação em homens trans, embora a relação entre testosterona e esse tipo de câncer não seja bem compreendida.[25] Em mulheres pré-menopáusicas, níveis elevados de testosterona livre foram associados a maior risco de carcinoma invasivo do colo do útero, enquanto, em mulheres pós-menopáusicas, o risco foi associado aos níveis de testosterona total.[23] Raros casos de câncer cervical em homens transgênero foram relatados.[26]

Como comentado anteriormente, a testosterona pode ser convertida em estradiol e di-hidrotestosterona (DHT), hormônios que exercem efeitos distintos sobre o tecido endometrial.[27] Enquanto o DHT apresenta propriedades antiproliferativas, o estradiol estimula a proliferação do epitélio endometrial. Estudos observacionais sugerem uma associação entre níveis elevados de testosterona total e maior risco de câncer endometrial em mulheres pós-menopáusicas.[23] Além disso, a síndrome dos ovários policísticos (SOP), que é frequentemente associada a altos níveis de andrógenos, também pode aumentar o risco de câncer endometrial.[28] Estudos histológicos mostram que até 80% dos homens trans apresentam características de SOP após pelo menos 6 meses de terapia com testosterona.[29] No entanto, há apenas quatro casos documentados de câncer endometrial em um homens trans.[30] Curiosamente, a atrofia completa do endométrio induzida pela testosterona pode reduzir o risco de câncer, mas sinais iniciais da doença, como sangramento anormal, podem ser mascarados, dificultando o diagnóstico precoce.

O câncer de ovário também pode ser influenciado pelos andrógenos, devido à presença de receptor androgênico em tumores ginecológicos.[31] Muitos homens trans na Europa realizam ooforectomia nos primeiros 12 a 18 meses após o início da terapia hormonal, o que pode reduzir o risco de câncer ovariano nessa população.[25] Até o momento, há três casos relatados de câncer de ovário em homens trans em terapia com testosterona.[25] Desses, um havia realizado histerectomia e faloplastia, e todos já tinham passado por mastectomia.

Além dos riscos específicos de câncer, homens trans enfrentam barreiras adicionais no acesso a cuidados de saúde preventivos. Fatores como tabagismo, obesidade e falta de atividade física são mais prevalentes nessa população, assim como a baixa adesão a exames de rastreamento, como mamografias e Papanicolau.[32] Estudos indicam que a triagem de câncer é significativamente menor em homens trans em comparação com mulheres cisgênero, e exames inadequados de Papanicolau, devido a amostras insuficientes ou fatores obstrutivos, são mais comuns entre homens trans. Esses fatores contribuem para diagnósticos tardios e cuidados de saúde subótimos.

O manejo de saúde em homens trans requer uma abordagem mais inclusiva e baseada em evidências, com maior atenção à educação de profissionais de saúde sobre questões de saúde trans. Melhorar o acesso aos cuidados preventivos, garantir a adesão ao rastreamento e abordar fatores modificáveis de risco é fundamental para reduzir a carga de câncer nessa população.

Saúde óssea

Os hormônios sexuais, como estrogênio e testosterona, desempenham papéis fundamentais na formação óssea durante a puberdade e na renovação óssea ao longo da vida adulta.[33] Durante a puberdade, os homens atingem maior massa óssea devido à maior aposição periosteal estimulada pela testosterona, embora não haja diferença na densidade mineral óssea volumétrica de pico entre os sexos.[34] Além disso, o estrogênio tem um papel importante na aquisição de uma estrutura óssea saudável em homens.[35] Tanto homens quanto mulheres em hipogonadismo têm taxas mais altas de osteoporose, e o tratamento com reposição hormonal demonstrou melhorar a densidade óssea.[36]

A terapia hormonal de afirmação de gênero pode impactar a saúde óssea, levantando preocupações específicas para populações transgênero.[37] Apesar disso, não existem estimativas atuais sobre a prevalência de osteoporose ou baixa massa óssea em indivíduos trans, e os dados sobre taxas de fratura são escassos.

Ainda não está estabelecido se devemos usar o sexo designado ao nascimento ou o gênero de identidade para determinar os T-score ou Z-score na avaliação da densidade óssea.[38] O T-score compara a densidade óssea de uma pessoa com a de um adulto saudável do mesmo gênero no pico de massa óssea, enquanto o Z-score compara com controles pareados por idade, sexo e etnia. O diagnóstico de osteoporose é feito quando o T-score é igual ou inferior a –2,5, enquanto valores entre –1 e –2,5 indicam osteopenia.[38] A Sociedade Internacional de Densitometria Clínica sugere o uso de uma referência feminina caucasiana não ajustada para estimar o risco de fratura em homens e mulheres cisgênero, uma abordagem que também pode ser relevante para pessoas trans.[39]

Estudos iniciais em homens trans antes do início da terapia hormonal mostram que a densidade óssea na região lombar, colo do fêmur e quadril total é semelhante à de mulheres cisgênero. Em alguns casos, foi observada uma densidade óssea ligeiramente maior no colo do fêmur em homens trans comparados a mulheres cis (1,02 *vs.* 0,95 g/cm^2, respectivamente).[40] Durante o tratamento com testosterona, uma metanálise recente não encontrou mudanças estatisticamente significativas na densidade óssea após 12 e 24 meses de terapia em relação aos valores iniciais.[41] No entanto, um dos estudos incluídos na metanálise relatou um aumento médio de 7,8% na densidade óssea do colo do fêmur em 2 anos de terapia com testosterona. Há pouca informação disponível sobre taxas de fratura em homens trans, mas um estudo prospectivo de 1 ano não relatou fraturas osteoporóticas em 53 homens trans que receberam testosterona.[42]

O rastreamento de osteoporose em homens trans é particularmente relevante em pacientes que interrompem ou não aderem regularmente à terapia com testosterona, especialmente aqueles que passaram por gonadectomia. Em um estudo realizado em Singapura, homens trans pós-gonadectomia apresentaram menor densidade óssea em comparação com aqueles que não realizaram a cirurgia, independentemente da adesão à terapia hormonal.[43] De acordo com as diretrizes da Endocrine Society, o rastreamento deve ser considerado em pacientes com fatores de risco para perda óssea, como hipogonadismo.[44] A manutenção de níveis adequados de testosterona é essencial para preservar a densidade óssea.

Embora a terapia hormonal de afirmação de gênero traga inúmeros benefícios, é fundamental monitorar cuidadosamente a saúde óssea em homens trans, especialmente em situações de hipogonadismo ou adesão irregular à terapia. Estudos de longo prazo são necessários para compreender melhor os impactos do tratamento hormonal na saúde óssea e para orientar práticas clínicas que promovam a prevenção da osteoporose e a qualidade de vida nessa população.

Quando parar?

Na maioria dos casos, a hormonização deve ser mantida ao longo de toda a vida, apesar de dúvidas sobre possíveis necessidades de redução de dose em pessoas mais velhas.[1] A suspensão deve ser realizada em casos de gravidez ou surgimento de contraindicações ao uso de testosterona.

CONSIDERAÇÕES FINAIS

A hormonização de homens trans demonstra-se eficaz em promover o desenvolvimento dos caracteres sexuais masculinos e redução dos caracteres femininos, diminuindo, portanto, a disforia de gênero. Seguimento por profissionais da saúde para verificação periódica dos efeitos virilizantes e observação de possíveis efeitos adversos são necessários para a segurança do indivíduo ao longo do processo transexualizador.

REFERÊNCIAS BIBLIOGRÁFICAS

1. Coleman E, Radix AE, Bouman WP, Brown GR, de Vries ALC, Deutsch MB, et al. Standards of care for the health of transgender and gender diverse people, Version 8. International Journal of Transgender Health. 2022;23(Suppl 1):S1-259.
2. Hembree Wylie C, Cohen-Kettenis PT, Gooren L, Hannema SE, Meyer WJ, Hassan Murad M, et al. 2017. Endocrine treatment of gender-dysphoric/gender-incongruent persons: an endocrine society clinical practice guideline. Endocrine Practice: Official Journal of the American College of Endocrinology and the American Association of Clinical Endocrinologists. 2017;23(12):1437.
3. Heylens G, Verroken C, De Cock S, T'Sjoen G, De Cuypere G. Effects of different steps in gender reassignment therapy on psychopathology: a prospective study of persons with a gender identity disorder. The Journal of Sexual Medicine. 2014;11(1):119-26.
4. Cheng PJ, Pastuszak AW, Myers JB, Goodwin IA, Hotaling JM. Fertility concerns of the transgender patient. translational andrology and urology. 2019;8(3):209-18.
5. Shoskes JJ, Wilson MK, Spinner ML. Pharmacology of testosterone replacement therapy preparations. Translational Andrology and Urology. 2016;5(6):834-43.
6. Suppakitjanusant P, Ji Y, Stevenson MO, Chantrapanichkul P, Sineath RC, Goodman M, et al. Effects of gender affirming hormone therapy on body mass index in transgender individuals: a longitudinal cohort study. J Clin Transl Endocrinol. 2020 Jul 3;21:100230.
7. Klaver M, Dekker MJHJ, de Mutsert R, Twisk JWR, den Heijer M. Cross-sex hormone therapy in transgender persons affects total body weight, body fat and lean body Mass: A Meta-Analysis. Andrologia. 2017;49(5).
8. Hashemi L, Buljubasic AM, Budoff MJ, Copeland LA, Jackson NJ, Jasuja GK, et al. Gender-affirming hormone treatment and metabolic syndrome among transgender veterans. JAMA Network Open. 2014;7(7):e2419696.
9. Maraka S, Ospina NS, Rodriguez-Gutierrez R, Davidge-Pitts CJ, Nippoldt TB, Prokop LJ, Hassan Murad M. Sex steroids and cardiovascular outcomes in transgender individuals: a systematic review and meta-analysis. The Journal of Clinical Endocrinology and Metabolism. 2017;102(11):3914-23.
10. Pelusi C, Costantino A, Martelli V, Lambertini M, Bazzocchi A, Ponti F, et al. Effects of three different testosterone formulations in female-to-male transsexual persons. The Journal of Sexual Medicine. 2014;11(12):3002-11.
11. Bauer GR, Braimoh J, Scheim AI, Dharma C. Transgender-inclusive measures of sex/gender for population surveys: mixed-methods evaluation and recommendations. PloS One. 2017;12(5):e0178043.
12. Bauer GR. Sex and gender multidimensionality in epidemiologic research. American Journal of Epidemiology. 2023;192(1):122-32.

13. Jackson SS, Hammer A. Cancer risk among transgender adults: a growing population with unmet needs. Acta Obstetricia et Gynecologica Scandinavica. 2023;102(11):1428-30.
14. Tyagi S, Tyagi S. Incidence of prostate cancer in transgender women undergoing androgen deprivation therapy: a review. Indian Journal of Endocrinology and Metabolism. 2023; 27(6):476-79.
15. Chotai N, Tang SS, Lim H, Lu S. Breast cancer in a female to male transgender patient 20 years post-mastectomy: issues to consider. The Breast Journal. 2019;25(6):1066-70.
16. Fehl A, Ferrari S, Wecht Z, Rosenzweig M. Breast cancer in the transgender population. Journal of the Advanced Practitioner in Oncology. 2019;10(4):387-94.
17. Sterling J, Garcia MM. Cancer screening in the transgender population: a review of current guidelines, best practices, and a proposed care model. Translational Andrology and Urology. 2020;9(6):2771-85.
18. Johnson AH, Hill I, Beach-Ferrara J, Rogers BA, Bradford A. Common barriers to healthcare for transgender people in the U.S. Southeast. International Journal of Transgender Health. 2020;21(1):70-78.
19. Bhatt N, Cannella J, Gentile JP. Gender-affirming care for transgender patients. Innovations in Clinical Neuroscience. 2022;19(4-6):23-32.
20. Ziegler E, Slotnes-O'Brien T, Peters MDJ. Cancer screening and prevention in the transgender and gender diverse population: considerations and strategies for advanced practice nurses. Seminars in Oncology Nursing. 2024;40(3):151630.
21. Stroumsa D, Shires DA, Richardson CR, Jaffee KD, Woodford MR. Transphobia rather than education predicts provider knowledge of transgender health care. Medical Education. 2019;53(4):398-407.
22. Zhou J, Ng S, Adesanya-Famuiya O, Anderson K, Bondy CA. Testosterone inhibits estrogen-induced mammary epithelial proliferation and suppresses estrogen receptor expression. FASEB Journal: Official Publication of the Federation of American Societies for Experimental Biology. 2020;14(12):1725-30.
23. Li Z, Wang M, Hua M, Wang Z, Ying Y, Zhang Z, et al. Association between testosterone and cancers risk in women: a two-sample mendelian randomization study. Discover Oncology. 2023;14(1):198.
24. Tin Tin S, Reeves GK, Key TJ. Endogenous hormones and risk of invasive breast cancer in pre- and post-menopausal women: findings from the UK Biobank. British Journal of Cancer. 2021;125(1):126-34.
25. Braun H, Nash R, Tangpricha V, Brockman J, Ward K, Goodman M. Cancer in transgender people: evidence and methodological considerations. Epidemiologic Reviews. 2017;39(1):93-107.
26. Di Lisa FS, Villa A, Filomeno L, Arcuri T, Chiofalo B, Sanguineti G, et al. Breast and cervical cancer in transgender men: literature review and a case report. 2014.
27. Maček P, Molinari N, Sobočan M, Knez J. What role do androgens play in endometrial cancer? Journal of Personalized Medicine. 2023;13(2).
28. Johnson J-E, Daley D, Tarta C, Stanciu PI. Risk of endometrial cancer in patients with polycystic ovarian syndrome: a meta-analysis. Oncology Letters. 2023;25(4):168.
29. Coşkun ADE, Koç N, Vural F, Dönmez EE. Ovarian histology of removed ovaries after gender-affirming testosterone therapy. International Journal of Surgical Pathology. 2023;31(6):1093-8.
30. Seay K, Shih K, Kredentser A, Wu D, Schmidt E. Endometrial cancer in a transgender male: a rare case and review of the literature. Gynecologic Oncology Reports. 2023;47:101199.
31. Wu S, Yu K, Lian Z, Deng S. Molecular regulation of androgen receptors in major female reproductive system cancers. International Journal of Molecular Sciences. 2022;23(14).

32. Caceres BA, Sharma Y, Ravindranath R, Ensari I, Rosendale N, Doan D, et al. Differences in ideal cardiovascular health between sexual minority and heterosexual adults. JAMA Cardiology. 2023;8(4):335-46.
33. Nur-Vaizura M, Soelaiman I-N, Chin K-Y. A concise review of testosterone and bone health. Clinical Interventions in Aging. 2016;11:1317-24.
34. Shigehara K, Izumi K, Kadono Y, Mizokami A. Testosterone and bone health in men: a narrative review. Journal of Clinical Medicine. 2021;10(3).
35. Vandenput L, Ohlsson C. Estrogens as regulators of bone health in men. Nature Reviews. Endocrinology. 2009;5(8):437-43.
36. Golds G, Houdek D, Arnason T. Male hypogonadism and osteoporosis: the effects, clinical consequences, and treatment of testosterone deficiency in bone health. International Journal of Endocrinology. 2017:4602129.
37. Venkatesh VS, Nie T, Zajac JD, Grossmann M, Davey RA. The utility of preclinical models in understanding the bone health of transgender individuals undergoing gender-affirming hormone therapy. Current Osteoporosis Reports. 2023;21(6):825-41.
38. Schagen SEE, Wouters FM, Cohen-Kettenis PT, Gooren LJ, Hannema SE. Bone development in transgender adolescents treated with GnRH analogues and subsequent gender-affirming hormones. The Journal of Clinical Endocrinology and Metabolism. 2020;105(12):e4252-63.
39. Goodrich E, Walcott Q, Dallman J, Crow H, Templeton K. Bone health in the transgender population. JBJS Reviews. 2013;11(10).
40. Haraldsen IR, Haug E, Falch J, Egeland T, Opjordsmoen S. Cross-sex pattern of bone mineral density in early onset gender identity disorder. Hormones and Behavior. 2007;52(3):334-43.
41. Singh-Ospina N, Maraka S, Rodriguez-Gutierrez R, Davidge-Pitts C, Nippoldt TB, Prokop LJ. Effect of sex steroids on the bone health of transgender individuals: a systematic review and meta-analysis. The Journal of Clinical Endocrinology and Metabolism. 2017;102(11):3904-13.
42. Wierckx K, Van Caenegem E, Schreiner T, Haraldsen I, Fisher AD, Toye K, et al. Cross-sex hormone therapy in trans persons is safe and effective at short-time follow-up: results from the european network for the investigation of gender incongruence. The Journal of Sexual Medicine. 2014;11(8):1999-2011.
43. Goh HH, Ratnam SS. Effects of hormone deficiency, androgen therapy and calcium supplementation on bone mineral density in female transsexuals. Maturitas. 1997;26(1):45-52.
44. Watts NB, Adler RA, Bilezikian JP, Drake MT, Eastell R, Orwoll ES, Finkelstein JS, and Endocrine Society. Osteoporosis in men: an endocrine society clinical practice guideline. The Journal of Clinical Endocrinology and Metabolism. 2012;97(6):1802-22.
45. Fuggle NR, Beaudart C, Bruyère O, Abrahamsen B, Al-Daghri N, Burlet N, Chandran M, et al. Evidence-based guideline for the management of osteoporosis in men. Nature Reviews. Rheumatology. 2024;20(4):241-51.

8

Avaliação da massa óssea e composição corporal na população transgênero

Lívia Marcela dos Santos
Patricia Muszkat

INTRODUÇÃO

A avaliação da densidade mineral óssea (DMO) e da composição corporal é fundamental no cuidado dos indivíduos transgênero, devido ao impacto das terapias hormonais de afirmação de gênero no metabolismo ósseo. Este capítulo aborda as especificidades da saúde óssea na população transgênero, com foco na terapia hormonal (estradiol e testosterona) e em intervenções cirúrgicas que influenciam a DMO e o risco de fraturas. Em mulheres trans, a terapia com estrógenos pode estabilizar a massa óssea, enquanto em homens trans a testosterona tende a aumentar a DMO. No entanto, a falta de adesão ao tratamento e o uso de análogos de GnRH podem impactar negativamente a saúde óssea, exigindo acompanhamento cuidadoso.

Também são analisadas recomendações para avaliação e monitoramento da DMO, considerando as diretrizes internacionais para o uso de T-scores e Z-scores ajustados de acordo com o gênero de identidade ou o gênero de nascimento. Foram revisados os dados atuais sobre composição corporal e seu papel no acompanhamento dos indivíduos transgênero. Este capítulo visa, ainda, fornecer diretrizes práticas para endocrinologistas e outros profissionais da saúde no manejo e monitoramento da massa óssea e composição corporal em pacientes transgênero, considerando as particularidades dessa população e a importância de uma abordagem individualizada.

AVALIAÇÃO DA MASSA ÓSSEA POR DENSITOMETRIA ÓSSEA

Indivíduos transgênero que fazem uso de terapias hormonais para afirmação de gênero, associada ou não à realização de gonadectomia, passam por diversas alterações que podem impactar a estrutura óssea. Por isso, é fundamental realizar avaliações da massa óssea nessa população. A modalidade de rastreamento recomendada para essa avaliação é a densitometria óssea por absorciometria por raios X de dupla energia (DXA). Os sítios analisados são: coluna lombar, quadril total e colo do fêmur. T-score de –2,5 ou abaixo é considerado osteoporose; T-score entre –1,0 e –2,4 é considerado osteopenia. Porém, para indivíduos com menos de 50 anos utiliza-se o Z-score, valor calculado comparando a DMO de um indivíduo com controles de idade, sexo e etnia correspondentes. Z-score abaixo de –2,0 é considerado baixa massa óssea, e, se houver fratura de fragilidade independente da massa óssea, esse indivíduo deve ser considerado como paciente com osteoporose.[1,2]

Mulheres transgênero apresentam DMO menor que homens cisgênero, mesmo antes de iniciar qualquer terapia hormonal. Todavia não há evidência de que isso se traduza em risco maior de fratura. A hormonização com estrogênio tende a estabilizar a massa óssea ao longo do tempo; portanto, não há razão para a avaliação da massa óssea rotineiramente em mulheres transgênero que não apresentem outras doenças relacionadas ao metabolismo ósseo ou outros fatores de risco.[1]

Por outro lado, alguns estudos mostram que homens transgênero têm DMO mais alta que mulheres cisgênero antes do início da terapia hormonal. Como o uso de testosterona mantém a massa óssea estável e pode até aumentá-la, só há necessidade de avaliar a massa óssea dos homens trans que permanecerem por um longo período com baixos níveis de hormônios gonadais, já que o hipogonadismo por mais de 1 ano pode levar à perda óssea, ou, a depender da idade, pode impactar o seu pico. Dessa forma, devemos solicitar a densitometria para indivíduos submetidos a gonadectomia ou em uso de medicações que diminuem os esteroides gonadais endógenos; naqueles com hipogonadismo que não irão fazer reposição hormonal e em indivíduos que tenham outras condições que possam levar à diminuição da massa óssea, por exemplo, o uso de corticoide, seguindo as recomendações habituais.[1]

Devem ser acompanhados os indivíduos que: apresentam baixa massa óssea na densitometria, estejam fazendo uso de medicações como análogos do GnRH para bloqueio da puberdade, não sejam aderentes à hormonização para afirmação de gênero e aqueles com outros fatores de risco para fraturas por fragilidade.[1]

O banco de dados que deve ser usado para calcular o T-score e o Z-score nessa população, segundo a recomendação da Sociedade Internacional de Densitometria Clínica (ISCD), é: em pacientes acima de 50 anos, deve-se usar o banco de dados feminino para o cálculo do T-score em todos os indivíduos, assim como se faz na população cisgênero; para o cálculo do Z-score, deve-se usar o banco de dados do gênero de identidade do paciente. Em indivíduos não binários, usa-se o banco de dados do gênero de nascimento (Tabela 1). Devido à variabilidade hormonal, que pode ocorrer por ausência de um banco de dados adequado, o resultado deve ser interpretado levando em conta essas limitações, e cada médico deve fazer a sua interpretação clínica.[1]

No laudo da densitometria devem constar os mesmos parâmetros utilizados para a população geral. Quando solicitado, é possível incluir no laudo o cálculo do Z-score utilizando como referência tanto o banco de dados feminino quanto o masculino.[1]

O FRAX é uma calculadora de risco para avaliar o risco de fratura em 10 anos. Para o cálculo do risco de fratura utilizando o FRAX (*fracture risk assessment tool)* na população trans é necessário inserir o gênero do paciente na ferramenta, com um risco maior sendo atribuído às mulheres em relação aos homens. Como já foi discutido, as mulheres transgênero apresentam DMO mais próxima das mulheres cisgênero, mas não há evidência do aumento do risco de fratura. Pela falta de dados científicos, não é possível recomendar qual gênero usar para o cálculo do FRAX.[1]

Tabela 1 Banco de dados para cálculo de T-score e Z-score

Identidade de gênero	**Banco de dados de T-score**	**Banco de dados de Z-score**
Homem cis	Feminino	Masculino
Homem trans	Feminino	Masculino
Mulher cis	Feminino	Feminino
Mulher trans	Feminino	Feminino
Não binário	Feminino	Gênero do nascimento

T-score: utiliza-se o banco de dados feminino em indivíduos acima de 50 anos, independentemente do gênero de identidade. Z-score: utiliza-se o banco de dados de acordo com o gênero de identidade do paciente, exceto para indivíduos não binários, nos quais o gênero de nascimento é usado como referência.

REVISÃO DE ESTUDOS SOBRE SAÚDE ÓSSEA NA POPULAÇÃO TRANSGÊNERO

Medicamentos para afirmação de gênero, por vezes, são prescritos durante a janela crítica de aquisição máxima de massa óssea, direcionando, assim, a atenção para a saúde óssea em jovens transgênero e com diversidade de gênero. Como o uso de hormônios e bloqueio puberal em processo de afirmação de gênero para pediatria foi introduzido pela primeira vez em 1997 na Holanda e em 2007 nos Estados Unidos, resultados a longo prazo, como a obtenção da massa óssea máxima e o risco de fraturas, ainda não foram publicados.[3]

As diretrizes recomendam o início de agonistas do hormônio liberador de gonadotropinas (GnRH) em jovens transgênero elegíveis após o início da puberdade (estágio 2 de Tanner), para evitar o desenvolvimento de características sexuais secundárias que não estão alinhadas com a identidade de gênero.[4]

É bem conhecido que os esteroides sexuais regulam o desenvolvimento ósseo, impactam a expansão do osso cortical, mantêm a renovação do osso trabecular e contribuem para as diferenças observadas na DMO entre pessoas designadas do sexo masculino ou feminino ao nascimento. O estradiol impacta o desenvolvimento ósseo por meio da inibição da esclerostina, aumenta a osteoprotegerina, ativa a maturação de osteoblastos, a supressão da formação de osteoclastos, a indução de apoptose de osteoclastos e o fechamento das placas de crescimento epifisárias. A deficiência de estradiol em ambos os gêneros resulta em declínios nos marcadores de formação óssea e na DMO. Acredita-se que a testosterona afeta o desenvolvimento ósseo por meio de ação direta ou pelo aumento da massa muscular e diminuição da gordura corporal, embora a maioria de seus efeitos se deva à aromatização em estradiol de maneira indireta.[4]

A saúde óssea entre indivíduos transgêneros é um tópico de interesse, devido aos múltiplos mecanismos pelos quais a terapia com GnRH, testosterona e/ou estradiol impactam a DMO e a arquitetura óssea. Além disso, estudos recentes mostram que a DMO basal é baixa entre jovens transgênero, especialmente em mulheres trans, antes de qualquer terapia médica. Os Z-score e DMO declinam com a monoterapia de GnRH, mas tipicamente melhoram com terapia com testosterona ou estradiol, embora a DMO areal possa permanecer baixa em algumas mulheres transgênero. Muitos dos estudos longitudinais são europeus, nos quais adolescentes tipicamente iniciam GnRH em uma idade mais avançada ou em um estágio mais tardio da puberdade do que nos Estados Unidos. Existem poucos estudos examinando o efeito da duração do tratamento com GnRH na

DMO, ou se há diferenças entre indivíduos que receberam ou não o tratamento com GnRH antes de iniciar a hormonização.[4]

A massa óssea tem grande correlação com a puberdade; por isso, uma análise detalhada do estádio puberal é importante nos jovens trans. O primeiro estudo a relatar dados de densitometria óssea diferenciados com base no estado puberal em adolescentes transgênero e com diversidade de gênero utilizou retrospectivamente limites de idade óssea de < 15 anos para mulheres trans e < 14 anos para homens trans para definir uma coorte mais jovem. Esse estudo incluiu 42 indivíduos homens trans e 28 mulheres trans que realizaram exames de densitometria antes do GnRH, antes da hormonização, e após 24 meses de hormonização. As mulheres trans foram as que mais apresentaram Z-score negativos no colo do fêmur no início e ao longo de 24 meses da hormonização. Após 24 meses da hormonização, as mulheres trans tinham Z-score de colo de fêmur mais baixos que os homens transgênero. No início, o Z-score da coluna lombar era mais baixo nas mulheres trans comparado aos homens trans. No início da terapia com GnRH o Z-score de coluna lombar e colo de fêmur diminuiu em toda a coorte estudada, e após 24 meses de hormonioterapia esses sítios densitométricos voltaram a ganhar massa óssea, porém ainda permaneceram abaixo em relação ao do início.[3]

Um estudo prospectivo multicêntrico que envolveu 63 jovens transgênero (63,5% no estágio 2 de Tanner), utilizando modalidades de imagem para avaliar a massa óssea, densitometria óssea e tomografia computadorizada quantitativa (QCT), mostrou uma prevalência maior do que o esperado de baixa densidade óssea (Z-score ≤ -2) antes do início de qualquer intervenção médica de afirmação de gênero: 30% em mulheres trans e 13% em homens trans. Além disso, os locais ricos em osso cortical, quadril, foram os únicos sítios com diferenças estatisticamente significativas nos Z-score entre todos os participantes. A coleta prospectiva de dados sobre ingestão dietética de cálcio, *status* de vitamina D e avaliação de atividade física demonstrou que os jovens trans com baixa DMO apresentaram escores significativamente mais baixos no Questionário de Atividade Física para Crianças Mais Velhas em comparação com os jovens trans com DMO normal, respectivamente: $2{,}32 \pm 0{,}71$ *vs.* $2{,}76 \pm 0{,}61$ ($p = 0{,}01$); e a ingestão dietética de cálcio foi subótima em toda a coorte. A regressão linear multivariada revelou que o escore Z de índice de massa corporal (IMC) foi um preditor positivo dos Z-score de corpo total na densitometria. O sexo feminino designado ao nascimento e os níveis séricos de 25-hidroxivitamina D foram preditores positivos, e a idade no início de GnRHa foi um preditor negativo dos Z-score de colo do fêmur e quadril total.[3]

Quando se avalia uma população com puberdade estágio de Tanner 4-5, tem-se uma coorte retrospectiva de 172 jovens trans, em estágio de Tanner mais avançado que o estudo anterior (119 homens trans, 90,7% no estágio 4-5 de Tanner, 51 mulheres trans, 80,3% no estágio 4-5 de Tanner, e dois não binários). Ademais, foram avaliados os níveis séricos de 25 OH vitamina D e exames de densitometria óssea antes e após o uso de GnRH. Antes do GnRH, a maioria (55,2%) da coorte apresentava deficiência ou insuficiência de vitamina D, e o *status* de vitamina D estava associado aos Z-score da coluna lombar e quadril total. No início, as mulheres trans apresentaram melhores Z-score e conteúdo mineral ósseo (BMC) do que os homens trans. Um subgrupo de 36 mulheres trans e 80 homens trans fez exames de densitometria antes e após o GnRH, com um intervalo médio entre os exames de 406,7 ± 98,3 dias (intervalo de 210-720 dias). Os escores Z em coluna lombar, quadril e corpo total diminuíram significativamente em todos os jovens.[5]

Alguns estudos fazem hipóteses para justificar que antes da hormonioterapia mulheres trans têm menor massa óssea e tamanho ósseo em comparação com homens cisgênero. Van Caenegem et al. relataram que, antes de iniciar a hormonização, mulheres trans tinham menor massa muscular e força, além da DMO mais baixa em todos os sítios densitométricos, em comparação com homens cisgênero de controle, apesar de níveis de testosterona comparáveis. Valores baixos de DMO no início correlacionam-se com maior prevalência de osteopenia e osteoporose em mulheres trans em comparação com homens cisgênero. A osteopenia foi observada em 28% das mulheres trans, em comparação com 12% nos controles masculinos pareados por idade. A osteoporose foi menos frequente do que a osteopenia em mulheres trans, mas ainda mostrou uma prevalência de 8 a 11%, maior do que nos controles masculinos (2-4%). A menor DMO e o menor tamanho ósseo em mulheres trans antes de iniciar a terapia, em comparação com os controles masculinos, sugerem uma diferença independente de hormônios na saúde óssea dessa população. A razão para essa descoberta não é clara, mas, além da predisposição genética, foi sugerida uma interação com fatores ambientais. Em vários estudos, mulheres trans mostraram alta prevalência de deficiência de vitamina D e transtornos alimentares. Mulheres trans participam menos de esportes e atividades físicas do que homens e mulheres de controle pareados por idade. Alta prevalência de abuso de substâncias, incluindo álcool, *cannabis*, anfetaminas e opiáceos, foi relatada nessa população. Todos esses fatores podem contribuir para a má saúde óssea inicial em mulheres trans, em comparação com homens cisgênero. Os dados sobre fratura nessa população, antes da hormonioterapia, são escassos. Além desses fatores, pode-se citar a diferença de força e quantidade de músculo existente pré-hormonioterapia das mulheres trans.[6-8]

Estudos transversais em mulheres trans mostram que a DMO não muda significativamente ou se torna ligeiramente maior durante a hormonioterapia, em comparação com a população de referência. Apenas dois estudos relatam densidade mais baixa em mulheres trans após uma média de 8 anos de hormonioterapia. Nesses estudos, a baixa DMO pode estar relacionada a 1 ano de terapia antiandrogênica administrada sozinha antes de iniciar a hormonioterapia ou a diferenças basais observadas antes de iniciar a hormonioterapia, como menor atividade física e massa muscular.[6,8]

Em mulheres trans, os estrógenos são considerados uma terapia vitalícia e geralmente administrados em monoterapia após a gonadectomia. A literatura atual concorda que a redução da DMO após a gonadectomia parece estar relacionada à baixa adesão ou à subdosagem hormonais, em vez de ser um efeito direto da gonadectomia. Em apoio a isso, anos após a cirurgia, mulheres trans com valores reduzidos de massa óssea apresentam níveis mais baixos de estradiol ou níveis mais altos de LH, refletindo a administração incorreta hormonal. Alguns autores sustentam que a DMO se correlaciona inversamente com os níveis de LH, apoiando o uso de LH para monitorar a hormonioterapia na saúde óssea, mas esses dados não foram apoiados por outros estudos.[4]

Os dados em relação à osteoporose ou à osteopenia nessa população são escassos, porém se nota uma prevalência de osteoporose de cerca de 20% em mulheres trans após mais de 10 anos de hormonioterapia. Muito embora a fragilidade do osso aumente consideravelmente o risco de fraturas sem trauma associado, isso não foi constatado em mulheres trans. Em um estudo de coorte foi analisada a incidência de fraturas em pessoas transgênero usando hormonioterapia a longo prazo, comparadas a uma população de referência pareada por idade. Foi analisado um total de 1.089 mulheres trans com menos de 50 anos e 934 mulheres trans com mais de 50 anos, que usaram hormonioterapia por um tempo médio de 8 e 19 anos, respectivamente. O resultado global obtido foi a ocorrência de 3,3% de fraturas nas mulheres trans (67 de 2.023 pacientes), e não se constatou um aumento de fraturas no grupo experimental comparado com homens ou mulheres de referência pareados por idade.[4,9]

Em contraste com as mulheres trans, os homens trans não parecem ter baixa DMO antes de iniciar a hormonioterapia. As taxas de osteoporose ou osteopenia antes da hormonioterapia são baixas (2,4 e 4,3%, respectivamente) e estão em linha com a população geral. A participação em esportes e atividades físicas é maior em homens trans do que em mulheres trans, com preferência por esportes que desenvolvem a musculatura corporal, como musculação. A atividade física correlaciona-se com o desenvolvimento de massa muscular e força, que são fatores-chave para o crescimento ósseo saudável e a obtenção do pico de massa óssea. A prevalência de fraturas é semelhante à de controles pareados, e isso pode estar relacionado à preservação da massa óssea antes da hormonioterapia.[4,9,10]

Estudos transversais mostram que a DMO da coluna lombar e do colo do fêmur após muitos anos de hormonioterapia em homens trans está em linha com a população de referência incluída nos estudos. Esses dados de longo prazo, mesmo sendo de um estudo transversal, sugerem que a hormonioterapia não tem efeito negativo nos ossos. No geral, a terapia com testosterona teve um efeito positivo nos ossos, já que os parâmetros analisados (a BMD da coluna lombar e do fêmur total, e os respectivos escores T e Z) foram semelhantes aos da população de referência. Os resultados de estudos transversais são reforçados por estudos longitudinais. De fato, alguns estudos de acompanhamento de curto prazo mostram que a DMO do fêmur, coluna lombar e corpo total não muda. Além disso, a terapia com testosterona pode ter um efeito positivo nos ossos, demonstrado por uma leve melhora da massa óssea. Em homens trans pós-menopáusicos, a densidade da coluna lombar aumentou mais do que em outros grupos etários após 1 ano de hormonioterapia em relação aos valores iniciais. No início, os homens trans pós-menopáusicos tinham níveis de estradiol mais baixos do que os homens trans de outras faixas etárias. Durante a hormonioterapia, os níveis de testosterona aumentaram tanto nos homens trans pós-menopáusicos quanto nos mais jovens, enquanto os níveis de estradiol (devido à aromatização da testosterona) aumentaram apenas nos homens trans pós-menopáusicos. Portanto, podemos supor que o aumento da massa óssea em homens trans pode estar relacionado à concentração de estradiol, em vez de um efeito direto da testosterona.[4,10,11]

A ooforectomia afeta a DMO, mas a terapia com testosterona pode mitigar esse efeito em homens trans. Em homens trans ooforectomizados, o estradiol circulante também é importante. De acordo com a aromatização periférica da testosterona para estradiol, a adição de letrozol (inibidor da aromatase) à terapia com testosterona leva a uma massa óssea mais baixa do que apenas a testosterona, enquanto a adição de dutasterida (inibidor da 5α-redutase) à testosterona não afeta a massa óssea. De fato, homens trans operados em hormonioterapia regular não apresentaram alterações na massa óssea durante o acompanhamento, enquanto homens trans operados que haviam parado ou estavam em uso de hormônio de modo irregular apresentaram massa óssea mais baixa, que aumentou novamente quando o tratamento foi retomado regularmente.[4,11]

A baixa prevalência de osteopenia e osteoporose no início, combinada com os valores de DMO mantidos durante a hormonioterapia, resulta em baixa taxa de osteoporose após anos de hormonioterapia. Em homens trans, os dados sobre fraturas são escassos, possivelmente devido ao fato de que a osteoporose é rara nessa população. Um estudo transversal não encontrou diferenças de fraturas entre homens trans e controle.[4,11]

AVALIAÇÃO DA COMPOSIÇÃO CORPORAL POR DENSITOMETRIA ÓSSEA

Diversos fatores interferem na composição corporal de indivíduos transgênero, como o tempo decorrido desde a gonadectomia até o início da hormonização, uso de análogos de GnRH, aderência ou uso inadequado de doses da terapia de afirmação de gênero e uso de outras medicações.[1]

Até o momento, poucos são os dados sobre a composição corporal e sua avaliação por DXA em indivíduos transgênero.[12] Uma revisão sistemática que analisa a composição corporal em mulheres trans aponta um risco para ganho de peso e possível redução de massa magra com a hormonioterapia, a massa gorda é composta na sua maioria por gordura subcutânea, porém métodos para conter o ganho de peso podem ser adequados nessa população. Analisando a composição corporal em homens trans, a terapia com testosterona está consistentemente associada a aumento de massa magra e redução da gordura, principalmente subcutânea. Porém, a maioria dos estudos sobre composição corporal é observacional e de curta duração.

CONCLUSÕES E PERSPECTIVAS

A avaliação da DMO e da composição corporal em pessoas transgênero é um componente essencial do cuidado com esses indivíduos, dadas as mudanças significativas que as terapias de afirmação de gênero podem provocar na massa óssea e no metabolismo. Este capítulo demonstra que, embora a terapia hormonal com estrógenos e testosterona tenda a estabilizar ou até melhorar a DMO na maioria dos casos, o acompanhamento contínuo é indispensável, especialmente para indivíduos em uso de GnRH ou que passaram por gonadectomia, uma vez que tais intervenções podem impactar negativamente a massa óssea se não forem acompanhadas de reposição hormonal adequada.

As diretrizes atuais fornecem uma base importante para a interpretação dos T-scores e Z-scores na população trans, mas ainda há lacunas na literatura, como a necessidade de bancos de dados de referência mais abrangentes que reflitam as especificidades dessa população. O uso de ferramentas de avaliação de risco de fratura, como o FRAX, apresenta desafios devido à falta de dados científicos sólidos para estimar com precisão o risco de fraturas em pessoas transgênero.

- Fatores de risco: hipogonadismo ou uso de GnRH > 1 ano, além de fatores de risco clássicos para degradação da massa óssea, como tabagismo, etilismo e quedas frequentes. Sobre o tratamento específico, considerar o uso de bisfosfonato ou osteoformadores, não de maneira compulsória ou obrigatória. Reavaliar a massa óssea dos indivíduos com risco de 1 a 2 anos.

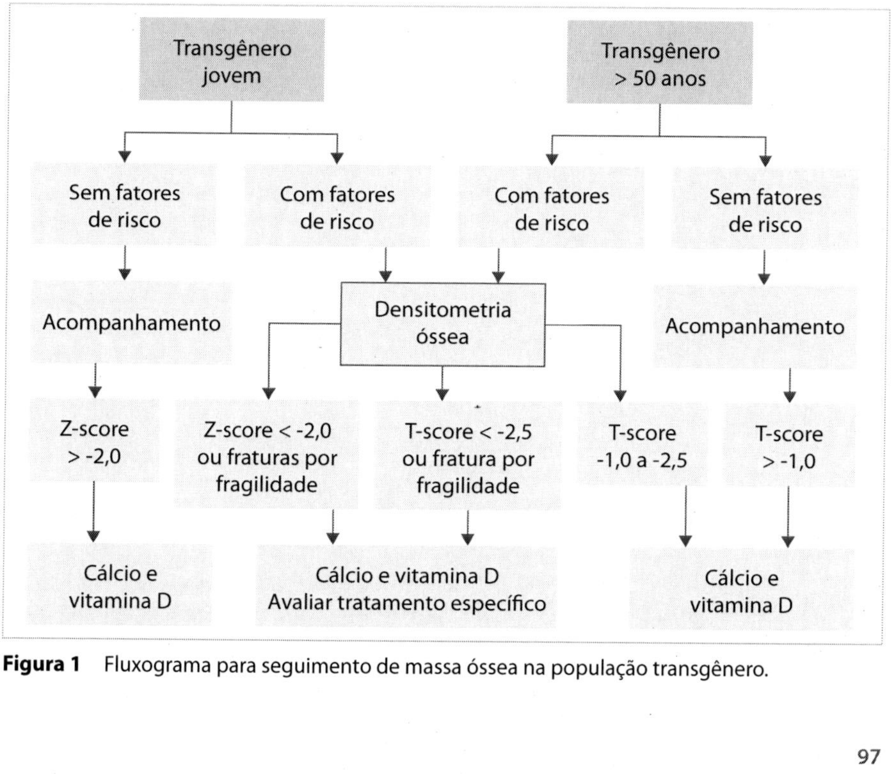

Figura 1 Fluxograma para seguimento de massa óssea na população transgênero.

PERSPECTIVAS FUTURAS

Para aprimorar o manejo clínico da saúde óssea em indivíduos transgênero, é necessário maior volume de pesquisas longitudinais, com acompanhamento a longo prazo, que incluam amostras representativas e diversificadas dessa população. Estudos que investigam os efeitos de diferentes regimes de terapia hormonal ao longo do tempo e explorem métodos para minimizar riscos associados ao tratamento com GnRH são essenciais. Além disso, integrar aspectos de estilo de vida, como atividade física e nutrição, ao acompanhamento médico desses pacientes pode proporcionar benefícios adicionais à saúde óssea e geral.

Com base no que foi discutido, a personalização do cuidado para pacientes transgênero é crucial. Os profissionais de saúde devem considerar as particularidades de cada paciente para oferecer um suporte abrangente e sensível, promovendo não apenas a saúde óssea, mas também uma melhor qualidade de vida e bem-estar para essa população.

REFERÊNCIAS

1. Rosen HN, Hamnvik OPR, Jaisamrarn U, Malabanan AO, Safer JD, Tangpricha V, et al. Bone densitometry in transgender and gender non-conforming (TGNC) individuals: 2019 ISCD Official Position. J Clin Densitom. 2019;22(4):544-53.
2. Stowell JT, Garner HW, Herrmann S, Tilson K, Stanborough RO. Bone health of transgender adults: what the radiologist needs to know. Skeletal Radiol. 2020;49(10):1525-37.
3. Lee JY. Bone Health in the transgender and gender diverse youth population. Curr Osteoporos Rep. 2023;21(4):459-71.
4. Roy MK, Bothwell S, Kelsey MM, Ma NS, Moreau KL, Nadeau KJ, et al. Bone density in transgender youth on gender-affirming hormone therapy. J Endocr Soc. 2024;8(5):bvae045.
5. Navabi B, Tang K, Khatchadourian K, Lawson ML. Pubertal suppression, bone mass, and body composition in youth with gender dysphoria. Pediatrics [Internet]. 2021;148(4). Disponível em: http://dx.doi.org/10.1542/peds.2020-039339.
6. Giacomelli G, Meriggiola MC. Bone health in transgender people: a narrative review. Ther Adv Endocrinol Metab. 2022;13:20420188221099346.
7. Alvares LAM, Santos MR, Souza FR, Santos LM, Ramos HA, Mendonca BB, et al. Muscle strength in transgender women after long-term hormone therapy: a cross-sectional study. J Endocr Soc. 2021;5(Supplement_1):A792-3.
8. Oliveira OD, dos Santos LM, de Oliveira OL, Orozco BMM, Haddad JM, de Amori AT, et al. ODP082 Bone mass and body composition analysis in transgender women: a 1 year follow up. J Endocr Soc. 2022;6(Supplement_1):A159-60.
9. Fighera TM, Ziegelmann PK, Rasia da Silva T, Spritzer PM. Bone mass effects of cross-sex hormone therapy in transgender people: updated systematic review and meta-analysis. J Endocr Soc. 2019;3(5):943-64.
10. Orozco B, de Oliveira OL, Haddad JVM, de Macedo LP, Nurse G, de Amorim AT, et al. RF30 | PSAT148 bone mass and body composition analysis in transgender men: a 1 year follow up. J Endocr Soc. 2022;6(Supplement_1):A231-2.

11. Tienforti D, Marinelli L, Vervalcke J, Spagnolo L, Antolini F, Bichiri A, et al. Short-term changes in bone metabolism among transgender men starting gender-affirming hormone therapy: a systematic review and meta-analysis. Calcif Tissue Int. 2024;115(5):624-35.
12. Maeda SS, Albergaria BH, Szejnfeld VL, Lazaretti-Castro M, Arantes HP, Ushida M, et al. Official position of the brazilian association of bone assessment and metabolism (ABRASSO) on the evaluation of body composition by densitometry-part II (clinical aspects): interpretation, reporting, and special situations. Adv Rheumatol. 2022;62(1):11.

9

Genitoplastias em pessoas transgênero

Maria Helena Palma Sircili
Francisco Tibor Dénes
Alessandro Tavares

INTRODUÇÃO

As cirurgias de afirmação de gênero são intervenções médicas destinadas a modificar o corpo de pessoas transgênero, alinhando sua aparência física à identidade de gênero que vivenciam.

Nas últimas décadas, houve um crescimento expressivo na demanda por essas intervenções. Um estudo realizado na Suécia revelou que a procura por cirurgias de afirmação de gênero mais do que triplicou nos últimos anos. Já nos Estados Unidos, um levantamento indicou que, entre 2000 e 2011, a taxa de cirurgias de redesignação de gênero entre pessoas trans aumentou de 72 para 83%.[1,2]

Estima-se que a população transgênero mundial ultrapasse 15 milhões de pessoas, representando entre 0,1 e 2% da população global. No Brasil, de acordo com um estudo conduzido por Spizzirri et al. em 2021, aproximadamente 0,68% da população se identifica como transgênero. Dentre essas pessoas, 85% dos homens trans e 50% das mulheres trans relatam sentir disforia de gênero, ou seja, um desconforto significativo com características corporais que não condizem com sua identidade. Essa condição muitas vezes motiva a busca por procedimentos cirúrgicos para a reafirmação de gênero.[3,4]

As cirurgias de afirmação de gênero estão associadas a melhoria na qualidade de vida, maior bem-estar emocional e elevados índices de satisfação pessoal.[5] No entanto, nem todas as pessoas trans optam por essas cirurgias. Apenas aquelas que apresentam disforia de gênero – uma condição necessária para que se submetam a tais procedimentos, que frequentemente são irreversíveis – buscam essas modificações corporais.[2]

As genitoplastias, assim como as intervenções de harmonização facial e torácica, fazem parte do conjunto de cirurgias de afirmação de gênero, sendo geralmente uma das últimas etapas do processo de transição. Neste capítulo, abordaremos especificamente as cirurgias de redesignação genital. Tanto os procedimentos de masculinização quanto os de feminização genital são complexos, irreversíveis e, em alguns casos, realizados em múltiplas fases.

Antes de qualquer intervenção cirúrgica, é fundamental compreender os desejos do(a) paciente em relação à cirurgia, além de fornecer informações detalhadas sobre as etapas envolvidas, as limitações do procedimento, os cuidados necessários no pós-operatório e possíveis complicações. O paciente deve assinar um termo de consentimento, garantindo que esteja plenamente ciente da possibilidade de esterilidade, dos riscos cirúrgicos e do fato de que o resultado estético pode não corresponder integralmente às suas expectativas.

NORMATIZAÇÕES PARA CIRURGIAS DE AFIRMAÇÃO DE GÊNERO

World Professional Association for Transgender Health (WPATH) versão 8

A WPATH estabelece recomendações para pessoas trans que desejam realizar cirurgias de afirmação de gênero.[6] Os critérios incluem:

- Presença de incongruência de gênero acompanhada de sofrimento relacionado ao fenótipo de nascimento.
- Ser maior de idade, conforme a legislação vigente.
- Ter realizado pelo menos 6 meses de hormonioterapia.
- Viver conforme o gênero com o qual se identifica por, no mínimo, um ano.
- Estar sob acompanhamento de uma equipe multidisciplinar qualificada.

Conselho Federal de Medicina (CFM)

A Resolução n. 2.265, de 20 de setembro de 2019, do CFM, regulamentou a realização das cirurgias de afirmação de gênero no Brasil até 7 de abril de 2025, estabelecendo os seguintes critérios:

- Disponível para pessoas transgênero com 18 anos ou mais.
- Indicado para indivíduos com disforia de gênero.
- Necessidade de hormonioterapia supervisionada por um médico especialista.

- Acompanhamento mínimo de um ano por uma equipe multiprofissional e interdisciplinar antes da cirurgia.
- Assinatura de um termo de consentimento livre e esclarecido, informando sobre a possibilidade de esterilidade.
- Cirurgias não devem ser realizadas em pessoas com transtornos psicóticos graves, transtornos graves de personalidade, deficiência intelectual severa ou transtornos globais graves do desenvolvimento.

A Resolução CFM nº 2.427/25, em vigor desde 8 de abril de 2025, estabelece que os procedimentos cirúrgicos de afirmação de gênero só podem ser realizados após, no mínimo, um ano de acompanhamento por equipe médica. Além disso, tais cirurgias são proibidas para pessoas com menos de 18 anos, e, nos casos que envolvem potencial efeito esterilizador, apenas podem ser realizadas a partir dos 21 anos.

GENITOPLASTIA FEMINIZANTE

O principal objetivo da genitoplastia feminizante é proporcionar uma genitália externa com aparência feminina, preservando suas funções urinárias e sexuais, além de garantir uma boa sensibilidade genital.

Essa cirurgia envolve diversas etapas, incluindo orquiectomia bilateral, remoção dos corpos cavernosos e da uretra peniana, criação da neovagina e do neoclitóris, além da vulvoplastia (labioplastia). Todas essas etapas podem ser realizadas em um único procedimento cirúrgico.

Diversas técnicas foram descritas na literatura para a realização da genitoplastia feminizante, sendo a mais amplamente utilizada no mundo a técnica da inversão da pele peniana, desenvolvida pelo cirurgião francês Dr. Georges Burou. Essa abordagem começou a ser utilizada no final dos anos 1950 e, desde então, passou por diversas variações e aprimoramentos[7,8] (Figura 1).

No Brasil, essa técnica é regulamentada pelo Conselho Federal de Medicina (CFM) como a principal escolha para a cirurgia em mulheres trans, sendo o método adotado no HC-FMUSP. Outras abordagens, como o uso de segmentos intestinais ou enxertos livres de pele para a criação da neovagina, também podem ser utilizadas, mas geralmente são reservadas para casos em que a técnica de inversão da pele peniana não apresenta resultados satisfatórios. Além disso, há relatos na literatura sobre o uso de outros materiais para a reconstru-

A

B

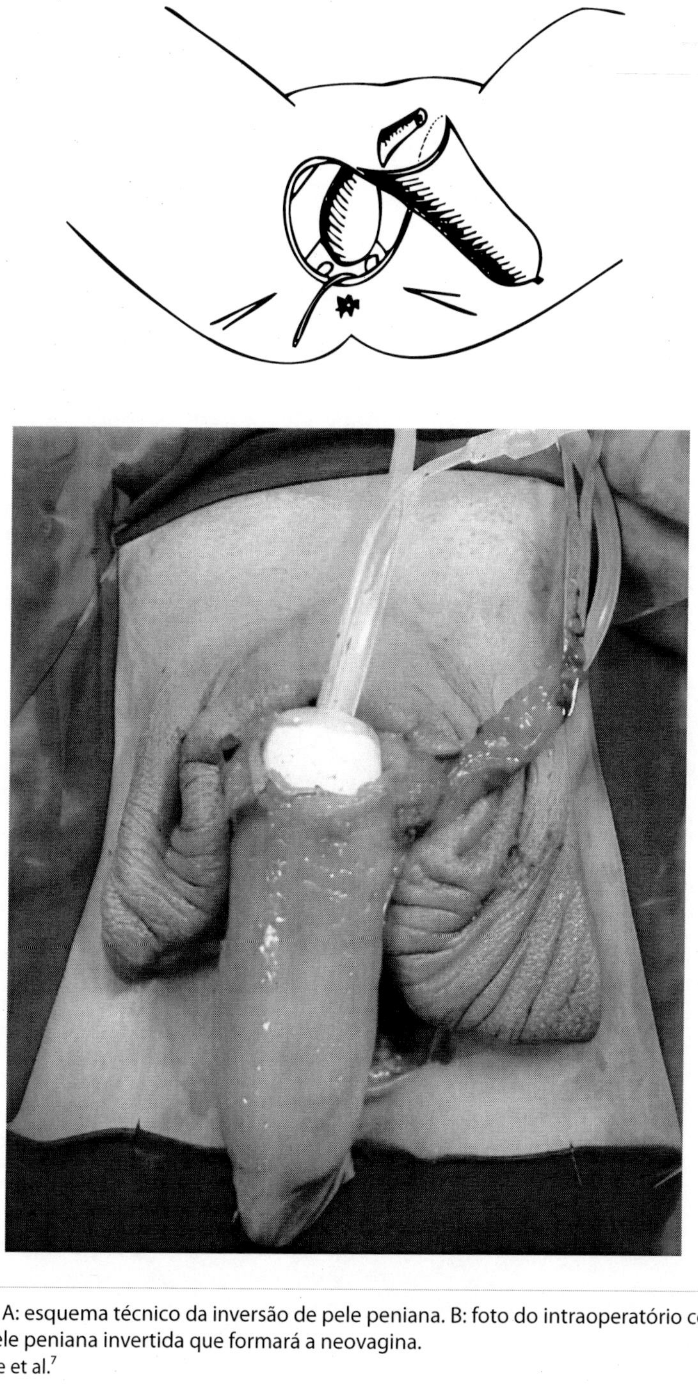

Figura 1 A: esquema técnico da inversão de pele peniana. B: foto do intraoperatório como tubo de pele peniana invertida que formará a neovagina.
Fonte: Hage et al.[7]

ção vaginal, incluindo mucosa oral, peritônio, matriz acelular e xenoenxertos, como pele de tilápia.[9-12]

Pré-operatório

Antes da realização de qualquer procedimento cirúrgico, é fundamental que a paciente passe por uma preparação adequada, garantindo condições clínicas favoráveis. Esse preparo inclui:

- Avaliação e estabilização dos aspectos clínicos, hormonais e psicológicos.
- Investigação e tratamento de possíveis doenças coloproctológicas.
- Triagem e controle de infecções sexualmente transmissíveis (IST).
- Suspensão do tabagismo, consumo de álcool e uso de outras substâncias psicoativas.
- Realização de depilação definitiva na região genital e perineal.

Cirurgia

Neovulvovaginoplastia pela técnica de inversão de pele peniana[13]

O procedimento consiste na utilização da pele peniana para confeccionar a neovagina.

As etapas cirúrgicas são:

- Criação de uma cavidade na região perineal entre a uretra e próstata acima e o canal anal e reto abaixo para introduzir o tubo de pele peniana invertido que será a neovagina.
- Dissecção dos testículos, ligadura dos cordões espermáticos e remoção dos testículos.
- Dissecção da pele da haste peniana, separando-a dos corpos cavernosos e da glande.
- Ressecção dos corpos cavernosos, com preservação do feixe vasculonervoso dorsal e da glande, que será reduzida para confecção do neoclitóris.
- A uretra é encurtada e posicionada abaixo do neoclitóris, ambos localizados acima da abertura da neovagina.
- A etapa final é a redução da pele escrotal para confeccionar os grandes lábios. Os pequenos lábios são confeccionados com a mucosa da glande.

Para garantir a estabilização dos tecidos e a hemostasia, a neovagina é preenchida com compressas ou um molde vaginal, a uretra é mantida com uma sonda de demora e um curativo compressivo é aplicado sobre a região operada.

Pós-operatório

Após a cirurgia, a paciente deve permanecer em repouso no leito por um período de 7 a 10 dias. Além disso, é essencial adotar medidas específicas para a prevenção de tromboembolismo, incluindo o uso de meias elásticas, compressão pneumática dos membros inferiores e administração de anticoagulantes.

A alimentação deve ser composta por alimentos de alta absorção, com o objetivo de reduzir a frequência evacuatória. Após a remoção do curativo, do molde vaginal e da sonda, é recomendado o uso de laxativos para facilitar a evacuação.

Também é fundamental manter a profilaxia antibiótica e iniciar precocemente os cuidados de higiene genital, favorecendo um processo de cicatrização adequado. Durante o primeiro mês, devem ser evitados esforços físicos.

As dilatações vaginais são iniciadas cerca de 2 semanas após a cirurgia, e o retorno às atividades sexuais pode ocorrer entre 2 e 4 meses, dependendo do tempo de cicatrização de cada paciente.

Resultados anatômicos, atividade sexual, sensibilidade e orgasmo (Figura 2)

Com base em nossa experiência utilizando a técnica de inversão da pele peniana, verificamos que, a partir de um comprimento peniano pré-operatório médio de 10 cm, é possível construir uma neovagina com profundidade variando entre 8,8 e 9 cm. Em nossa casuística, a média da profundidade obtida foi de 10,3 cm, com variações entre 5 e 15 cm.[14]

Nas pacientes operadas a partir de 2020, a criação do neoclitóris tem sido incorporada ao procedimento. Observamos que 84,5% das pacientes relatam atividade sexual e que 84% das operadas afirmam atingir o orgasmo. A sensibilidade genital é preservada, mas constatamos que a função sexual não está exclusivamente relacionada à sensibilidade ou à anatomia da genitália. Outros fatores, como percepção da própria imagem corporal, relacionamentos afetivos e condições psicológicas, como quadros depressivos, também influenciam diretamente na experiência sexual.[14,15]

Acompanhamentos tardios demonstram que, com o tempo, há uma melhora progressiva das funções miccionais e sexuais, conforme as pacientes se adaptam à nova anatomia.[16,17]

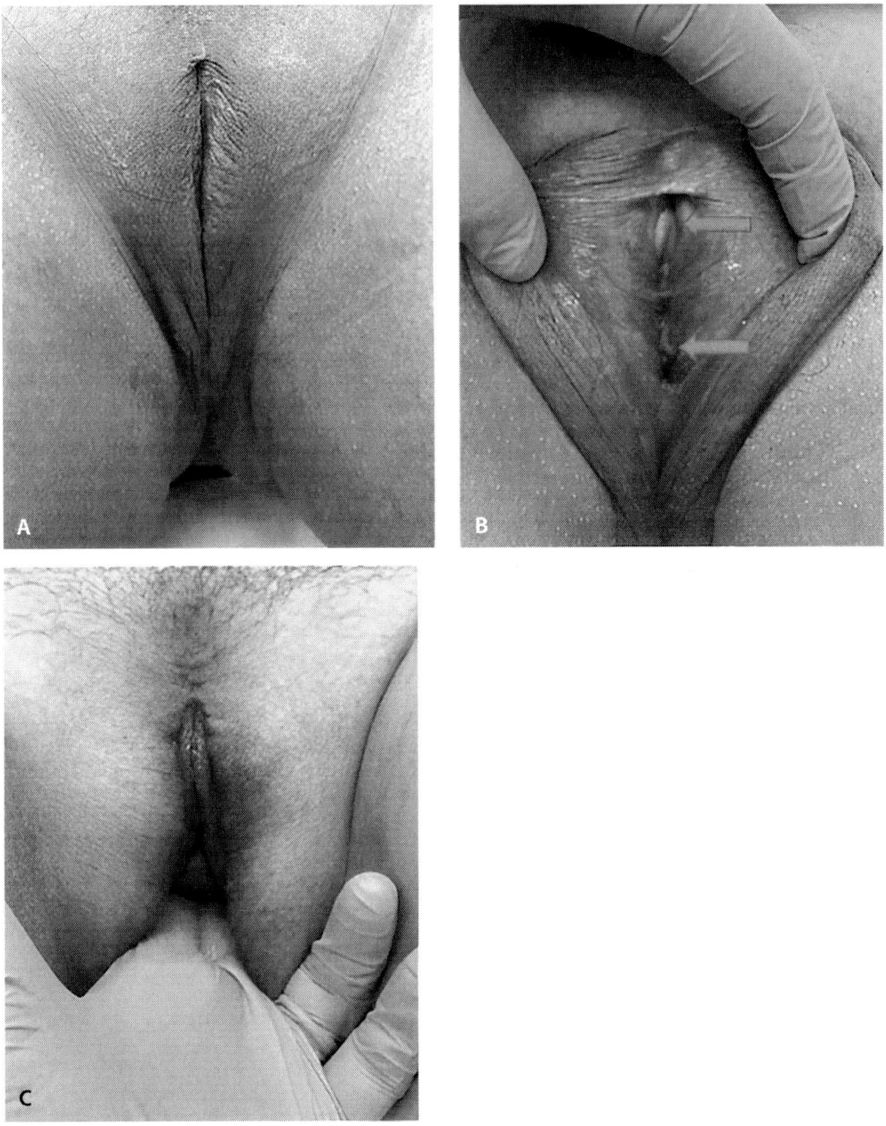

Figura 2 A: resultado anatômico da genitoplastia feminizante de mulher trans. B: visualização do neoclitóris (seta acima) e introito vaginal (seta abaixo). C: pós-operatório de genitoplastia feminizante, mostrando o toque bidigital da neovagina com boa profundidade.

O seguimento a longo prazo é fundamental para monitorar possíveis complicações tardias e avaliar a necessidade de intervenções cirúrgicas complementares.[18]

Acompanhamento a longo prazo

O seguimento a longo prazo das pacientes submetidas à cirurgia deve incluir monitoramento clínico contínuo, controle hormonal adequado, avaliação ginecológica e suporte psicológico, sempre que necessário.[19] Além disso, o rastreamento da próstata deve ser realizado por meio de exames específicos. Embora existam relatos na literatura de casos de neoplasia prostática em mulheres trans que passaram pela cirurgia, não registramos nenhum caso em nossos 25 anos de atendimento.[19]

Também é fundamental reforçar que pacientes sexualmente ativas estão suscetíveis a IST, tornando essencial o acompanhamento regular para prevenção, diagnóstico precoce e tratamento adequado dessas condições.

GENITOPLASTIA MASCULINIZANTE

É importante destacar que nem todos os homens trans optam por realizar todas as cirurgias de afirmação de gênero, e alguns até mesmo preferem não concluir todas as etapas da genitoplastia, de acordo com o estudo de Grant et al. (2011).[20]

A genitoplastia masculinizante pode ser realizada por meio de metoidioplastia ou neofaloplastia, além da escrotoplastia com inserção de próteses testiculares.

A metoidioplastia é realizada em pelo menos dois tempos cirúrgicos e consiste na confecção da haste peniana a partir do clitóris hipertrofiado pelo uso de andrógenos.[21]

A neofaloplastia é realizada com enxertos de áreas doadoras para confeccionar uma haste peniana. A metoidioplastia foi desejada por 57%, enquanto 72% dos homens trans não demonstraram interesse na neofaloplastia.[22-24]

Pré-operatório

A terapia hormonal deve ser realizada por pelo menos um ano antes da cirurgia. Durante essa fase, é avaliado o tamanho do clitóris, que será utilizado para a construção da haste peniana, além da presença de qualquer tecido vaginal remanescente, nos casos em que o paciente optou pela colpectomia.

Para garantir um procedimento seguro, é essencial que o paciente passe por uma preparação clínica completa, que inclui:

- Monitoramento clínico, hormonal e psicológico.
- Investigação e controle de IST.
- Interrupção do tabagismo, consumo de álcool e outras substâncias.

A obesidade pode comprometer os resultados da masculinização; por isso, é recomendado o controle do peso antes da realização da genitoplastia masculinizante.

O tempo de internação e repouso é geralmente menor do que nos procedimentos realizados em mulheres trans, e o paciente não necessita de anticoagulação.

Outro ponto fundamental é alinhar as expectativas individuais em relação ao procedimento. Dependendo da técnica escolhida, a genitália reconstruída pode apresentar boa sensibilidade, mas com um tamanho reduzido, o que pode dificultar a penetração durante a relação sexual.

Metoidioplastia

A metoidioplastia é um procedimento que transforma o clitóris hipertrofiado, devido à terapia hormonal, em uma nova haste peniana. A técnica inclui os seguintes passos:

- Alongamento e retificação do clitóris, tornando-o a haste do novo pênis.
- Neouretroplastia proximal, criando a parte inicial da nova uretra.
- Escrotoplastia, para formar um escroto funcional.
- Neouretroplastia distal (quando possível), para estender a uretra até a ponta da nova haste peniana.
- Implante de próteses testiculares, conferindo volume ao escroto.

A técnica utilizada na reconstrução da uretra é semelhante à empregada na correção de hipospádia, aproveitando tecidos do capuz clitoridiano e vestíbulo vaginal para cobrir os corpos cavernosos da nova haste.

Caso não haja tecido suficiente para a confecção da uretra distal na primeira cirurgia, essa etapa é realizada em um procedimento posterior, após a integração dos tecidos.

Nossa abordagem prioriza a realização dessas etapas de modo sequencial, garantindo melhor adaptação e menor risco de complicações, embora alguns cirurgiões realizem o procedimento em um único tempo cirúrgico.

Resultados

O resultado final apresenta um pênis anatômico e funcional, porém com dimensões reduzidas, limitadas pelo tamanho que o clitóris adquiriu durante a hormonização.

De acordo com nossa experiência, o comprimento do novo pênis varia entre 4,8 e 5,5 cm. Essa limitação deve ser claramente explicada ao paciente durante o preparo pré-operatório para garantir expectativas realistas sobre a cirurgia (Figura 3).

NEOFALOPLASTIA COM RETALHO MICROCIRÚRGICO (ANTEBRAÇO OU OUTRAS REGIÕES)

A neofaloplastia com retalhos microcirúrgicos é um procedimento realizado em duas ou mais etapas, com o objetivo de criar um corpo peniano, estender a uretra nativa até a extremidade distal do neofalo, definir a glande e, por fim, implantar próteses maleáveis ou infláveis para proporcionar rigidez ao neofalo.

Esse procedimento pode ser realizado como abordagem primária ou secundária, sendo uma opção para pacientes que já passaram por metoidioplastia mas não ficaram satisfeitos com o resultado (Figura 4).

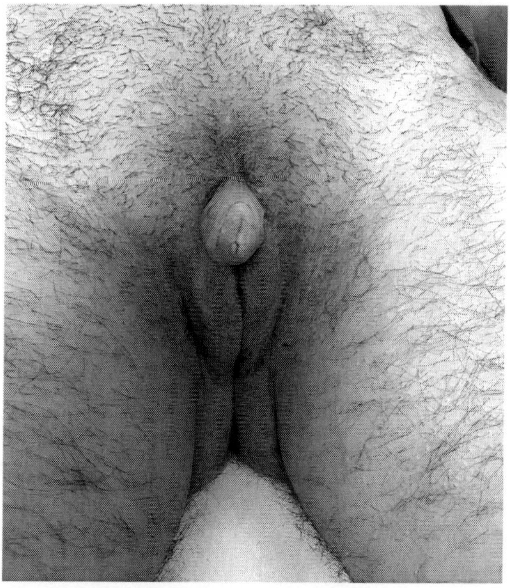

Figura 3 Resultado cirúrgico de genitoplastia masculinizante com a técnica da metoidioplastia.

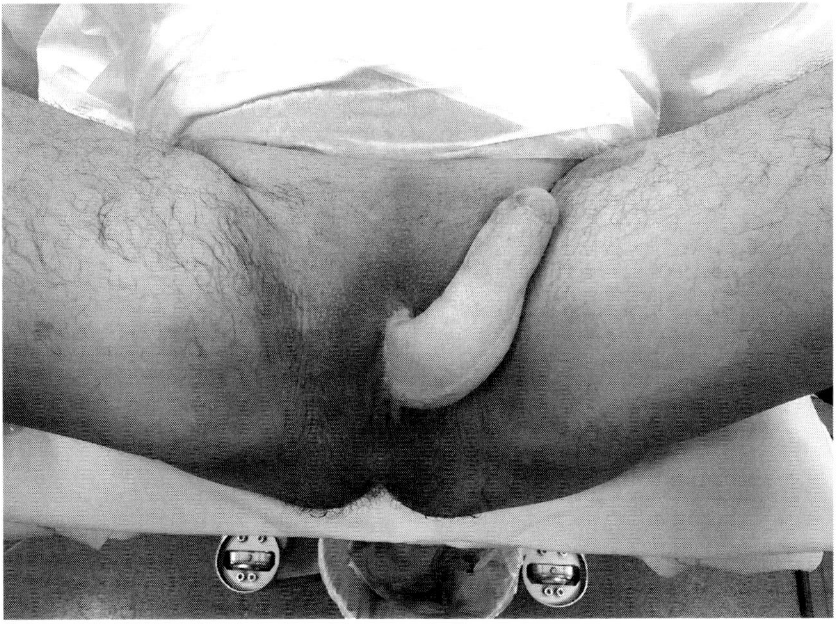

Figura 4 Resultado cirúrgico de genitoplastia masculinizante: técnica da neofaloplastia com retalho microcirúrgico.

Diversos tipos de retalhos microcirúrgicos podem ser utilizados, sendo o retalho antebraquial um dos mais comuns. Esse retalho apresenta a vantagem de permitir a confecção simultânea do tubo peniano e da neouretra a partir de uma única área doadora. Outras opções frequentemente utilizadas incluem o retalho do músculo grande dorsal e o retalho anterolateral da coxa. No entanto, essas técnicas geralmente exigem um segundo retalho ou enxerto para a criação da neouretra.

Embora a sensibilidade erógena nesses pacientes permaneça predominantemente associada ao clitóris, o objetivo da neofaloplastia é proporcionar um grau adicional de sensibilidade ao neofalo. Isso é especialmente importante, pois a presença de sensibilidade no neofalo está relacionada a menor risco de extrusão da prótese peniana no pós-operatório. Para isso, a utilização de técnicas com retalhos microcirúrgicos inervados é preferível, pois favorece melhores resultados funcionais.[23,24]

No Diário Oficial da União, segundo a Portaria GM/MS n. 3.006, de 2/1/2024, a neofaloplastia com retalho microcirúrgico de antebraço ou retalhos de outras regiões foi incluída nos procedimentos do SUS.

Além de ser um procedimento tecnicamente desafiador, a neofaloplastia microcirúrgica envolve riscos consideráveis, incluindo:

- Necessidade de revisão da anastomose vascular (até 30%).
- Perda parcial do retalho (5,4 a 11%) ou total (1,5 a 8%).
- Fístulas e estenoses de neouretra (48,9 a 70%).
- Complicações na área doadora.
- Infecção ou extrusão da prótese peniana (até 40%).[24]

Diante desses desafios, recomenda-se que esse procedimento seja realizado exclusivamente dentro de um contexto multidisciplinar, envolvendo especialistas em cirurgia plástica, urologia, anestesiologia, endocrinologia, psiquiatria, psicologia e enfermagem. A equipe deve ter experiência com técnicas microcirúrgicas e no manejo das possíveis complicações intra e pós-operatórias. Além disso, é essencial que o paciente e seus familiares passem por uma discussão detalhada sobre os riscos e benefícios do procedimento.

ARREPENDIMENTO

O ideal seria que nenhuma pessoa trans se arrependesse das cirurgias de afirmação de gênero, e diversas medidas foram mencionadas ao longo deste capítulo para minimizar esse risco. O acompanhamento prévio e o processo criterioso de avaliação multidisciplinar são fundamentais para garantir que a decisão pela cirurgia seja bem fundamentada e consciente.

Na literatura científica, as taxas de arrependimento relatadas são bastante baixas, sendo:[25,26]

- 0,6% em mulheres trans.
- 0,3% em homens trans.

Um estudo propôs a classificação do arrependimento em três categorias:[25]

- Arrependimento verdadeiro: quando a pessoa percebe que a cirurgia não era o melhor caminho para sua identidade de gênero.
- Arrependimento social: relacionado a pressões externas, discriminação e dificuldades na aceitação social.

- Arrependimento por causas médicas: devido a complicações cirúrgicas, insatisfação com os resultados ou problemas funcionais.

Nesse estudo, a taxa de arrependimento variou entre 0,2 e 0,3%, respectivamente.

NOSSA EXPERIÊNCIA

Em nossa casuística, com 123 mulheres trans operadas, nenhuma relatou arrependimento. Da mesma forma, dos 50 homens trans operados, também não houve casos de arrependimento. Isso reforça a importância do acompanhamento especializado e da preparação cuidadosa para a cirurgia, garantindo que cada paciente esteja bem-informado e seguro sobre sua decisão.

REFERÊNCIAS

1. Dhejne C, Öberg K, Arver S, Landén M. An analysis of all applications for sex reassignment surgery in Sweden, 1960-2010: prevalence, incidence, and regrets. Arch Sex Behav. 2014;43(8):1535-45.
2. Canner JK, Harfouch O, Kodadek LM, Pelaez D, Coon D, Offodile AC 2nd, et al. Temporal trends in gender-affirming surgery among transgender patients in the United States. JAMA Surg. 2018;153(7):609-16.
3. Goodman M, Adams N, Corneil T, Kreukels B, Motmans J, Coleman E. Size and distribution of transgender and gender nonconforming populations: a narrative review. Endocrinol Metab Clin North Am. 2019;48(2):303-21.
4. Spizzirri G, Eufrásio R, Lima MCP, de Carvalho Nunes HR, Kreukels BPC, Steensma TD, et al. Proportion of people identified as transgender and non-binary gender in Brazil. Sci Rep. 2021;11(1):2240.
5. Weinforth G, Fakin R, Giovanoli P, Nuñez DG. Quality of life following male-/to-female sex reassignment surgery. Dtsch Arztebl Int. 2019;116(15):253-60.
6. Coleman E, Radix AE, Bouman WP, Brown GR, de Vries ALC, Deutsch MB, et al. Standards of care for the health of transgender and gender diverse people, Version 8. Int J Transgend Health. 2022;23(Suppl 1):S1-S259.
7. Hage JJ, Karim RB, Laub DR Sr. On the origin of pedicled skin inversion vaginoplasty: life and work of Dr Georges Burou of Casablanca. Ann Plast Surg. 2007;59(6):723-9.
8. Chen ML, Reyblat P, Poh MM, Chi AC. Overview of surgical techniques in gender-affirming genital surgery. Transl Androl Urol. 2019;8(3):191-208.
9. Learner HI, Creighton SM, Wood D. Augmentation vaginoplasty with buccal mucosa for the surgical revision of postreconstructive vaginal stenosis: a case series. J Pediatr Urol. 2019;15(4):402.e1-402.e7.
10. Filho MPM, de Mendonca BB, Tavares A, Dénes FT, Sircili MHP. Successful buccal mucosa graft for salvage of neovaginoplasty in a transgender patient: case report and six years follow-up. Clin Surg. 2019;4:2326.

11. Rodríguez ÁH, Lima Júnior EM, de Moraes Filho MO, Costa BA, Bruno ZV, Monteiro Filho MP, et al. Male-to-female gender-affirming surgery using nile tilapia fish skin as a biocompatible graft. J Minim Invasive Gynecol. 2020;27(7):1474-5. Epub 2020 Mar 3.
12. Bizic M, Kojovic V, Duisin D, Stanojevic D, Vujovic S, Milosevic A, et al. An overview of neovaginal reconstruction options in male to female transsexuals. Scientific World Journal. 2014; 638919. Published online 2014 May 26.
13. Shoureshi P, Dugi D III. Penile inversion vaginoplasty technique. Urol Clin N Am. 2019;46:511-25.
14. Monteiro Filho MP. Avaliação da sensibilidade genital e função sexual em mulheres transgênero após cirurgia de afirmação de gênero com a técnica de inversão peniana. Palma Sircili MH, org. Batista RL, org. [tese apresentada para obtenção do título de doutor em ciências médicas pela Faculdade de Medicina da Universidade de São Paulo em 2024].
15. Ribas Tassi F. Sintomas de depressão, ansiedade e ideação suicida em mulheres transgênero durante o processo de transição e submetidas a genitoplastia feminizante. Orientadora Maria Helena Palma Sircili [dissertação apresentada para título de mestre em ciências pela Faculdade de Medicina da Universidade de São Paulo em 2023].
16. Krege S, Bex A, Lümmen G, Rübben H. Male-to-female transsexualism: a technique, results and long-term follow-up in 66 patients. BJU International. 2001;88:396-402
17. Abboud MT, da Silva GVM, Gorgen ARH, Tavares PM, Martins FE, Rosito TE. Evaluation of the surgical and functional outcomes do secondary vaginoplasties with free skin mesh graft in patients following transfeminine genital reconstructive surgery. Transl Androl Urol. 2022;11(9):1245-51.
18. Dhejne C, Lichtenstein P, Boman M, Johansson ALV, Långström N, Landén M. Long--term follow-up of transsexual persons undergoing sex reassignment surgery: cohort study in Sweden. Plos One. 2011;6(2):e16885.
19. Weyers S, De Sutter P, Hoebeke S, Monstrey G, 'T Sjoen G, Verstraelen H, et al. Gynaecological aspects of the treatment and follow-up of transsexual men and women. Facts Views Vis Obgyn. 2010;2(1):35-54.
20. Grant JM, Motter LA, Tanis J, Harrison J, Herman JL, Keisling M. Injustice at every turn: a report of the national transgender discrimination survey. Washington: National Center for Transgender Equality and National Gay and Lesbian Task Force; 2011.
21. Bordas N, Stojanovic B, Bizic M, Szanto A, Djordjevic ML. Metoidioplasty: surgical options and outcomes in 813 case. Front Endocrinol (Lausanne). 2021;12:760284.
22. Monstrey SJ, Ceulemans P, Hoebeke P. Sex reassignment surgery in the female-to-male transsexual. Semin Plast Surg. 2011;25(3):229-44.
23. Schirmann A, Neuville P, Morel-Journel N, Madec FX. Chirurgie génitale de masculinisation des hommes trans [Genital gender affirming surgery in trans men]. Ann Chir Plast Esthet. 2023;68(5-6):462-7.
24. Al-Tamimi M, Pigot GL, van der Sluis WB, van de Grift TC, van Moorselaar RJA, Mullender MG, et al. The surgical techniques and outcomes of secondary phalloplasty after metoidioplasty in transgender men: an international, multi-center case series. J Sex Med. 2019;16(11):1849-59.
25. Narayan SK, Hontscharuk R, Danker S, Guerriero J, Carter A, Blasdel G, et al. Guiding the conversation-types of regret after gender-affirming surgery and their associated etiologies. Ann Transl Med. 2021;9(7):605.
26. MacKinnon KR, Ashley F, Kia H, Lam JSH, Krakowsky Y, Ross LE. Preventing transition "regret": an institutional ethnography of gender-affirming medical care assessment practices in Canada. Soc Sci Med. 2021;291:114477.

Seção 3

Cuidados integrados e específicos ao longo da vida

10

Promoção da saúde e prevenção de doenças

Maria Elisa Gonzalez Manso

Sereno Sofia Gonçalves Repolês

Falar em promoção da saúde e prevenção de doenças para a população trans e travesti no Brasil é um tema crucial, haja vista sua frequente exposição a elementos que intensificam a precarização da vida*. Sob as lentes da saúde, as marcas das desigualdades são especialmente identificadas em relação ao acesso, não só a cuidados de saúde adequados, mas às políticas públicas que atendam às suas necessidades específicas. Inicialmente é preciso considerar o que é a promoção da saúde em suas duas vertentes: coletiva e individual, bem como suas diferenças em relação à prevenção de doenças, a fim de prestar a melhor atenção possível a essas pessoas.

Promoção da saúde está sempre associada a um grupo de valores: qualidade de vida, saúde, equidade, solidariedade, democracia, desenvolvimento, cidadania, participação e parceria. Esses valores não se referem apenas aos indivíduos e

* A noção de precarização da vida refere-se aos processos sociais, políticos e econômicos que expõem determinados grupos e indivíduos a condições de vulnerabilidade extrema, caracterizadas pela ausência de proteção, segurança e reconhecimento de sua dignidade e direitos fundamentais. Judith Butler (2004)[1] desenvolve a ideia de "*precarious life*" para discutir como certas vidas são sistematicamente desvalorizadas ou consideradas dispensáveis em função de sua localização dentro de estruturas sociais hierarquizadas. Essa precarização se manifesta na convergência de forças que desumanizam e marginalizam, promovendo desigualmente a distribuição da precariedade em termos de gênero, raça, classe e outras categorias sociais. Para corpos que habitam essas posições marcadas pela desigualdade, a própria sobrevivência emerge como uma forma de resistência. Complementarmente, Mbembe (2018)[2] amplia a discussão ao apontar que a desvalorização de determinadas vidas é um elemento central na manutenção de sistemas de exclusão e exploração, evidenciando a precarização como um mecanismo que sustenta desigualdades estruturais de maneira contínua e persistente.

suas habilidades, mas são dependentes do Estado, de políticas públicas saudáveis, da sociedade, além do próprio sistema de saúde e de parcerias intersetoriais.[3,4]

Portanto, falar em promoção da saúde das pessoas trans e travestis significa não considerar apenas o que deve ser analisado em uma consulta médica, ou de outro profissional, para que a pessoa modifique seus hábitos, mas entender que a saúde dessa população é fortemente influenciada por questões sociais e culturais mais amplas. Estamos falando de experiências cotidianamente permeadas por efeitos de gestos e interações que reproduzem e cristalizam os estereótipos, preconceitos, discriminação e patologização de suas corporalidades e vidas.

Prevenir, por sua vez, significa evitar que acontecimentos futuros indesejáveis ocorram, impedindo o desenvolvimento de uma doença e limitando a progressão de doenças, agravos e riscos. Novamente aqui há que se considerar a visão sociocultural sobre os corpos trans e travestis para que não haja subdiagnósticos, paternalização ou medicalização. Entender as corporalidades trans e travestis como dotadas de autonomia, vontades e desejos, dispondo-se a suspender as próprias ideias preconcebidas e julgamentos de valor – enraizados em perspectivas e concepções cis-heteronormativas* sobre corpo, gênero e sexualidade – durante o encontro profissional, é o primeiro passo para desconstruir preconceitos.

Leavell e Clark, no final da década de 1960, ao observarem as relações que ocorrem entre o organismo suscetível, um agente agressor e o meio ambiente, descreveram a "história natural da doença" ou HND. Esse modelo até hoje é utilizado por profissionais de saúde, pois representou um grande avanço em correlacionar o meio ambiente e os estilos de vida como fatores desencadeantes e protetores de doenças, tendo a educação em saúde como uma ferramenta principal.[3,5]

Com base nessa interação pessoa-ambiente-patógeno, definiram dois períodos no processo de adoecimento: pré-patogênico e patogênico propriamente

* A noção de perspectiva ou concepção cis-heteronormativa refere-se ao conjunto de discursos produzidos e institucionalizados, principalmente pelos saberes biomédico, psicológico e jurídico, que estabelecem uma ideologia normativa em torno da cisgeneridade e da heterossexualidade. Essa ideologia opera por meio de uma lógica binária e hierarquizante, determinando quais identidades, expressões e performatividades de gênero serão reconhecidas como normais e saudáveis e quais serão categorizadas como anormais, patológicas e, portanto, socialmente inaceitáveis. As vivências trans, travestis e outras formas de expressão que fogem à cis-heteronormatividade são, historicamente, enquadradas nessa segunda categoria. A partir do século XIX, essas existências passam a ser tipificadas, classificadas e medicalizadas como transtornos mentais, fornecendo a base para processos de estigmatização, marginalização, violação de direitos e violência sistêmica em diversas formas.[8]

dito, e para cada um destes há medidas de intervenção que o médico ou o profissional de saúde pode realizar. No período pré-patogênico, as ações de prevenção primária prevalecem. Para o segundo período, as de prevenção secundária e terciária.[6]

Assim, caberia à prevenção primária ações de promoção e proteção à saúde. Nota-se que, nesse modelo, a promoção da saúde se restringe à educação em saúde e mudança de hábitos pessoais. Já à prevenção secundária e terciária, por ocorrerem no período patogênico, aplicam-se o diagnóstico e tratamento precoces, limitando o dano ou invalidez e à tarefa de reabilitar.

A grande crítica a esse modelo, apesar de, como dito, ainda ser utilizado de maneira hegemônica, é seu reducionismo. Inicialmente pensado apenas para as doenças infecciosas, não considera a determinação social da saúde e não é totalmente aplicável a uma série de agravos e doenças não transmissíveis.[3]

A partir dessas críticas, e considerando ser a saúde e a doença um processo socialmente determinado, surge, em 1974, o "Relatório Lalonde – Uma Nova Perspectiva na Saúde dos Canadenses", documento que evidencia que apenas a assistência médica não é suficiente para promover saúde, necessitando de uma abordagem mais ampla além da biológica, proposta pelo modelo HND. Esses tópicos foram ressaltados pela Conferência de Alma-Ata, realizada na antiga União Soviética em 1978, que culminou com a realização da Primeira Conferência Internacional sobre Promoção da Saúde de 1986, onde foi publicada a Carta de Ottawa.[7]

A partir de então, a promoção da saúde passa a ser vista como uma série de ações, como um processo, responsável pela capacitação da sociedade para atuar na melhoria de sua qualidade de vida e saúde. Dessa forma, a promoção da saúde se refere a medidas que não se dirigem a determinada doença ou desordem, mas enfatizam a transformação das condições de vida.[3,7]

Essas medidas podem ser divididas em dois grupos: (1) atividades dirigidas às mudanças dos comportamentos dos indivíduos, focalizando o estilo de vida, ou seja, com foco no indivíduo, e (2) estratégias que atuam sobre os determinantes sociais que impactam sobre a qualidade de vida, com foco na coletividade.

Contudo, a Carta de Ottawa ainda determina cinco campos de ação para atingir a promoção da saúde: (i) políticas públicas saudáveis; (ii) ambientes favoráveis à saúde; (iii) reforço da ação comunitária; (iv) desenvolvimento de habilidades pessoais favoráveis à saúde em todas as etapas do ciclo de vida; e (v) reorientação dos serviços de saúde.[7]

Pensar a promoção da saúde sob esse ponto de vista de abordagem da promoção da saúde é de suma importância para a população trans e travesti, pois passa a incorporar o combate à transfobia, a medicalização e a discriminação. Capacitar a população e combater a desinformação sobre os corpos trans e travestis é um dos pontos a se considerar como ação prioritária na promoção da saúde.

Considerando o primeiro campo da promoção da saúde, entende-se por políticas públicas saudáveis ações que apontem para a equidade na saúde, para a distribuição da renda e para o implemento das políticas sociais que se materializam por meio de mecanismos complementares, como legislação, medidas fiscais e mudanças organizacionais. No que se refere aos ambientes favoráveis, a conquista de ambientes que facilitem e favoreçam a saúde inserida no trabalho, lazer, lar, escola e na própria cidade.[9]

O terceiro campo de ação, reforço da ação comunitária, busca aumentar o poder técnico e político das comunidades na tomada de decisões, definições e implementação de estratégias para atingir um melhor nível de saúde, inter-relacionando-se com os dois campos anteriores.[9] Atingir um melhor nível de saúde para pessoas trans e travestis significa, portanto, a elaboração e o fortalecimento de mais políticas públicas e ambientes que a acolham em suas necessidades específicas integralmente.

Já o quarto campo volta-se para o desenvolvimento de habilidades pessoais e atitudes favoráveis à saúde em todas as etapas do ciclo de vida, mediante a divulgação de informações sobre saúde.[9] Aqui, o conceito de literacia em saúde é fundamental, posto que ultrapassa o de educação em saúde.

Literacia em saúde pode ser definida como um conjunto de habilidades e competências que os indivíduos utilizam para buscar, compreender, avaliar e dar sentido a informações sobre saúde, visando ao cuidado de sua própria saúde ou de terceiros. Essa ampla gama de habilidades e competências, que são desenvolvidas ao longo da vida, é influenciada por fatores demográficos, culturais, sociopolíticos e ambientais.[10]

Desde o final dos anos 1990, mas, principalmente a partir do ano 2000, estudos sobre literacia em saúde das pessoas e populações específicas vêm sendo desenvolvidos. Essas pesquisas buscam compreender de que forma a literacia interfere nos resultados individuais e coletivos de saúde, mostrando que baixos níveis de literacia associam-se a piores desfechos clínicos, bem como comprometem a tomada de decisão por não entendimento da informação. Pessoas e grupos com alta literacia tendem a se engajar mais ativamente nas ações de melhoria de sua saúde, como mudanças de comportamento individuais e iniciativas coletivas, além de influenciar outras pessoas em suas escolhas.[10]

Pessoas socioculturalmente fragilizadas, como pessoas trans e travestis, são consideradas mais suscetíveis a esse aspecto, o que pode produzir impactos importantes em sua saúde. Pensar em literacia é compreender que as pessoas trans e travestis são autodeterminadas e autônomas, daí a importância de seu agenciamento sobre sua saúde para melhora deste item.

Por último, o quinto campo da promoção da saúde versa sobre a reorientação dos serviços de saúde, assim como nas práticas e na formação de profissionais, superando o modelo biomédico centrado na doença e incorporando o conhecimento e a compreensão sobre as condições de vida e trabalho das pessoas trans e travestis no Brasil.[9]

Todo o trabalho de promoção da saúde deve considerar as vulnerabilidades às quais o grupo populacional a ser trabalhado está submetido. A vulnerabilidade se apresenta em três níveis: (i) individual (valores, atitudes, relacionamentos), (ii) social (referências culturais, transgeracionalidade, emprego, suporte social, lazer) e (iii) programático (políticas públicas, governabilidade, acesso aos serviços).[11] O quanto uma pessoa trans e/ou travesti insere-se nessas vulnerabilidades e a interface com a literacia é que determinarão possibilidades de intervenção.

Deve-se ressaltar que a produção de vulnerabilização social está relacionada às condições sócio-históricas e culturais que influenciam e condicionam experiências de melhor ou pior saúde. Dentro destas, as interseccionalidades trazidas, por exemplo, pelo racismo, desigualdades de gênero e ageísmo, são componentes estruturais que interferem diretamente no andar da vida, portanto na vulnerabilidade biológica. Já quanto à vulnerabilidade programática, a vida das pessoas nas sociedades está sempre mediada pelas diversas instituições sociais, agindo a violência institucional como reprodutora e até aprofundando as condições sociais que produzem a precarização da vida derivadas de marcadores sociais da diferença, como o pertencimento étnico-racial, acesso a trabalho, emprego e renda, condições e local de moradia, dentre outros.[11]

Desde 2019, a Organização Mundial de Saúde (OMS) declara a despatologização das identidades trans. Em 2017, a Corte Internacional de Direitos Humanos (CIDH)[13] reconhece os direitos humanos da pessoa trans, ressaltando ser direito humano a alteração do nome e gênero da pessoa trans e travesti nos registros públicos, com base apenas no consentimento livre e informado do indivíduo autoidentificado, sem a necessidade de certificações médicas ou de outra natureza, nem de quaisquer cirurgias ou tratamentos hormonais como precondição para a alteração do nome.

Esses dois pontos são de suma importância para pensar a promoção da saúde da população trans e travesti, já que o desrespeito sistemático ao uso do gênero de identificação e nome social afeta a saúde física e mental dessas pessoas.

No Brasil, apesar de a lei sobre registro civil não ter sido alterada, o Supremo Tribunal Federal (STF) reconheceu a alteração de nome e gênero da mesma forma que foi explicitada na CIDH.[14] Ainda, o Decreto n. 8.727/2016 traz o reconhecimento da identidade de gênero e tratamento pelo nome social das pessoas trans em órgãos públicos federais.

Outro ponto importante é a proteção contra a intolerância e a violência transfóbicas e a igualdade de tratamento em serviços de saúde, educação e emprego. Apesar de não haver lei específica que penalize a transfobia, esta é equiparada, via tese do racismo social, aos crimes relacionados à cor da pele no Brasil, ampliando a interpretação da Lei n. 7.716/89.[15]

No Brasil, em 2023, ocorreram 145 assassinatos de pessoas trans e travestis, um aumento de mais de 10,7% em relação ao ano de 2022, com 131 casos. Das 145 mortes, cinco foram praticadas contra pessoas trans defensoras de direitos humanos e 136 assassinatos foram em desfavor de travestis e mulheres trans, enquanto somente nove tiveram homens trans e pessoas transmasculinas como alvo. Em relação ao perfil etário, mais de 80% das vítimas tinham entre 13 e 39 anos e ao menos 57% dos casos foram praticados contra travestis e mulheres trans que atuavam como profissionais do sexo. A grande maioria, pelos menos 72%, era de pessoas trans negras (pretas e pardas),[16] evidenciando as interseccionalidades de cor da pele, exclusão social, falta de acesso às políticas públicas, idade e gênero que atravessam esses corpos.

Assim, segundo a Associação Nacional de Travestis e Transexuais (ANTRA), em 2023, o Brasil manteve a liderança como o país em que mais ocorrem homicídios de pessoas trans no mundo. Entre outras causas para a referida situação, o relatório aponta a falta de dados e/ou subnotificações governamentais, a ausência de ações de combate à violência contra pessoas LGBTQIA+ e o aumento de ações antitrans e propostas que visem institucionalizar a transfobia. Ainda, o relatório destaca a inadequação dos ambientes, mostrando o impedimento de livre acesso a banheiros públicos conforme a identidade de gênero e casos de suicídios.

Benevides (2024)[17] destaca que, historicamente, os corpos trans têm sido muitas vezes tratados apenas como objetos, fetiches e/ou fantasias, o que cria um paradoxo: essas pessoas são desejadas e ao mesmo tempo causam repulsa para determinadas pessoas. As travestis e mulheres transexuais são as mais procuradas em sites pornográficos, mas também compõem a maioria esmagadora (94%) das vítimas assassinadas ao longo do tempo no país.

Em um país onde ainda há inúmeras barreiras de acesso para esse segmento populacional na área da saúde, a promoção da saúde torna-se desafiadora. Essas barreiras ocorrem em toda a linha de cuidado à saúde dessas pessoas e são marcadas pela discriminação, estigma e, com destaque, pela ausência de capacitação dos profissionais para lidar com necessidades e problemas específicos e integrais dessa população. Muitos profissionais de saúde não têm formação ou capacitação adequada para oferecer cuidados que respeitem a identidade de gênero, o que desestimula as pessoas trans e travestis a procurarem serviços de saúde.[18,19]

Há discriminação no atendimento à saúde da população trans e travesti tanto nos serviços públicos quanto nos privados, que se manifesta, principalmente, no atendimento médico, além de desrespeito ao nome social e da permanência da visão de que a transgeneridade é uma questão patológica.

Tudo isso contribui para o afastamento das populações não cisgêneras dos serviços de saúde e, consequentemente, para a diminuição da expectativa de vida desse grupo social. Relembra-se que, enquanto a expectativa de vida média do brasileiro é de 77 anos aproximados, para as pessoas trans e travestis esta seria menos da metade da média nacional.[20]

A prevenção de doenças voltada para as pessoas trans e travestis deve ser realizada com acompanhamento de equipe interdisciplinar, mas aqui novamente se ressalta a importância da literacia voltada para o conhecimento do próprio corpo e das transformações desejadas nele pela própria pessoa em questão.

Recomendações com evidências científicas e preconizadas para essa população ainda na prevenção secundária são: (i) mulheres trans, travestis e pessoas não binárias que tenham próstata devem fazer acompanhamento da próstata e da mama; (ii) homens trans, transmasculinos e não binários que tenham útero devem realizar os exames de Papanicolau e mamografia; e (iii) todas as pessoas que tenham útero e ovários devem fazer a prevenção para câncer de colo e corpo do útero e ovários.[21,22]

Ressalta-se o acompanhamento de saúde mental, pois o estresse de minoria pode trazer problemas para a saúde, assim como a precarização da vida e as vulnerabilidades e interseccionalidades caracterizadas pela estigmatização, reprodução e intensificação de estereótipos.

Como mencionado, há poucas políticas públicas inclusivas para o trabalho da população trans e travesti, o que leva muitas dessas pessoas ao trabalho sexual compulsório. Isso impõe desigualdade de poder, e nem sempre o uso do preservativo é feito, inclusive sob a demanda dos próprios clientes. Destacar sua importância, sem culpabilização dos corpos trans e travestis, é importante, bem como orientar sobre afecções transmitidas pelo sexo e a utilização da profilaxia pré-exposição.[21,22] Ainda nesse campo, o acesso ao pré-natal se destaca, já que essa é uma realidade ainda sujeita a mitos e estereótipos relacionados ao gênero.

No Brasil, o Sistema Único de Saúde (SUS) oferece a terapia de reposição hormonal para que os níveis de hormônios sejam adequados às pessoas transgênero.[23]

Todos esses pontos são importantes quando se pensa nos corpos trans e travestis, mas há ainda o desconhecimento, pelos profissionais de saúde, dos efeitos colaterais próprios da hormonização, que impõem medidas específicas de rastreio, diagnóstico precoce e limitação do dano. Nesses casos, medidas para hipertensão arterial, ganho de peso, alterações lipídicas, risco de doença coronariana e trombose, dentre outros e a depender do hormônio utilizado, devem seguir os protocolos já instalados e cientificamente comprovados para esses agravos e riscos.[24] Daí a importância da equipe interdisciplinar capacitada para dar atenção a essas pessoas.

No país há ainda poucos dados a respeito da prevalência de IST neste grupo populacional, não permitindo o estabelecimento de um perfil mais específico de vulnerabilidade. Como mencionado, as barreiras de acesso ao emprego acabam fazendo que haja número importante de trabalhadores(as) do sexo entre pessoas trans e travestis, o que as fragiliza na prevenção dessas afecções.

Além destes, evidências apontam para maior suscetibilidade em pessoas que (i) têm ou tiveram vida sexual ativa, sem uso de preservativos, independentemente de sua orientação sexual ou do gênero de seu(sua) parceiro(a); (ii) heterossexuais, gays, bissexuais ou pansexuais que fazem sexo sendo penetrados por seus(suas) parceiros(as) que têm pênis; (iii) jovens entre 15 e 24 anos, já que a epidemia de HIV segue mais frequente e persistente nessa faixa etária entre pessoas trans; (iv) os que fazem sexo desprotegido com múltiplos(as) parceiros(as); (v) pessoas que usam álcool e outras drogas, ressalvando-se que o consumo de álcool, tabaco e maconha é grande entre homens trans.[21-23]

Assim, recomenda-se fazer com regularidade a testagem para HIV, sífilis e hepatites virais B e C. Quanto à vacinação, a vacina contra HPV é recomendada para meninos trans, que nasceram com útero, entre 9 e 14 anos e a vacina contra hepatite B, independentemente da idade, orientação sexual e identidade de gênero, desde que não tenham hepatite B.[21-23]

Quanto à utilização do *packer*, não se trata de uma prótese permanente, podendo ser utilizada no sexo, no ato de urinar e para volume genital. É importante manter o material higienizado ao utilizá-lo nas relações anal e/ou vaginal, usando preservativos.[22]

Sobre o *pumping*, mais conhecido como *pump*, prática que consiste em utilizar um equipamento para produzir vácuo e puxar o clitóris, com o objetivo de aumentá-lo, deve-se orientar quanto ao cuidado com a pressão excessiva sobre o clitóris e a higienização adequada do material utilizado, a fim de reduzir o risco de lesões na pele e mucosa e/ou infecções.[22]

Outro cuidado refere-se à prevenção quaternária nessa população. Trata-se de medidas que não se voltam para a linha do tempo do adoecimento, mas sim para identificar uma população ou uma pessoa em risco de supermedicalização, protegendo-as de intervenções médicas invasivas e sugerindo procedimentos científica e eticamente aceitáveis.[24] Este último ponto é de extrema valência, já que são corpos ainda estigmatizados e vulnerabilizados. O cuidado com a saúde da população trans é um tema que precisa ser tratado com mais atenção pelo poder público e pelos profissionais de saúde.

Enfatiza-se que não cabe ao profissional atribuir a identidade de gênero, mas auxiliar na autoatribuição, oferecendo informação adequada e correta, que não se pautem pelo juízo de valor dos profissionais sobre a diversidade sexual e de gênero. Vale lembrar que as pessoas trans e travestis podem identificar-se como femininas(os), masculinas(os) ou não binárias(os) e ter demandas e necessidades diferentes.

BIBLIOGRAFIA

1. Butler J. Precarious life: the powers of mourning and violence. New York, 2004.
2. Mbembe A. Necropolítica: biopoder, soberania, estado de exceção, política da morte. Tradução de Renata Santini. São Paulo: n-1 edições; 2018.
3. Manso MEGM. Saúde e doença: do controle sobre os corpos à perspectiva do adoecido. São Paulo: Max Limonad; 2015.
4. Buss PM. Promoção da saúde e qualidade de vida. Ciência e Saúde Coletiva. 2000;5(1).
5. Westphal MF. Promoção da saúde e prevenção de doenças. In: Campos GWS (org.). Tratado de saúde coletiva. Rio de Janeiro: Hucitec; 2006.
6. Rouquayrol MZ, Goldbaum M. Epidemiologia, história natural e prevenção de doenças. In: Rouquayrol MZ, Almeida Filho N (org.). Epidemiologia e saúde. Rio de Janeiro: Medsi; 2003.
7. Ministério da Saúde. As cartas da promoção da saúde. Brasília: Ministério da Saúde; 2002.

8. Grinspan MC. Trans depathologization: a sexual rights issue. The Journal of Sexual Medicine. 2017;14.5:e267-e268.
9. Ministério da Saúde. Secretaria de Vigilância em Saúde. Secretaria de Atenção à Saúde. Política nacional de promoção da saúde. Brasília: Ministério da Saúde; 2018.
10. Perez F, Rodrigues KM, Silva TL. Literacia em saúde. Rio de Janeiro: Fiocruz; 2021.
11. Manso MEGM, et al. Vulnerabilidades sociais e programáticas segundo recorte de cor de pele e gênero: alguns aportes teóricos e metodológicos. Revista Longeviver. 2023;20:23-43.
12. Organização Mundial da Saúde (OMS). 11ª edição do CID – Classificação Estatística Internacional de Doenças e Problemas Relacionados à Saúde. Genebra; 2019.
13. Corte Internacional de Direitos Humanos. Relatório Anual da Corte Interamericana de Direitos Humanos. San José, Costa Rica: A Corte, 2017.
14. Decreto n. 8.727, de 28 de abril de 2016. Dispõe sobre o uso do nome social e o reconhecimento da identidade de gênero de pessoas travestis e transexuais no âmbito da Administração pública federal direta, autárquica e fundacional. Disponível em: https://www.planalto.gov.br/ccivil_03/_ato2015-2018/2016/decreto/D8727.htm. Acesso em: 22 out. 2024.
15. ADIN 4275, de 2019. Ação Direta de Inconstitucionalidade. Disponível em: https://jurisprudencia.stf.jus.br/pages/search/sjur399205/false. Acesso em: 22 out. 2024.
16. ADO 26 de 2020. Ação Direta de Inconstitucionalidade por Omissão. Disponível em: https://www.jusbrasil.com.br/jurisprudencia/busca?q=ado+26. Acesso em: 22 out. 2024.
17. Associação Nacional de Travestis e Transexuais. ANTRA. Dossiê: assassinatos e violências contra travestis e transexuais brasileiras em 2023. Brasília: Distrito Drag; ANTRA; 2024.
18. Benevides B. Brasil invicto como campeão no consumo de pornografia (e de assassinatos) trans no mundo. In: Dossiê: assassinatos e violências contra travestis e transexuais brasileiras em 2023. Brasília: Distrito Drag; ANTRA; 2024.
19. Baccarim RCG, Tagliamento G. Acesso de pessoas trans à saúde: uma análise das práticas de profissionais. Psicologia Argumento. 2020;38(102):604-25.
20. De Carvalho Pereira LB, Chazan ACS. O acesso das pessoas transexuais e travestis à atenção primária à saúde: uma revisão integrativa. Revista Brasileira de Medicina de Família e Comunidade. 2019;14(41):1795.
21. Lucca B. Brasil é o país com mais homicídios de pessoas trans pelo 14º ano consecutivo. 2023. Disponível em: https://www.publico.pt/2023/01/27/p3/noticia/brasil-pais-homicidios-pessoas-trans-14-ano-consecutivo-2036650. Acesso em: 22 out. 2024.
22. Universidade Federal do Sul da Bahia (UFSB). Cartilha Nacional de Serviços Públicos de Saúde para a Pessoa Trans. Itabuna, 2021.
23. Ministério da Saúde. Homens trans: vamos falar sobre prevenção de infecções sexualmente transmissíveis? Brasília, 2019.
24. Secretaria Municipal da Saúde de São Paulo. Protocolo para o atendimento de pessoas transexuais e travestis no município de São Paulo. SMS: PMSP; 2020.
25. Jamoulle M, Gusso G. Prevenção quaternária: primeiro não causar dano. In: Gusso G, Lopes JMC (orgs.). Tratado de medicina da família e comunidade. Porto Alegre: Artmed; 2012.

11

Atenção ginecológica à pessoa trans

Edson Santos Ferreira Filho

Sérgio Henrique Pires Okano

INTRODUÇÃO

Pessoas trans são aquelas cuja identidade de gênero é diferente do sexo designado ao nascimento. Estima-se que 0,69% (IC95% = 0,48-0,90) dos brasileiros se autodeclarem pessoas trans e 1,19% (IC95% = 0,92-1,47), pessoas não binárias.[1] Essas pessoas enfrentam inúmeras situações de invisibilização e dificuldades de acesso às redes de saúde por preconceito, desconhecimento dos serviços de saúde e despreparo dos profissionais.

A falta de preparo e de treinamento de profissionais de saúde, assim como a ausência de desenvolvimento de protocolos e políticas direcionados a esse grupo, potencializam esse afastamento e a falta de assistência específica para essas populações.[2] Alguns agravos, como o consumo de tabaco, álcool e drogas ilícitas, assim como a exposição à violência e a ocorrência de infecções sexualmente transmissíveis (IST), podem ser mais prevalentes na população LGBTQIA+ como consequência da segregação social e dos agravos psicológicos decorrentes da discriminação. Além disso, a consulta ginecológica é tradicionalmente centrada no corpo feminino e em constructos cis-heteronormativos, o que dificulta a abordagem desses pacientes pelos profissionais de saúde. Dessa forma, este capítulo tem por objetivo discutir e apresentar maneiras de abordar questões em saúde integral para pessoas trans no cuidado ginecológico e apontar cuidados específicos do acolhimento dessas pessoas dentro da especialidade.

ABORDAGEM INICIAL

A primeira abordagem é um momento marcante. Experiências prévias negativas e o medo de discriminação frequentemente afastam pessoas trans dos serviços de saúde. Olhar empático e diálogo respeitoso são essenciais. Ao atender uma pessoa na consulta ginecológica, deve-se realizar uma anamnese minuciosa, em que se perguntam identidade de gênero e orientação sexual. Para compreender essas respostas, alguns conceitos devem ser retomados:[3]

- Sexo designado ao nascimento: é determinado por cromossomos, gônadas e esteroides sexuais. Abrange os sexos masculino e feminino e pessoas com diferenças no desenvolvimento sexual (intersexo). É atribuído por uma terceira parte, não pelo indivíduo em questão (p. ex., neonatologista).
- Identidade de gênero: é afirmada pela própria pessoa, é o gênero com o qual aquela pessoa se identifica. Pessoas cujas identidades estão em concordância com o sexo atribuído ao nascimento são chamadas de pessoas "cis", enquanto aquelas cujas identidades diferem do sexo atribuído ao nascimento são chamadas de pessoas "trans". A identidade de gênero também compreende todos aqueles que se identificam com ambas as categorias binárias de gênero ou com nenhuma delas.
- Expressão de gênero: conjunto de estratégias, atitudes e comportamentos exibidos por um indivíduo de acordo com as convenções sociais para cada gênero. É moldada histórica, cultural e geograficamente.
- Orientação sexual e romântica: refere-se ao desejo sexual e/ou atração romântica de um indivíduo. Pessoas atraídas por indivíduos de outro gênero são denominadas heterossexuais, enquanto aquelas atraídas por indivíduos do mesmo gênero são designadas como homossexuais. Pessoas que se interessam por ambos são bissexuais, pessoas que se interessam por pessoas independentemente do gênero são pansexuais. A atração sexual pode ser indiferente ao gênero, reduzida, condicional ou ausente.[4]

É imprescindível lembrar que essas características não devem ser presumidas, mas perguntadas com neutralidade, da mesma maneira que perguntamos sobre naturalidade, procedência, estado civil, religião, profissão, escolaridade e raça. Durante a consulta, saber qual foi o sexo designado ao nascimento, a identidade de gênero e as modificações corporais já realizadas (seja por hormonização ou cirurgias) ajuda no planejamento dos cuidados a serem tomados do ponto de vista ginecológico – rastreamento, estratégias de prevenção de IST e de gravidez, dentre outros.[3]

Na abordagem inicial, busca-se eliminar barreiras (visíveis e invisíveis), atentando-se para o uso de nomes e pronomes referidos pela pessoa. A pergunta "quais são seus pronomes?" pode ser incluída ainda na identificação, no início da história clínica. A todo momento, deve-se respeitar o nome social da pessoa trans (Decreto n. 8.727, de 28 de abril de 2016). As perguntas da anamnese sexual podem ser contempladas por meio da "abordagem dos 5P" (Quadro 1).[5]

Quadro 1 Abordagem dos 5P

1) Parcerias:
"Você está tendo relações sexuais?"
"Qual é o gênero/sexo dessas parcerias?"
2) Práticas sexuais:
"Que tipo de sexo você tem praticado?"
"Quais tipos de contatos sexuais ocorrem na relação?"
"Você realiza sexo vaginal, anal, oral?"
3) Proteção:
"Você discute prevenção de HIV com sua parceria?"
"Você discute testagem para IST com sua parceria?"
"Você utiliza algum método de barreira nas suas relações sexuais?"
4) Passado de outras IST:
"Você já realizou testes para alguma IST previamente?"
"Você já testou positivo para alguma IST"?
"Alguma das suas parcerias já tratou ou trata alguma IST?"
"Você ou sua parceria fazem uso de drogas injetáveis?"
5) Planejamento reprodutivo:
"Você pensa em gestar futuramente?"
"Quão importante é a discussão de prevenção de gestação com você neste momento?"
"Você ou sua parceria faz uso de algum método contraceptivo?"
"Você gostaria de discutir métodos de prevenção de gestação?"

Fonte: adaptado de Workowski et al.[6]

Ainda que uma parte da consulta ginecológica contemple os aspectos de sexualidade, é necessário lembrar que a pessoa trans tem as mesmas demandas globais de cuidado em saúde que uma pessoa cis, incluindo rastreamento de hipertensão arterial, diabetes *mellitus*, dislipidemia etc. Por isso, não se deve restringir o conteúdo do atendimento às questões sexuais; na verdade, deve-se oferecer atendimento integral, considerando a definição de saúde da Organização Mundial de Saúde (OMS): "um estado de completo bem-estar físico, mental e social e não apenas a ausência de doença". Nesse atendimento, questões de saúde física e mental devem ser debatidas, dentre as quais tópicos de saúde sexual e reprodutiva: anticoncepção, sangramento menstrual, preservação de fertilidade, dentre outros.

CUIDADOS GINECOLÓGICOS PARA PESSOAS TRANSMASCULINAS

Anticoncepção

Homens trans e pessoas transmasculinas que se relacionam com pessoas que produzem espermatozoides necessitam de proteção contra gravidez.[3] Estimam-se 32% de gestações não planejadas nesse grupo; entre aqueles que usavam testosterona, 24%; entre não usuários de testosterona, 44%.[7] Isso reforça que, mesmo em uso de testosterona, essas pessoas podem engravidar. É possível que, esporadicamente, haja picos de LH que deflagram ovulação,[7,8] ainda que estejam em amenorreia induzida: esse número pode chegar a 33%.[9]

De modo geral, a escolha do método anticoncepcional deve passar por três perguntas básicas: O que você quer usar? O que você pode usar? O que temos disponível? Nesse processo, as expectativas da pessoa quanto à frequência e à via de administração, bem como à composição hormonal, devem ser observadas. É imprescindível respeitar também os critérios médicos de elegibilidade[10] e os métodos disponíveis em cada cenário (saúde pública, suplementar, privada).

Mais especificamente nessa população, precisamos considerar também: Qual a finalidade da prescrição para o paciente? Está em uso de testosterona? Não deseja manipulação pélvica?[11] Quando pensamos na finalidade da prescrição, algumas pessoas podem precisar de bloqueio ovulatório (p. ex., caso sofram de síndrome pré-menstrual ou transtorno disfórico pré-menstrual), outras podem precisar de supressão menstrual ou tratamento clínico do sangramento uterino anormal. Sabendo que a finalidade do estrogênio em anticoncepção é tornar previsível o padrão de sangramento, não é razoável indicar métodos combinados para pessoas em uso de testosterona, pois esta suprime a menstruação da maioria dos usuários.[12] Neste caso, métodos somente de progestagênio ou não hormonais serão preferenciais. A via de administração também é importante: para quem tem restrição à manipulação pélvica, métodos como anel vaginal e dispositivos intrauterinos são desaconselhados. O injetável trimestral pode ser conveniente pela frequência de administração para aqueles que recebem aplicações trimestrais de testosterona, porém ponderações quanto ao risco cardiovascular precisam ser feitas.[11]

Sangramento uterino anormal

O sangramento uterino pode ocasionar piora dos sintomas disfóricos e necessitar de controle ou supressão, mesmo que não seja considerado de padrão anormal. Considera-se de padrão normal o sangramento que vem a cada 24 a 38 dias, com duração de até 8 dias, em volume considerado habitual pelo paciente e regular (ou, quando mensurável, de até 80 mL por ciclo).[13]

A investigação do sangramento uterino anormal (SUA) deve buscar as principais causas de acordo com a faixa etária do paciente, sendo estas classificadas em causas estruturais ou não estruturais. Utiliza-se o anagrama PALM-COEIN (Quadro 2) para facilitar a identificação dessas causas.

Quadro 2 Anagrama do PALM-COEIN: causas de sangramento uterino anormal

Causas estruturais	Causas não estruturais
Pólipo Adenomiose Leiomioma Malignidade	Coagulopatia Ovulatória Endometrial Idiopática Não classificada em outras partes

Fonte: adaptado de Munro et al.[13]

A abordagem do sangramento agudo, prolongado, que dura mais de 8 dias, ou volumoso, deve afastar a possibilidade de gestação (mesmo em uso da testosterona). Deve-se identificar medicações em uso que possam cursar com sangramento não programado ou anormal, além de contemplar o exame físico do paciente para afastar lesões do canal ginecológico, desde que haja consentimento para tanto. Se paciente estável, deve-se estabilizar o sangramento de origem uterina com medicamentos como antifibrinolíticos, anti-inflamatórios ou contraceptivos, desde que não haja contraindicação ao uso (Quadro 3). A investigação ambulatorial do sangramento uterino anormal deve incluir a ultrassonografia transvaginal e exames laboratoriais como hemograma, dosagens hormonais e avaliação da coagulação, guiados pela história clínica.

Nos casos em que houver irregularidade menstrual, é importante avaliar questões relacionadas ao uso de medicamentos, como métodos contraceptivos de progestagênio isolados (pílula de desogestrel ou drospirenona, DIU liberador de levonorgestrel, injetável trimestral e implante subdérmico liberador de etonogestrel), e a dosagem hormonal em pacientes que não estejam em uso de contracepção (FSH, TSH e PRL). A condução crônica desses casos deve ser feita junto ao ginecologista e de acordo com a causa diagnosticada.

Quadro 3 Tratamento do sangramento agudo no pronto atendimento

1) Início de contracepção:
Contraceptivos orais combinados
Progestagênio de alta dose – medroxiprogesterona 10 mg ou noretisterona 10 mg –1 cp ao dia.
2) Anti-inflamatórios:
Naproxeno 500 mg – 1 comprimido de 12/12h por até 5 dias.
Ibuprofeno 400 mg – 1 comprimido de 8/8h por até 5 dias.
Ácido mefenâmico 500 mg – 1 comprimido de 8/8h por até 5 dias.
3) Antifibrinolíticos:
Ácido tranexâmico – 2 a 4 comprimidos de 250 mg a cada 8 horas por até 7 dias.

Fonte: adaptado de Munro et al.[13]

Endometriose

A endometriose é uma afecção que se caracteriza pela presença de tecido endometrial fora da cavidade uterina. Esse tecido reage a flutuações hormonais, leva a maior inflamação local e pode causar dor pélvica, dispareunia, dismenorreia e infertilidade, além de sintomas extraginecológicos, como disquesia e hematúria. A endometriose também impacta a qualidade de vida e as dinâmicas sociais e psicológicas. Estima-se uma prevalência de 25% de endometriose em homens trans.[14]

Seu diagnóstico e sua investigação em homens trans podem ser desafiadores devido ao efeito da testosterona sobre o endométrio. As queixas relacionadas à endometriose podem passar despercebidas ou ser confundidas com outras condições durante o uso da testosterona. Portanto, é essencial estar atento às queixas do paciente, sobretudo relacionadas a dor pélvica, dispareunia e dismenorreia.

A investigação e o tratamento da condição não diferem das propostas atualmente disponíveis para as mulheres cis. O diagnóstico pode ser estabelecido pela história clínica, com avaliação das características da dor como duração, início, fatores agravantes, intensidade; presença de história familiar de endometriose; alterações ao exame físico; e pelo exame de imagem, sendo recomendada a ultrassonografia transvaginal ou a ressonância magnética de pelve. O diagnóstico definitivo é anatomopatológico, mas não se faz biópsia na maioria das pessoas caso não haja indicação cirúrgica.

Firmado o diagnóstico clínico, deve-se discutir ações terapêuticas com o paciente. Para controle da dor, o uso de anticoncepcionais hormonais, analgésicos e anti-inflamatórios é uma opção. Outra opção é o uso de análogos do GnRH, como a goserrelina. Pacientes refratários ao tratamento clínico devem ser avaliados para conduta cirúrgica. Nos casos de infertilidade, é possível avaliar a possibilidade cirúrgica ou a utilização de técnicas de reprodução assistida.

Seguimento de alterações colpocitológicas

Os homens trans apresentam menores taxas de rastreamento para câncer do colo uterino comparados a mulheres cis. A falta de treinamento dos profissionais de saúde e mitos envolvendo a transmissão do HPV são fatores contribuintes à baixa adesão na coleta da colpocitologia do teste para detecção do HPV de alto risco (Hr-HPV). A colpocitologia oncológica tem oito vezes mais chances de apresentar resultado insatisfatório e dez vezes de ser considerada inadequada.[15]

Comparados a mulheres cis com atrofia vaginal secundária a menopausa, puerpério ou química, os resultados de colpocitologia em homens trans apresentam maiores taxas de células escamosas atípicas de significado indeterminado (ASC-US), células escamosas atípicas, não se podendo descartar uma lesão de alto grau (ASC-H) e lesão intraepitelial escamosa de alto grau (HSIL). Achados citomorfológicos como metaplasia de células transicionais e presença de "células pequenas" são característicos da ação da testosterona sobre o epitélio vaginal. Resultados de displasia apresentam núcleos maiores, cromatina aglomerada hipercromática e contornos nucleares irregulares, mostrando que a avaliação de displasia pode ser dificultada em usuários da testosterona.[15] Dessa forma, é importante avaliar a possibilidade de melhorar as condições de rastreamento, oferecendo a estrogenização vaginal; ou oferecer a coleta de material para identificação do HPV via biologia molecular.

O seguimento das alterações citológicas também não difere dos cuidados oferecidos às mulheres cis imunocompetentes. Alterações como ASC-US e LIEBG podem ser revistas em 6 meses, e no caso do ASC-US a coleta pode ser repetida em um ano em pacientes com menos de 30 anos. Todas as demais alterações devem ser encaminhadas à colposcopia.[16] Atualmente, discute-se a implementação do rastreio com biologia molecular para o HPV no SUS, devido à sua superioridade na redução de incidência e mortalidade pelo câncer de colo de útero.[17] Na disponibilidade desse exame, a positividade para os subtipos 16 e 18 demanda encaminhamento imediato para colposcopia.[18] Para os demais tipos de alto grau, a citologia é necessária para avaliação de encaminhamento à colposcopia.

Cuidado com as mamas

O câncer de mama é a neoplasia que mais acomete pessoas designadas do sexo feminino ao nascimento no Brasil e no mundo.[18] Homens trans não mastectomizados aparentemente não apresentam risco aumentado de desenvolver câncer de mama em relação à população de mulheres cis; o uso de testosterona exógena nesse grupo provavelmente não aumenta o risco de câncer de mama.[19,20] Dessa forma, não há necessidade de oferta de rastreamento adicional a essa população além do preconizado pelas sociedades de Ginecologia, Mastologia e Radiologia, em pacientes assintomáticos.

A oferta de mamografia em pacientes assintomáticos e de risco habitual deve ser iniciada aos 40 anos e repetida anualmente até os 74 anos, preferencialmente com tecnologia digital.[21] O exame de ultrassonografia das mamas não deve ser utilizado como exame de rastreamento, mas como um exame complementar para investigação de achados da mamografia (como nódulo BI-RADS 0), mamas densas, para guiar biópsias quando necessário (BI-RADS 4 ou 5) ou para investigar achados palpáveis ao exame físico.

A adenectomia profilática, já consagrada em mulheres cis, é um procedimento que reduz o risco de desenvolvimento do câncer de mama. De maneira análoga, infere-se que a cirurgia de mamoplastia pode ter algum efeito protetor para o câncer de mamas em homens trans, por reduzir o conteúdo glandular mamário.[22,23] Atualmente, não existem evidências de que homens trans assintomáticos que realizaram a retirada das mamas necessitem de mamografia para rastreamento mamário, embora possa ser oferecido o exame físico do tórax para essas pessoas.

Apesar de poucos estudos avaliarem a população trans, as coortes atuais identificam um aumento do risco do desenvolvimento de câncer de mama nas transfemininas, chegando a chance de diagnóstico a ser de 33 a 46 vezes maior do que em homens cisgêneros, porém ainda muito inferior à de mulheres cis[23,24] Mulheres trans e travestis têm mamas mais densas, o que é fator de risco para câncer de mama, mas também fator de confusão para maior ocorrência de exames falso-negativos.[19]

Quando assintomáticas, com risco habitual, menos de 40 anos e que não fazem uso de hormônio, não há necessidade de exames de rastreamento previamente ao início da hormonização. Em transfemininas com risco aumentado para o desenvolvimento de câncer de mama (p. ex., história familiar e/ou mutações genéticas), com mais de 40 anos ou com queixas mamárias, exames de investigação e de rastreamento se tornam cruciais antes da prescrição de qualquer hormônio.

Recomenda-se que pessoas que fizeram ou fazem uso de medicações hormonais contendo estrogênio por pelo menos 5 anos de duração devem ser orientadas a rastrear o câncer de mama conforme as diretrizes para as mulheres cis.[25] Pacientes que tenham mutação para os genes BRCA-1 e BRCA-2 devem ser orientadas sobre o risco do desenvolvimento de neoplasia e a falta de evidência sobre segurança dessas prescrições nessas situações e, em conjunto com a equipe prescritora, tomar a decisão quanto ao uso de hormônios e consentimento informado.[26] Mamas densas e o uso de silicone industrial podem dificultar a qualidade da interpretação da mamografia.[27]

Cuidados com a vagina e a neovagina

A vaginoplastia é considerada um procedimento seguro, com poucas complicações pós-cirúrgicas. A construção desse canal pode ser realizada por retalho de sigmoide, inversão da pele do pênis e do escroto ou com outros retalhos de pele. A avaliação do canal pode ser necessária para descartar lesões, tecidos de granulação e crescimento de pelos. Para realização do exame, é possível a utilização de um espéculo e pode ser realizada pelo ginecologista ou pelo cirurgião que acompanha essa paciente.

O comprimento da neovagina pode variar de acordo com a técnica cirúrgica e a ocorrência de eventuais complicações. No geral, esse comprimento varia entre 10 e 13,5 cm, com 3 a 4 cm de diâmetro.[28] A maioria das mulheres trans tem relação sexual após a cirurgia, com penetração vaginal, com poucas queixas sexuais e com percepção de orgasmo.[29] Entre as queixas mais comuns, encontram-se dor (2-6%) e sangramento (3%).[29]

Nas neovaginas de retalho de pele ou pênis-escrotal, recomenda-se o uso de lubrificantes para a penetração. A neovagina também pode apresentar mudança da flora e produzir odor e descarga. Recomenda-se a higiene diária com sabonetes e ducha, principalmente nos primeiros meses após a cirurgia. Esse cuidado de higiene é necessário devido à descamação da pele e ao acúmulo de resíduos, sobretudo após as relações sexuais. O uso de dilatadores, no geral, é recomendado até 1 ano após a realização da neovulvovaginoplastia. Na possibilidade de perda de profundidade, podem ser indicados o uso de dilatadores e exercícios para manutenção do canal da neovagina.

Não há necessidade de coleta de citologia do canal da neovagina, pois não há evidências de que tal prática impacte a redução de morbimortalidade dessa população. Em pacientes com necessidade de investigação prostática, o toque poderá ser realizado pelo canal da neovagina.

Cuidados anorretais

Apesar de os cuidados anorretais não serem de cuidado especializado do ginecologista, a forte associação da infecção pelo HPV, principalmente o HPV 16, e o câncer anal faz que essa discussão também integre o cuidado ginecológico.

Pessoas que vivem com HIV têm maior prevalência e incidência do HPV anal e lesões intraepiteliais de alto grau (HSIL).[30] O rastreio com citologia anal e a identificação de HSIL na anuscopia de alta resolução têm sido alternativas para investigação dessas condições em pessoas mais vulneráveis ao desenvolvimento do câncer anorretal HPV-dependente. Em pacientes com HSIL em biópsia anal, o tratamento reduz significativamente (57%) o risco do desenvolvimento do câncer anorretal em comparação com conduta expectante.[31]

Prevenção de infecções sexualmente transmissíveis

A avaliação quanto a infecções sexualmente transmissíveis (IST) inclui a pesquisa dos comportamentos de risco. O Centers for Disease Control and Prevention (CDC) dos Estados Unidos recomenda o uso do 5Ps para investigação da história sexual do paciente.[5] Deve-se fazer as perguntas sem juízo de valor quanto às respostas obtidas. Além da investigação desses fatores de risco, o rastreio de infecções por meio de sorologias e biologia molecular (pesquisa endocervical de patógenos) auxilia no diagnóstico e no tratamento de variadas condições clínicas.

A singularidade de cada paciente deve ser a regra na consulta de prevenção. Pacientes que recebem ou realizam algum tipo de penetração, seja por pênis, objetos ou dedos, devem receber a orientação ao uso de métodos de barreira para redução da contaminação por IST. Da mesma forma, devem ser orientados sobre os riscos do compartilhamento de dildos e outros instrumentos utilizados para a penetração. Em relação à nomenclatura dos preservativos, deve-se evitar termos como "masculino" e "feminino", tendo preferência para o uso da nomenclatura "externo" e "interno", respectivamente. Fora do Brasil, além dos preservativos, existem disponíveis para uso placas de látex conhecidas como "*dental dams*" e calcinhas de látex, que aumentam a proteção para o sexo oral e masturbatório.[32]

A vacinação é uma estratégia altamente eficaz na prevenção de ISTs. A vacina quadrivalente contra o HPV está disponível no SUS para crianças e adolescentes dos 9 aos 14 anos e, para pessoas vivendo com imunossupressão, vítimas de violência sexual (independentemente de gênero e idade) e usuários de PrEP, até os 45 anos.[33] Nas pessoas que praticam sexo oroanal, é importante orientar sobre a necessidade de vacinação contra a hepatite A devido ao maior risco de transmissão nessa prática.

Pessoas que apresentam comportamento de risco ou se relacionam com pessoas com comportamento de risco para HIV também podem fazer uso da profilaxia pré-exposição do HIV (PrEP),[34] que pode ser feita de maneira diária ou sob demanda. Tanto essa medida quanto a profilaxia pós-exposição (PEP) são eficazes para evitar a transmissão do HIV.

Por fim, ressalta-se que cuidados comportamentais como higiene, manter unhas cortadas, uso de lubrificantes e evitar contato com sangue e secreções também são estratégias de prevenção de ISTs que podem ser orientadas como promoção de saúde. A prática da ducha retal, comum entre algumas pessoas que praticam sexo anal receptivo, pode lesionar os tecidos da região retal e anal e está associada ao aumento de IST.[35]

Impacto da hormonização e das cirurgias na saúde reprodutiva

Hormonização cruzada é a oferta de testosterona para quem nasceu com ovários e de estrogênio para quem nasceu com testículos. Em ambos os casos, pode haver impacto sobre a saúde sexual e reprodutiva. Nas mulheres trans e travestis, o uso de estrogênio e antiandrogênicos leva a redução da espermatogênese, diminuição do tamanho da próstata e do volume testicular, menos ereções penianas e também modifica o desejo sexual.[36] Por outro lado, homens trans e pessoas transmasculinas em uso de testosterona terão redução do parênquima glandular mamário, diminuição do volume uterino e ovariano, amenorreia, aumento de clitóris e adelgaçamento do epitélio vaginal.[37] Ainda não se dispõe de informação suficiente para afirmar se essas modificações são reversíveis ou não, embora haja uma parcela que permanece com impacto em longo prazo, mesmo após a suspensão da hormonização.

Todas essas modificações devem nos lembrar de discutir questões de fertilidade, idealmente antes do início da hormonização. A maioria das pessoas trans tem desejo reprodutivo. Todavia, a preservação da fertilidade é pouco oferecida a pessoas trans e menos frequentemente realizada em homens trans do que em mulheres trans – possivelmente por limitações técnicas.[38] Para estimulação ovariana em homens trans e pessoas transmasculinas visando à criopreservação de oócitos, protocolos com antagonistas de GnRH podem ser considerados. Ademais, a adição de letrozol ao protocolo com antagonista pode ser oportuna, ao reduzir eventuais sintomas estrogênicos.[39] Dúvida frequente é se há necessidade de suspender a hormonização para preservar a fertilidade. Até o momento, essa questão não está completamente esclarecida. Geralmente, recomenda-se a suspensão temporária, mas há relatos de casos em que o estímulo foi bem-sucedido sem a suspensão do androgênio.[40]

Em um estudo alemão, embora 76,1% das mulheres trans e 76,6% dos homens trans tenham indicado que pensaram em preservar células germinativas antes de iniciar a transição, apenas 9,6% das mulheres trans e 3,1% dos homens trans colocaram essa ideia em prática.[41] Isso é reflexo de várias barreiras, incluindo obstáculos econômicos, mas também a falta de aconselhamento por profissionais de saúde, preocupações com o potencial agravamento da disforia de gênero, a limitação de dados oriundos de pesquisa clínica e dúvidas legais.[42]

Além do impacto das intervenções medicamentosas, também é importante lembrar das modificações cirúrgicas, que implicam óbvio prejuízo ao prognóstico reprodutivo. Antes de qualquer cirurgia, riscos e benefícios devem ser ponderados, e as consequências reprodutivas – sobretudo, infertilidade – precisam ser lembradas. Ademais, em qualquer momento do acompanhamento, outros fatores que comprometem a fertilidade precisam ser discutidos: tabagismo, consumo de bebidas alcoólicas, sedentarismo, obesidade, histórico familiar e variações genéticas, dentre outros.[43]

CONSIDERAÇÕES FINAIS

- Profissionais de saúde devem mostrar-se disponíveis e acolhedores, tanto no espaço físico quanto em sua postura e no seu discurso, mantendo atenção, respeito e escuta ativa.
- Não se deve presumir identidade de gênero ou orientação sexual, mas perguntar sobre o assunto com naturalidade, promovendo o acolhimento necessário.
- Devem ser discutidas questões relacionadas à saúde sexual e reprodutiva, incluindo métodos de prevenção de IST e de gravidez, além de demandas de supressão menstrual ou outras que surjam na história clínica.
- O atendimento não se restringe às questões de gênero e sexualidade: deve-se oferecer atendimento de saúde integral, contemplando uma abordagem holística da pessoa diante de nós.

REFERÊNCIAS

1. Spizzirri G, Eufrásio R, Lima MCP, de Carvalho Nunes HR, Kreukels BPC, Steensma TD, et al. Proportion of people identified as transgender and non-binary gender in Brazil. Sci Rep. 2021;11(1):2240.
2. Okano SHP. Cuidados integrais à população trans: o que cabe ao atendimento na atenção primária à saúde (APS)?. Bepa [Internet]. 21 de junho de 2022 [citado 1º de junho de 2024];19:1-40. Disponível em: https://periodicos.saude.sp.gov.br/BEPA182/article/view/37729.
3. Ferreira-Filho ES, Lerner T, Soares-Júnior JM, Baracat EC. Gynecologic health care for LGBTQIA+ people. Int J Gynaecol Obstet. 2025;168(1):112-7.
4. Reisner SL, Choi SK, Herman JL, Bockting W, Krueger EA, Meyer IH. Sexual orientation in transgender adults in the United States. BMC Public Health. 2023;23(1):1799.
5. Website [Internet]. Centers for Disease Control and Prevention. A guide to taking a sexual history. Disponível em: http://www.cdc.gov/std/treatment/sexualhistory.pdf.
6. Website [Internet]. Centers for Disease Control and Prevention. Disponível em: https://www.cdc.gov/std/treatment-guidelines/STI-Guidelines-2021.pdf.
7. Light AD, Obedin-Maliver J, Sevelius JM, Kerns JL. Transgender men who experienced pregnancy after female-to-male gender transitioning. Obstet Gynecol. 2014;124(6):1120-7.
8. Spinder T, Spijkstra JJ, van den Tweel JG, Burger CW, van Kessel H, Hompes PG, et al. The effects of long term testosterone administration on pulsatile luteinizing hormone secretion and on ovarian histology in eugonadal female to male transsexual subjects. J Clin Endocrinol Metab. 1989 Jul;69(1):151-7.
9. Asseler JD, Del Valle JS, Chuva de Sousa Lopes SM, Verhoeven MO, Goddijn M, Huirne JAF, et al. One-third of amenorrheic transmasculine people on testosterone ovulate. Cell Rep Med. 2024;5(3):101440.
10. World Health Organization (WHO). Medical eligibility criteria for contraceptive use. Geneva, 2015.
11. Okano SH, Pellicciotta GG, Braga GC. Aconselhamento contraceptivo para o paciente transgênero designado mulher ao nascimento. Femina. 2022;50(9):518-26.
12. Taub RL, Ellis SA, Neal-Perry G, Magaret AS, Prager SW, Micks EA. The effect of testosterone on ovulatory function in transmasculine individuals. Am J Obstet Gynecol. 2020;223(2):229.e1-229.e8.
13. Munro MG, Critchley HOD, Fraser IS, FIGO Menstrual Disorders Committee. The two FIGO systems for normal and abnormal uterine bleeding symptoms and classification of causes of abnormal uterine bleeding in the reproductive years: 2018 revisions. Int J Gynaecol Obstet. 2018;143(3):393-408.
14. Okita F, Abrao M, Lara LAS, Andres MP, Cunha C, Brito LG. Endometriosis in transgender men: a systematic review with metanalysis. J Minim Invasive Gynecol. 2021;28:S103-S104.
15. Okano SHP, Daud M de F, Carneiro AKS, Braga GC. A review on cervical cancer screening in transgender men: what are the particularities of this approach? Transgend Health [Internet]. 2024.
16. Instituto Nacional de Câncer José de Alencar Gomes da Silva (Inca). Diretrizes brasileiras para o rastreamento do câncer do colo do útero. Coordenação de Prevenção e Vigilância. Divisão de Detecção Precoce e Apoio à Organização de Rede. 2. ed. rev. atual. Rio de Janeiro: INCA; 2016.

17. WHO guideline for screening and treatment of cervical pre-cancer lesions for cervical cancer prevention: use of mRNA tests for human papillomavirus (HPV). Geneva: World Health Organization; 2021.
18. Instituto Nacional de Câncer José Alencar Gomes da Silva (Inca). Estimativa 2023: incidência de câncer no Brasil. Rio de Janeiro; 2022.
19. Coleman E, Radix AE, Bouman WP, Brown GR, de Vries ALC, Deutsch MB, et al. Standards of care for the health of transgender and gender diverse people, version 8. Int J Transgend Health. 2022;23(Suppl 1):S1-259.
20. Sterling J, et al. Cancer screening for transgender individuals: guidelines, best practices, and a proposed care model. Urologic Clinics of North America; 2023.
21. Urban LA, Chala LF, Paula IB, BauabSP, Schaefer MB, Oliveira AL, et al. Recomendações para o rastreamento do câncer de mama no Brasil do Colégio Brasileiro de Radiologia, da Sociedade Brasileira de Mastologia e da Federação Brasileira das Associações de Ginecologia e Obstetrícia. Femina. 2023;51(7):390-9.
22. Jakub JW, Peled AW, Gray RJ, Greenup RA, Kiluk JV, Sacchini V, et al. Oncologic safety of prophylactic nipple-sparing mastectomy in a population with BRCA mutations: a multi-institutional study. JAMA Surg. 1 fev. 2018;153(2):123-9.
23. Brown GR, Jones KT. Incidence of breast cancer in a cohort of 5,135 transgender veterans. Breast Cancer Res Treat. 2015;149(1):191-8.
24. Maglione KD, Margolies L, Jaffer S, Szabo J, Schmidt H, Weltz C, et al. Breast cancer in male-to-female transsexuals: use of breast imaging for detection. AJR Am J Roentgenol. 2014;203(6):W735-40.
25. ACOG. Health care for transgender and gender diverse individuals: ACOG Committee Opinion, Number 823. Obstet Gynecol. 2021;137(3):e75-88.
26. Maraka S, Singh Ospina N, Rodriguez-Gutierrez R, Davidge-Pitts CJ, Nippoldt TB, Prokop LJ, et al. Sex steroids and cardiovascular outcomes in transgender individuals: a systematic review and meta-analysis. J Clin Endocrinol Metab. 1 nov. 2017;102(11):3914-23.
27. Moravek MB, Kinnear HM, George J, Batchelor J, Shikanov A, Padmanabhan V, et al. Impact of exogenous testosterone on reproduction in transgender men. Endocrinology [Internet]. 2020;161(3).
28. Amend B, Seibold J, Toomey P, Stenzl A, Sievert KD. Surgical reconstruction for male-to-female sex reassignment. Eur Urol. 2013;64(1):141-9.
29. Lawrence AA. Factors associated with satisfaction or regret following male-to-female sex reassignment surgery. Arch Sex Behav. 2003;32(4):299-315.
30. Wei F, Gaisa MM, D'Souza G, Xia N, Giuliano AR, Hawes SE, et al. Epidemiology of anal human papillomavirus infection and highgrade squamous intraepithelial lesions in 29 900 men according to HIV status, sexuality, and age: a collaborative pooled analysis of 64 studies. The Lancet HIV. 2021;8(9):e531-43.
31. Palefsky JM, Lee JY, Jay N, Goldstone SE, Darragh TM, Dunlevy HA, et al. Treatment of anal high-grade squamous intraepithelial lesions to prevent anal cancer. N Engl J Med. 2022;386(24):2273-82.
32. Institute of Medicine, Board on the Health of Select Populations, Committee on Lesbian, Gay, Bisexual, and Transgender Health Issues and Research Gaps and Opportunities. The health of lesbian, gay, bisexual, and transgender people: building a foundation for better understanding. National Academies Press; 2011.
33. Ministério da Saúde. HPV. [Internet]. Disponível em: https://www.gov.br/saude/pt-br/assuntos/saude-de-a-a-z/h/hpv#:~:text=para%20o%20casal.-,Preven%C3%A7%C3%A3o,-de%202%20anos%20de%20idade. Acesso em: 10 mar. 2025.

34. Cáceres CF, O'Reilly KR, Mayer KH, Baggaley R. PrEP implementation: moving from trials to policy and practice. J Int AIDS Soc. 2015;18(4 Suppl 3):20222.
35. Javanbakht M, Stahlman S, Pickett J, LeBlanc MA, Gorbach PM. Prevalence and types of rectal douches used for anal intercourse: results from an international survey. BMC Infect Dis. 2014;14:95.
36. Tangpricha V, den Heijer M. Oestrogen and anti-androgen therapy for transgender women. Lancet Diabetes Endocrinol. 2017;5(4):291-300.
37. Irwig MS. Testosterone therapy for transgender men. Lancet Diabetes Endocrinol. 2017;5(4):301-11.
38. Mattelin E, Strandell A, Bryman I. Fertility preservation and fertility treatment in transgender adolescents and adults in a Swedish region, 2013-2018. Hum Reprod Open. 2022;2022(2):hoac008.
39. ESHRE Guideline Group on Female Fertility Preservation; Anderson RA, Amant F, Braat D, D'Angelo A, Chuva de Sousa Lopes SM, Demeestere I, et al. ESHRE guideline: female fertility preservation. Hum Reprod Open. 2020;2020(4):hoaa052.
40. Stark BA, Mok-Lin E. Fertility preservation in transgender men without discontinuation of testosterone. F S Rep. 2022;3(2):153-6.
41. Auer MK, Fuss J, Nieder TO, Briken P, Biedermann SV, Stalla GK, et al. Desire to have children among transgender people in Germany: a cross-sectional multi-center study. J Sex Med. 2018;15(5):757-67.
42. Nadgauda AS, Butts S. Barriers to fertility preservation access in transgender and gender diverse adolescents: a narrative review. Ther Adv Reprod Health. 2024;18:26334941231222120.
43. Emokpae MA, Brown SI. Effects of lifestyle factors on fertility: practical recommendations for modification. Reprod Fertil. 2021;2(1):R13-26.

12

Seguimento em saúde para crianças e adolescentes trans

Andrea Hercowitz
Saulo Vito Ciasca
Rafael Hercowitz Tagnin

INTRODUÇÃO

A identidade de gênero é parte do indivíduo e não pode ser separada da totalidade de seu ser. A percepção do "quem eu sou" em relação à identidade de gênero de todas as pessoas costuma acontecer em torno dos 4 anos, mas não são raros os relatos de crianças que demonstram algum comportamento que sugere uma vivência de variabilidade de gênero em idades mais precoces.[1]

Crianças podem apresentar comportamentos considerados dissidentes em relação ao gênero designado a elas ao nascimento, como apresentar preferência por brinquedos estereotipicamente relacionados a outro gênero, ou terem comportamentos associados a outros gêneros. Nesse grupo de crianças com vivências de variabilidade de gênero podemos encontrar aquelas que reivindicam uma identidade diferente da designada devido ao reconhecimento do sexo genital. A transgeneridade pode, portanto, ser reconhecida na infância, mas não deve ser invalidada quando a percepção ocorre em outro momento da vida, seja na adolescência ou durante a vida adulta.

Crianças e adolescentes trans sofrem violências sociais pelo não reconhecimento de suas existências e pressão para que se encaixem na cis-heteronorma. A falta de acesso a serviços de acolhimento e acompanhamento de pessoas com variabilidade de gênero reforçam as vivências de estigmatização, preconceito, julgamento e marginalização. Por isso, é necessário que profissionais de saúde sejam capacitados para o acompanhamento dessa população.

ACOMPANHAMENTO

Crianças e adolescentes costumam chegar aos serviços de saúde levados por seus responsáveis, após algum tempo de experiência de vivência de variabilidade de gênero. Habitualmente as famílias que procuram os serviços já reconhecem alguma diversidade em seus filhos e buscam ajuda, seja para compreendê-la melhor, ou para saber como apoiá-los.

Famílias de crianças procuram profissionais para uma melhor compreensão de comportamentos que fogem ao padrão da cisnormatividade. Alguns chegam preocupados, outros mais tranquilos, a depender de suas experiências de vida. Já os adolescentes chegam com expectativas de apoio para o processo de transição, assim como se interessam pela possibilidade de conviver com outras pessoas trans.

Oferecer um espaço seguro e sem julgamentos é fundamental. O bom acolhimento deve se iniciar na entrada do local de atendimento, com respeito ao nome social e pronomes solicitados. A sensibilização e a capacitação de todos os funcionários que terão contato com essas famílias são um primeiro passo para o cuidado integral em saúde. O ambiente deve contar com banheiros sem gênero determinado ou permitir que cada um utilize aquele no qual se sente mais confortável.

Crianças

O cuidado de crianças é focado principalmente na sua rede de apoio, sendo os pontos principais família e escola. É fundamental que se compreenda que a vivência de variabilidade de gênero em uma criança ou mesmo uma reivindicação de outra identidade não são situações que exijam cuidados específicos ou obrigatórios em saúde, para que não se patologizem essas vivências em qualquer idade. Porém, é muito comum que o despreparo da sociedade, associado à violência transfóbica estrutural nos espaços, acarretem uma internalização de atitudes sociais negativas na criança, ou seja, que ela passe a se perceber como um "problema" ou "inferior", devido ao seu comportamento. É preciso preparar esses ambientes para a aceitação da diversidade de gênero, respeito às expressões e manifestações que fogem à cis-heteronormatividade. A não aceitação pode gerar problemas de saúde mental como ansiedade, depressão, baixa autoestima e sensação de não pertencimento. Sempre que necessário devem ser realizados encontros com os responsáveis e com as escolas, individuais ou em grupos.

Com relação ao processo de transição, no caso de crianças é realizada apenas a transição social, ou seja, a mudança na forma de se expressar, a escolha de um nome social e mudança de pronomes, de acordo com sua vontade. Podem ser oferecidos espaços que permitam a interação com outras crianças com variabilidade de gênero.

Adolescentes

O fortalecimento da rede de apoio também é importante, mas o olhar individualizado é fundamental nessa faixa etária. Cada adolescente chega com uma vivência diferente, e é preciso conhecer tanto sua história de vida quanto suas demandas, as características da adolescência e a intersecção com a transgeneridade.

Alguns adolescentes trans podem apresentar, com a evolução da puberdade, vontade de fazer mais modificações na expressão de gênero, recorrendo ao uso de acessórios específicos para isso. Com o intuito de acelerar suas modificações corporais, podem ter o desejo de receber hormônios e, com a falta de orientação adequada, somada à impulsividade típica do adolescente, realizar auto-hormonização sem acompanhamento médico. Tais demandas devem ser trabalhadas a fim de reduzir o risco de sofrimento ou desconforto corporais, ao mesmo tempo que o cuidado em saúde integral seja garantido.

Na adolescência, a depender da idade, do desenvolvimento puberal e, principalmente, do desejo de cada pessoa, existem outras possibilidades além da transição social, como o bloqueio puberal e a hormonização. Pode ser ofertada, assim como para crianças, a participação em grupos para o convívio com outros adolescentes trans.

TRANSIÇÃO DE GÊNERO

Entre janeiro de 2020 e abril de 2025,[2] legislações estavam vigentes no Brasil: o processo transexualizador do SUS[2] e a Resolução CFM n. 2.265/2019 do Conselho Federal de Medicina.[3] Em 7 de abril de 2025 foi publicada pelo CFM a Resolução n. 2.427/25,[4] que invalida a anterior (CFM 2.265/19) e determina novas regras para o acompanhamento médico durante o processo de transição de gênero. É possível ver as diferenças entre cada uma delas na Tabela 1.

Transição social

Durante a adolescência, é comum que indivíduos com vivências de variabilidade de gênero demonstrem grande ansiedade relacionada à transição, colocando expectativas, muitas vezes irreais, no processo de hormonização, verbalizando que só se sentirão pertencentes ao gênero identificado após intervenções físicas.

Tabela 1 Processo de transição de gênero

Resolução CFM n. 2.265/2019 (anulada pela Resolução CFM n. 2.427/25)	Processo transexualizador do SUS	Resolução CFM n. 2.427/25
Transição social – qualquer idade	Não cita	Transição social – qualquer idade
Bloqueio puberal – a partir da entrada na puberdade	Não cita	Bloqueio puberal – proibido
Hormonização – a partir de 16 anos	Hormonização – a partir de 18 anos	Hormonização – a partir de 18 anos
Cirurgias – a partir de 18 anos	Cirurgias – a partir de 21 anos	Cirurgias – a partir de 18 anos

A ideia comum de que o gênero está relacionado às características físicas, mais especificamente aos caracteres sexuais secundários, reforça a urgência dos jovens pelas intervenções físicas. Porém, compreendendo que o corpo e o próprio conceito de gênero são desenvolvidos e compreendidos pela linguagem,[5] é essencial que se trabalhe o desenvolvimento da transição social, isto é, permitir-se viver o gênero com o qual se identifica, explorando a chamada "expressão de gênero", através de mudanças cotidianas individuais, como mudar cortes de cabelo, roupas, pronomes e adotar o nome social dentro de casa e na escola. Esses comportamentos melhoram a autoestima do adolescente, podendo diminuir sintomas da disforia e permitindo trabalhar as expectativas da hormonização.

Junto às mudanças citadas acima, adolescentes também podem desejar usar acessórios para auxiliar a sua expressão social de acordo com sua vivência, tais como *packers*, *binders*, *tapes*, cuecas menstruais e calcinhas para aquendar. São ferramentas que simulam caracteres sexuais secundários de outros gêneros, diminuindo a disforia. Alguns desses acessórios, entretanto, podem ser desconfortáveis e necessitam de cuidado especial para evitar lesões, como limitar o uso de *binders* a oito horas diárias e não os usar enquanto pratica exercícios físicos.[6]

A transição social foca o desenvolvimento da autoimagem e da identidade da criança e do adolescente, em uma fase importante de construção de vínculos. Permitir-se ser lido como pertencente ao gênero desejado, seja como for, reforça e valida a vivência de variabilidade de gênero do sujeito, fortalecendo o indivíduo e sua identidade trans, melhorando a qualidade de vida, sua saúde física e mental.

É importante ressaltar, porém, que essas mudanças, aparentemente pequenas, podem ser motivo de grande medo para crianças e adolescentes se entendendo como pessoas trans, pois evidenciam seu questionamento a terceiros, aumentando as chances de serem vítimas de preconceito. O medo da violência deve sempre ser acolhido e respeitado pelos profissionais de saúde, que muitas vezes servem, também, como refúgio para populações vulneráveis.

Bloqueio puberal

No Brasil, o Conselho Federal de Medicina (CFM), através da Resolução n. 2.265/19, autorizava o uso do bloqueio da puberdade em adolescentes transgênero que já tinham sinais de puberdade, desde que realizado em hospitais universitários ou instituições de referência no SUS, em caráter experimental e sob protocolo de pesquisa aprovado por comitês de ética.[3] Para o início do uso da medicação, eram necessários o assentimento do paciente, o consentimento dos pais ou responsáveis e a avaliação de uma equipe transdisciplinar. A partir de 8 de abril de 2025, com a publicação da Resolução CFM n. 2.427/25, fica proibido o bloqueio puberal para crianças e adolescentes com incongruência de gênero ou disforia de gênero, ficando permitida somente a manutenção naqueles que já iniciaram o uso da medicação.[4]

O bloqueio puberal consiste na suspensão da produção de hormônios sexuais, realizada através do uso de análogos do hormônio liberador de gonadotrofinas (GnRHa), com a finalidade de evitar o desenvolvimento de características sexuais secundárias associadas ao sexo biológico, trazendo benefícios no caso de pessoas trans. São utilizadas as mesmas substâncias usadas nos casos de puberdade precoce, sendo oferecido pelo Sistema Único de Saúde (SUS) o acetato de leuprorrelina, em esquema de 3,75 mg por via intramuscular a cada 30 dias.

Como seguimento, sugere-se que a avaliação do estadiamento puberal a cada 3 meses, assim como a mensuração antropométrica e dosagens hormonais (FSH, LH, estradiol em adolescentes transmasculinos e testosterona em adolescentes transfemininas). Densitometria óssea e raio X para avaliação da idade óssea devem ser realizados anualmente.[7]

Os análogos de GnRH são empregados para interromper temporariamente o progresso da puberdade, diminuindo o desconforto que as mudanças físicas podem causar em quem não se identifica com o gênero designado ao nascimento. Isso permite que adolescentes e suas famílias tenham mais tempo para compreender a situação e tomar decisões informadas em cada etapa do processo, com o apoio de profissionais especializados. Além disso, o uso do bloqueador pode melhorar os resultados para aqueles que optarem por continuar com intervenções corporais futuras, reduzindo a necessidade de cirurgias como mamoplastia masculinizadora, remoção de barba e pelos corporais, intervenções faciais, mudanças vocais ou retirada do pomo-de-adão.[8]

Há consenso internacional de que a supressão puberal deve começar preferencialmente nos estágios iniciais do desenvolvimento das características sexuais secundárias, embora também possa ser benéfica em outros estágios de Tanner. O efeito do aGnRH é reversível, ou seja, a puberdade e o crescimento retomam seu curso normal após a suspensão do medicamento, dando ao paciente a possibilidade de decidir sobre a continuidade ou não da transição, sem prejuízos. Pesquisas realizadas até o momento apontam que os benefícios desse procedimento superam os possíveis riscos, incluindo melhorias no desempenho acadêmico, nas relações interpessoais e na saúde mental.

Cuidados

Apesar dos ganhos evidentes, o bloqueio puberal pode apresentar algumas implicações, que devem ser apresentadas ao adolescente e seus responsáveis antes da assinatura do consentimento e assentimento. A aplicação do aGnRh interrompe o amadurecimento dos gametas e, caso a pessoa opte pela hormonização, esses não poderão ser utilizados para a fertilização *in vitro* (FIV). Além disso, o seu uso prolongado pode reduzir temporariamente a densidade óssea, embora a maioria dos estudos sugira que essa condição se reverte após a suspensão do tratamento. Também é conhecido o impacto do uso do bloqueador de puberdade na estatura final, quando usado por tempo prolongado.

Hormonização

A hormonização pode ser iniciada a partir dos 16 anos, conforme a Resolução CFM n. 2.265/2019,[3] ou aos 18 anos no âmbito do processo transexualizador do SUS.[2] Esse tratamento induz a puberdade de acordo com o gênero vivido pelo indivíduo, buscando alinhar características corporais à identidade de gênero. A hormonização é parcialmente reversível, já que nem todas as mudanças adquiridas desaparecem com a interrupção dos hormônios. Assim como no bloqueio, o processo exige a aprovação do paciente, dos responsáveis e da equipe transdisciplinar após o esclarecimento de riscos e benefícios.

Esquema

Para a hormonização de mulheres trans que foram bloqueadas, utiliza-se 17 β estradiol oral, em dose inicial de 5 mcg/kg ao dia. O aumento da dose ocorre a cada 6 meses, até atingir 20 mcg/kg ao dia. A manutenção é realizada com a mesma dosagem de pessoas adultas (1 ou 2 mg, até o máximo de 6 mg ao dia). Para aquelas que não tiveram a puberdade bloqueada, o aumento da dose pode ocorrer de forma mais rápida, iniciando-se com 1 mg ao dia durante 6 meses e aumentando para 2 mg ao dia ou mais, de acordo com avaliações realizadas no acompanhamento.[9]

Existe a opção do uso de adesivos transdérmicos para mulheres trans. A dose inicial é de 6,25 a 12,5 mcg ao dia (dose obtida com um quarto ou com metade de um adesivo de 50 microgramas, trocado a cada 3 ou 4 dias) para aquelas que foram bloqueadas.[6] Eleva-se 12,5 mcg a cada 6 meses, até que seja atingida a dose de adultas (25 ou 50 mcg, até o máximo de 200 mcg/ao dia).[9]

A indução da puberdade para adolescentes trans masculinos é realizada com cipionato de testosterona IM. Inicia-se em 25 mg/m^2 a cada 2 semanas, com aumento da dose a cada 6 meses (50, 75 e 100 mg/m^2 a cada 2 semanas) até atingir a dose de adultos,[6] que pode ser escalonada aos 18 anos (100 a 200 mg a cada 2 semanas).[10]

CUIDADOS EM SAÚDE MENTAL

A literatura sobre saúde mental de crianças com incongruência de gênero ainda é limitada. Um estudo conduzido na Holanda, envolvendo 120 crianças com idades entre 4 e 11 anos, identificou sintomatologia internalizante em 37% das participantes, incluindo transtornos ansiosos e depressivos, com destaque para ansiedade de separação e fobia específica. Além disso, 23% apresentaram sintomas externalizantes, como transtorno opositivo-desafiador, transtorno de déficit de atenção e hiperatividade e transtornos de conduta. Investigações mais recentes indicam que a saúde mental de crianças trans que já realizaram a transição social, vivendo no papel de gênero desejado e com apoio familiar, é comparável à de crianças cisgêneras. Nessas crianças trans, os sintomas ansiosos apresentam prevalência mais elevada, embora abaixo dos limiares clínicos e subclínicos, sem diferenças significativas em relação aos sintomas depressivos.[11]

Na prática, apenas uma parcela das crianças dissidentes de gênero desenvolverá sofrimento ou transtornos mentais, sendo a ausência de suporte familiar um dos principais fatores de risco associados. Dependendo do grau de identificação e afirmação da identidade de gênero, algumas crianças podem apresentar quadros de depressão, autolesão genital e risco aumentado de suicídio, com probabilidade 2 a 3 vezes maior em comparação a seus pares cisgênero.[12] Nesse contexto, questões como dificuldades escolares relacionadas à revelação ou ocultação da identidade de gênero, decisões sobre a transição social (balanço entre autonomia e proteção) e comunicação com amigos ou familiares constituem demandas centrais.

Crianças e adolescentes trans frequentemente enfrentam *bullying* nas escolas, manifestado por meio de agressões ou intimidações verbais, físicas ou psicológicas de maneira sistemática. Entre as formas mais comuns, destacam-se boatos, piadas, insultos, comentários ofensivos, exclusão social, *cyberbullying* (via redes sociais ou e-mails), além de agressões físicas, ameaças de morte, espancamentos e, em casos extremos, homicídios. Esses eventos frequentemente levam a abandono escolar, isolamento social e sofrimento psíquico significativo.

Durante a adolescência, observa-se menor prevalência de condições psiquiátricas em comparação aos adultos, apesar da maior vulnerabilidade ao sofrimento psicológico. Estudos demonstram maior incidência de transtornos ansiosos, sendo a fobia social e a fobia específica as condições mais prevalentes; transtornos do humor, predominantemente depressão maior; e transtornos disruptivos, principalmente transtorno opositivo-desafiador.[13]

A disforia de gênero está associada a um risco aumentado de autolesões não suicidas, transtornos depressivos e ansiosos, comportamento suicida, abuso de substâncias, transtornos alimentares, práticas sexuais de risco, isolamento social e violações de normas sociais em crianças e adolescentes.[12] Estudos apontam altas taxas de tentativas de suicídio ao longo da vida entre pessoas transgênero, situando-se em aproximadamente 40%. Entre esses casos, 34% ocorreram antes dos 14 anos, 39% entre os 14 e 17 anos, e 20% entre os 18 e 24 anos. Além disso, 82% da população trans relatou ter vivenciado ideação ou planejamento suicida em algum momento da vida.[13]

CONCLUSÕES

O cuidado de crianças e adolescentes trans deve ser garantido e suas vivências, respeitadas. A Associação Nacional de Travestis e Transexuais (ANTRA) publicou em 2023 um importante documento, a Nota Técnica de Acesso à Saúde de Crianças Trans: Do modelo transpatologizante ao cuidado transespecífico.[14] O documento aponta diretrizes para garantias de acesso num modelo de coprodução de um cuidado despatologizante e implicado na produção de autonomia, descontruindo a transexualidade como um problema médico. Na Tabela 2 podemos identificar as distinções entre os modelos transpatologizante e transespecífico.

Tabela 2 Do modelo transpatologizante ao cuidado transespecífico

Modelo transpatologizante	Cuidado transespecífico
• Reverência tanto da equipe quanto da lógica do serviço à figura do médico psiquiatra. • Apagamento do protagonismo da criança, com subsequente legitimação de tutela hiperinflacionária do poder parental. • Aposta no binário "menino" e "menina" como formas máximas de compreender e direcionar a infância. • Crianças trans são entendidas como desvios, sintomas de algum desinvestimento familiar ou quadro de sofrimento. • Escola, família e comunidade instituem discursos rígidos sobre a infância. • O cuidado depende de avaliações multidisciplinares, voltadas a responder à pergunta "o que é a criança?". • As práticas são voltadas a prevenir arrependimentos e evitar futuros "enganos" em relação ao gênero. • Crianças trans são ensinadas a serem toleradas e a buscar adaptação à sociedade.	• Profissionais de saúde são entendidos como alternativas, não como uma efetiva necessidade ou obrigatoriedade. • Decisões têm caráter provisório e são vividas pragmaticamente, sem a necessidade de "confirmar" uma verdade. • A infância é entendida como um caminho aberto e não linear, onde várias formas de experienciar o gênero podem conviver. • Crianças trans se sentem validadas e entendem que suas identidades são legítimas, sem serem cerceadas por moralidades científicas e culturais. • Escola, família e comunidade buscam aprender com as crianças. O cuidado é construído em comunidade, junto às crianças, buscando inventar infâncias diversas e criativas. • As práticas são voltadas a qualificar a relação da criança com o corpo, sem a garantia de fixidez ou certeza. • Crianças trans são orientadas a buscar seus pares e a fortalecer suas visões de mundo.

Ouvir, validar e evitar imposições são atitudes fundamentais para que crianças e adolescentes expressem suas experiências e desejos sem julgamentos e tenham suas individualidades respeitadas. A evolução dos modelos de cuidado exige uma abordagem centrada no bem-estar, embasada em princípios de direitos humanos, ética e práticas baseadas em evidências.

REFERÊNCIAS

1. Gülgöz S, et al. Children's evaluation and categorization of transgender children. Journal of Cognition and Development. 2018;19(4):325-44.
2. Brasil. Ministério da Saúde. Secretaria de Atenção à Saúde (SAS). Portaria n. 457, de 19 de agosto de 2008. Regulamenta o Processo Transexualizador no SUS. Diário Oficial da União, Brasília, 20 ago. 2008. Disponível em: https://bvsms.saude.gov.br/bvs/saudelegis/sas/2008/prt0457_19_08_2008.html. Acesso em: 1º fev. 2025.
3. Conselho Federal de Medicina. Resolução CFM n. 2.265/2019. Dispõe sobre o cuidado específico à pessoa com incongruência de gênero ou transgênero e revoga a Resolução CFM n. 1.955/2010.
4. Conselho Federal de Medicina. Resolução CFM n. 2.427/2025. Dispõe sobre o cuidado específico à pessoa com incongruência de gênero ou transgênero e revoga a Resolução CFM n. 2.265/2019. Brasil, 2025.

5. Louro GL (org.). Corpo, gênero e sexualidade: um debate contemporâneo na educação. 10. ed. Petrópolis: Vozes; 2018.
6. UCSF Transgender Care. UCSF transgender care & treatment guidelines. Binding, packing, and tucking. Deutsch MB, ed. Jun 2016.
7. Protocolo para o cuidado integral à saúde de pessoas trans, travestis ou com vivências de variabilidade de gênero no município de São Paulo. 2. ed. Secretaria Municipal da Saúde, jun. 2023.
8. Hercowitz A, Steinmetz L, Damian D. Bloqueio puberal e hormonização em adolescentes. In: Ciasca SV, Hercowitz A, Junior AL. Saúde LGBTQIA+ Práticas de cuidado transdisciplinar. Santana do Parnaíba: Manole; 2021.
9. Secretaria Municipal da Saúde. Protocolo para o cuidado integral à saúde de pessoas trans, travestis ou com vivências de variabilidade de gênero no município de São Paulo. 2. ed. São Paulo: SMS; Junho 2023.
10. Coleman E, Radix AE, Bouman WP, Brown GR, De Vries AL, Deutsch MB, et al. Standards of care for the health of transgender and gender diverse people, version 8. International Journal of Transgender Health. 2022;23(sup. 1):S1-259.
11. Olson KR, Durwood L, DeMeules M, McLaughlin KA. Mental health of transgender children who are supported in their identities. Pediatrics. 2016;137(3).
12. Puszczyk M, Czajeczny D. Gender dysphoria and gender variance in children: diagnostic and therapeutic controversies. Archives of Psychiatry and Psychotherapy. 2017;3:34-42.
13. de Vries AL, Doreleijers TA, Steensma TD, Cohen-Kettenis PT. Psychiatric comorbidity in gender dysphoric adolescents. Journal of Child Psychology and Psychiatry. 2011;52(11):1195-202.
14. Hoshiai M, Matsumoto Y, Sato T, Ohnishi M, Okabe N, Kishimoto Y, et al. Psychiatric comorbidity among patients with gender identity disorder. Psychiatry and Clinical Neurosciences. 2010;64(5):514-9.
15. Toomey RB, Syvertsen AK, Shramko M. Transgender adolescent suicide behavior. Pediatrics. 2018;142(4):e20174218.
16. Associação Nacional de Travestis e Transexuais (ANTRA). Nota técnica sobre acesso à saúde de crianças trans: do modelo transpatologizante ao cuidado transespecífico. 2023.

13

Atenção em saúde à pessoa idosa trans

Caio Barretto Anunciação
Milton Roberto Furst Crenitte
Vilson Cardoso de Oliveira Júnior

INTRODUÇÃO

O envelhecimento como vivenciamos hoje no Brasil e no mundo pode ser chamado de uma Revolução, ou melhor: Revolução da Longevidade, como diz o professor Alexandre Kalache, grande especialista em demografia do envelhecimento. Nesse sentido, pensar no envelhecimento requer não apenas estratégias e orientações para as pessoas acima de 60 anos, mas uma rede de atenção a todos os cursos de nossas vidas, uma vez que o jovem de hoje (se tudo der certo) deverá ser a pessoa idosa de amanhã.[1]

Assim, reflexão sobre o cuidado às pessoas trans é fundamental. Tanto para aqueles que já têm 60 anos ou mais, mas também para os jovens, que por meio de políticas de garantia de acesso e pertencimento poderão almejar envelhecer.

A Organização Mundial da Saúde (OMS), em seu documento que orienta as práticas para o envelhecimento ativo, discute ações como saúde, segurança e participação social para a promoção dessas conquistas,[2] o que se conecta em muito com as necessidades das pessoas trans. Dessa forma, este capítulo visa discutir questões como a necessidade da integralidade do cuidado, a promoção da saúde física e mental, bem como a garantia de acesso à saúde como condições para que envelhecer também seja um direito celebrado por pessoas transgênero.

EXPECTATIVAS DA TRANSIÇÃO APÓS OS 40-50 ANOS

Pessoas trans são historicamente marginalizadas e vulnerabilizadas socialmente, tendo menor acesso à educação, a empregos formais, à alimentação saudável e a serviços de saúde. Têm uma incidência maior de uso de drogas lícitas e ilícitas, com altos índices de alcoolismo e tabagismo. Para além disso, essa população é constantemente assassinada, sendo o Brasil o país que mais mata travestis e transsexuais no mundo, tendo também um alto índice de suicídio devido às vulnerabilidades enfrentadas.[3,4]

Dessa maneira, a expectativa de vida de uma pessoa trans no Brasil hoje é de 39 anos. A consideração de 40 anos como a idade em que uma pessoa trans é considerada idosa é resultado de uma intersecção de fatores sociais, médicos e de identidade de gênero.

Essas pessoas sempre foram excluídas do cuidado em saúde, realizando hormonização e outros procedimentos, como aplicação de silicone industrial, a partir de indicações de amigas e de outras pessoas da comunidade sem nenhum acompanhamento adequado. Tendo em vista a maior visibilidade e a maior conquista de direitos nos últimos anos, é necessário que estudos sejam realizados para melhor compreender e acolher essa população.

EXPECTATIVAS APÓS OS 40 ANOS

Sabe-se que com o envelhecimento há a redução de receptores hormonais relacionados às mudanças de caracteres sexuais secundários.[5] Quanto mais precocemente se inicia a hormonização, espera-se que maiores e mais rápidas serão as transformações encontradas, e, da mesma maneira, quanto mais tardiamente inicia-se o processo de transição hormonal, menores e mais lentas podem ser as alterações vivenciadas.

Contudo, apesar de uma menor mudança corporal e a despeito dos riscos e efeitos colaterais encontrados, pequenas mudanças se tornam significativas para as pessoas que estão passando por esse processo e tendem a reduzir transtornos como ansiedade e depressão quando estes estão relacionados à transfobia e a níveis menores ou maiores de disforia.

Por fim, são poucos ou nulos os estudos que avaliam até que idade seria prudente iniciar ou manter a terapia hormonal. Extrapola-se, tendo em vista as alterações hormonais que acontecem fisiologicamente, que a parada da hormonização poderia ser indicada a partir dos 50 anos. Contudo, assim como a terapia de reposição hormonal de mulheres cis, a idade de hormonização pode ser individualizada, avaliando-se riscos e benefícios da hormonização e a importância dessa ferramenta de reafirmação de gênero na vida de cada paciente.

RASTREIO DE DOENÇAS CRÔNICAS NÃO TRANSMISSÍVEIS

O rastreio de doenças é definido pela OMS como a aplicação de estratégias com o objetivo de detectar doenças em pessoas assintomáticas a fim de reduzir a mortalidade e a morbidade com a oferta de tratamento precoce.

É interessante refletir que na população transgênero a solicitação de exames pode ter a função de ações afirmativas de maneira a aproximar ou ainda afastar a pessoa do gênero com o qual se reconhece.[6]

Não há evidências suficientes para determinar se as pessoas transgênero, como fator isolado, teriam o risco geral ou órgão-específico para câncer maior do que pessoas não transgênero ou que o uso de hormonioterapia alteraria esse risco. O rastreio de câncer deve seguir rotina baseada por órgãos para todos os pacientes trans de acordo com as diretrizes atuais como um componente da atenção primária, porém com algumas especificidades em situações especiais.[6]

Câncer de mama

Homens transgênero que não foram submetidos a mastectomia bilateral, ou que foram submetidos apenas à redução de mama, devem ser submetidos ao rastreamento de acordo com as diretrizes atuais para mulheres cis. Por conta disso, é importante obter um histórico cirúrgico claro. O Ministério da Saúde (MS/INCA) recomenda a realização de mamografia bienal para mulheres cisgênero com 50 a 69 anos.[7]

Para homens transgênero que foram submetidos à mastectomia, é importante obter um histórico cirúrgico claro, pois alguns pacientes podem ter sido submetidos apenas à redução de mama. Não há boas evidências para orientar o rastreamento de homens transgênero que foram submetidos à mastectomia total. O risco de câncer de mama em tecidos mamários residuais após a mastectomia é desconhecido.[6]

Em mulheres transgênero, fatores que podem contribuir para um risco reduzido de câncer de mama incluem potencialmente menos exposição ao estrogênio ao longo da vida e, em alguns casos, a ausência de exposição à progesterona. No entanto, há alta prevalência de mamas densas, um risco independente para câncer de mama e também um preditor de maiores taxas de mamografias falso-negativas. O uso de hormônio feminilizante a partir de 5 anos eleva o risco de câncer de mama em mulheres transgênero.[8]

O método de escolha para rastreio é a mamografia. Em homens transgênero que realizaram redução de mamas com tecido mamário residual, a mamografia para avaliação de uma lesão palpável pode não ser tecnicamente viável, e alternativas como ultrassom ou ressonância magnética podem ser necessárias.

Recomenda-se que a mamografia de rastreamento seja realizada a cada 2 anos, uma vez que a idade de 50 anos seja atingida e tenha um mínimo de 5 anos de uso de hormônio feminilizante. Logo, mulheres transgênero com menos de 50 anos não atendem aos critérios de rastreio até que tenham pelo menos 5 a 10 anos de uso de hormônio feminilizante. Calculadoras de pontuação de risco podem não ser confiáveis quando usadas em mulheres transgênero.[6]

Mulheres transgênero geralmente se preocupam com a aparência e o desenvolvimento de suas mamas e podem realizar autoexames frequentes sem orientação. Achados comuns são dor, hipersensibilidade e nodularidade nas mamas. Essas mulheres podem solicitar exames de mama para esses sintomas ou podem achar que os exames de mama são uma afirmação de gênero, o que deve ser discutido individualmente.

Decisão compartilhada com o paciente, além de esclarecer sobre o ambiente em que será realizado o exame (clínicas com ambiente acolhedor a pessoas transgênero), é de grande importância para o bom acolhimento.

Pode-se optar por reduzir a idade de início da triagem em pacientes com fatores de risco familiares significativos. Mulheres transgênero com histórico familiar sugestivo (ou conhecido) de mutação BRCA devem ser encaminhadas para aconselhamento genético.[6]

Câncer de colo de útero

É o terceiro câncer mais comum no mundo, mais de 99% dos quais são causados por infecção pelo vírus do papiloma humano (HPV). Homens transgênero estão sob risco de câncer de colo de útero, e exames pélvicos para obter o exame citopatológico (Papanicolau) podem ser desafiadores.

O rastreamento inadequado para câncer de colo de útero está relacionado às barreiras que indivíduos transgênero enfrentam no acesso a cuidados de saúde. Homens transgênero têm menor probabilidade de realizar rastreamento do câncer cervical regular do que mulheres cis.[6]

O rastreio do câncer de colo de útero para homens transgênero segue as recomendações para mulheres cisgênero, com início a partir de 21 anos, por meio do Papanicolau, independentemente da idade de início da vida sexual, e interromper aos 65 anos se últimos dois exames normais com intervalo de 1 a 3 anos, conforme recomendam o MS/Inca, a U.S. Preventive Services Task Force (USPSTF) e a OMS.[7,9,10] Os exames de Papanicolau em homens transgênero têm uma incidência dez vezes maior de um resultado insatisfatório em comparação com mulheres não transgênero, o que está correlacionado com o tempo de testosterona pela atrofia da mucosa vaginal. Ressalta-se que mulheres trans com neovagina não têm indicação de rastreio por não haver colo de útero.[11]

Uma experiência dolorosa com o exame de Papanicolau está correlacionada com a não adesão a exames futuros de triagem e colposcopia. Algumas técnicas são sugeridas para reduzir o desconforto do paciente, como: usar espéculo pediátrico, utilizar água morna ou lubrificante à base de água em pouca quantidade para lubrificar um espéculo estreito antes da inserção, aumentando minimamente o risco de uma amostra insatisfatória, permitir que o paciente insira o espéculo ou observe o procedimento usando um espelho, administração de benzodiazepínicos orais antes do exame ou o uso de estrogênios vaginais por 1 semana antes do exame.[6]

Pesquisas preliminares sobre amostras vaginais autocoletadas para HPV em comparação com amostras obtidas por médicos mostram-se promissoras; essa abordagem também pode ser mais aceitável para homens transgênero.[6]

A vacinação contra o HPV entre as idades de 9 a 26 anos tem o potencial de reduzir significativamente as taxas de câncer de colo de útero, além de oral e anal.[7]

Câncer colorretal

O rastreio do câncer colorretal deve seguir as recomendações das diretrizes atuais para todos os pacientes transgênero. O MS/Inca recomenda rastrear o câncer colorretal em pessoas com 50 a 75 anos. Recomendações atuais do USPSTF sugerem, com grau de evidência menor, iniciar o rastreio aos 45 anos.[12]

Em relação ao câncer anal, a Sociedade Internacional de Neoplasia Anal (IANS) desenvolveu diretrizes de consenso para o rastreamento em grupos de alto risco. Em todo o mundo, ocorreram quase 30.500 novos casos de câncer anal em 2020. Embora raro entre a população em geral, o câncer anal afeta desproporcionalmente populações específicas, incluindo pessoas vivendo com HIV, homens que fazem sexo com homens (HSH), mulheres transgênero, receptores de transplante de órgãos sólidos e mulheres com histórico de câncer vulvar ou lesões pré-cancerígenas. A elevada incidência de câncer anal entre esses e outros grupos de alto risco justifica o desenvolvimento de recomendações de rastreamento do câncer anal direcionadas ao risco.[13]

As diretrizes da IANS recomendam o início do rastreamento com a citologia anal ou teste de papilomavírus humano (HPV) de alto risco aos 35 anos para homens que fazem sexo com homens (HSH) e mulheres transgênero com

HIV. Para outras pessoas com HIV, assim como para HSH e mulheres transgênero sem HIV, a recomendação é iniciar tal triagem aos 45 anos.

Câncer de próstata

O rastreio do câncer de próstata é controverso na literatura. Em mulheres transgênero, alguns antiandrógenos, como inibidores da 5-alfa redutase, diminuem os níveis do PSA. A remoção das gônadas, além da exposição ao estrogênio, provavelmente reduz o risco de câncer de próstata e hipertrofia prostática benigna.[6]

Independentemente disso, mulheres transgênero estão expostas ao risco de desenvolver câncer de próstata, mesmo aquelas que foram submetidas à gonadectomia. A decisão de realizar o rastreamento do câncer de próstata deve ser tomada com base nas diretrizes para homens não transgênero. A American Cancer Society sugere discutir com paciente e, a partir dos 50 anos, considerar realização de PSA anual com ou sem toque retal.[14]

Se um exame de próstata por meio do toque for indicado, tanto a abordagem retal quanto a neovaginal podem ser consideradas. Mulheres transgênero que foram submetidas à vaginoplastia têm uma próstata anterior à parede vaginal, e um exame neovaginal digital pode ser mais eficaz. Deve-se observar que, quando o teste de PSA é realizado em mulheres transgênero com baixos níveis de testosterona, pode ser apropriado reduzir o limite superior do normal (2,5 ng/mL) para 1 ng/mL.[6]

Câncer de pulmão

O câncer de pulmão, segundo as estimativas de 2023, é o terceiro mais comum em homens cis e o quarto em mulheres cis no Brasil. É a primeira causa de óbito por câncer no mundo. A neoplasia de pulmão tem associação com tabagismo, exposição à poluição, história de tuberculose, HIV, além de causas ocupacionais.

Apesar de tamanha importância, a população transgênero, que tem maior vulnerabilidade social, maiores taxas de infecção por tuberculose e HIV, não é contemplada nos estudos. O rastreio do câncer de pulmão na população transgênero deve seguir as recomendações das diretrizes atuais.[15]

A USPSTF recomenda o rastreio na população geral com 55 a 80 anos com carga tabágica de 20 maços/ano ativo ou inativo por até 15 anos. Sugere-se realizar tomografia computadorizada de tórax de baixa dosagem anual com redução de mortalidade em até 20%. Deve-se considerar a possibilidade de falso-positivos, além dos riscos do procedimento confirmatório invasivo com biópsia e tratamento, especialmente quando se fala em populações marginalizadas com seus direitos e acessos cerceados, como população trans.[16]

Osteoporose

A osteoporose é a doença metabólica mais comum do mundo. Está associada ao risco de fraturas com redução da funcionalidade em adultos. O rastreio de osteoporose é atualmente baseado em idade e sexo ao nascimento, além de fatores de risco. Diversas doenças, uso de medicamentos e estilo de vida são condições que podem contribuir para a osteoporose. Fatores de risco incluem etnia caucasiana ou asiática, idade avançada, consumo de álcool > 10 doses/semana, baixo índice de massa corporal (IMC), tabagismo, uso crônico de corticosteroides, hipogonadismo, artrite reumatoide, hiperparatireoidismo, imobilidade, deficiência de vitamina D e infecção por HIV.[17]

Um estudo realizado com mulheres transgênero mostrou que estas poderiam ter fatores contribuintes para um risco aumentado de osteoporose – independente e existente antes do uso de hormônios, como níveis reduzidos de atividade física, menor massa muscular e força de preensão, e níveis mais baixos de vitamina D.[18] No contexto da hormonização, fatores de risco conhecidos para osteoporose incluem subutilização de hormônios após gonadectomia ou uso de bloqueadores de andrógenos sem estrogênio ou em dose insuficiente. Análogos de GnRH também podem resultar em diminuição a curto prazo na densidade mineral óssea (p. ex., análogos de GnRH sem estrogênio concomitante, quando estrogênio adicionado ou bloqueadores interrompidos a densidade óssea retorna ao normal).[6]

Em homens transgênero, não há evidência de alteração ou aumento na densidade mineral óssea com testosterona. Fatores de risco para osteoporose nessa população incluem ooforectomia antes dos 45 anos sem reposição hormonal ideal.[1]

Diretrizes atuais em populações cisgênero recomendam o rastreio para todas as mulheres cis com mais de 65 anos ou pós-menopausa e homens cis após os 70 anos ou após os 50 anos com fatores de risco. A frequência ideal não é bem estabelecida.[17]

Pessoas transgênero (independentemente do sexo atribuído ao nascimento) devem começar o rastreio de densidade óssea aos 65 anos. A triagem entre 50 e 64 anos deve ser considerada para aquelas com fatores de risco estabelecidos para osteoporose. Pessoas transgênero (independentemente do sexo atribuído ao nascimento) que passaram por gonadectomia e têm histórico de pelo menos 5 anos sem reposição hormonal também devem ser consideradas para teste de densidade óssea, independentemente da idade.[6]

O exame de escolha para rastreio de osteoporose é a densitometria óssea do quadril e da coluna lombar. Em quadros de osteopenia, deve ser aplicada a ferramenta FRAX® de risco de fratura. É importante salientar que não há estudos para determinar se deve ser usado o sexo ao nascimento ou o gênero afirmado para avaliação da osteoporose. O sexo para comparação dentro das ferramentas de avaliação de risco pode ser baseado na idade em que os hormônios foram iniciados e na duração da exposição aos hormônios. Em alguns casos, pode ser razoável avaliar o risco usando as calculadoras masculina e feminina e usando um valor intermediário.

Aconselhamento deve ser dado para modificar os fatores de risco para osteoporose, incluindo cessação do tabagismo, corrigir níveis baixos de vitamina D, manter ingesta adequada de cálcio, atividade de sustentação de peso e moderação do consumo de álcool.

RISCO CARDIOVASCULAR

Calculadoras de risco cardiovascular como o Escore de Framingham, recomendado pela Sociedade Brasileira de Cardiologia, o SCORE2, recomendado pela European Society for Cardiology, e o ASCVD *risk*, recomendado pela American Heart Association utilizam entre suas variáveis o sexo do paciente em questão. Quando nos deparamos com um paciente trans, algumas variáveis devem ser avaliadas para entender qual sexo, feminino ou masculino, deve ser selecionado para o risco cardiovascular.

Entendemos que, quanto mais precocemente for iniciada a transição hormonal ou quanto maior for o tempo de hormonização realizado pelo indivíduo, maior será o tempo em que o organismo se encontra em um ambiente hormonal feminino (sob estímulo majoritariamente estrogênico) ou em um ambiente hormonal masculino (sob estímulo de testosterona), tendo, portanto, maiores características metabólicas de um dos sexos. O tempo de corte utilizado é de 5 a 10 anos de hormonização. Portanto, se, por exemplo, estivermos diante de uma mulher trans que iniciou a transição há menos de 5 anos, o ambiente hormonal ao qual esse organismo vem se desenvolvendo ainda tem forte influência da testosterona, devendo-se assinalar o sexo masculino na calculadora. Por outro lado, caso essa mulher trans tenha iniciado a hormonização há mais de 5 anos, o ambiente hormonal estrogênico já é suficientemente longo para conferir as características femininas ao organismo, devendo-se assinalar o sexo como feminino. Da mesma forma para homens trans com mais ou menos tempo de hormonização.[34]

Ademais, em relação ao risco cardiovascular específico a pacientes trans, sabe-se que essa população se encontra mais exposta ao tabagismo, ao sedentarismo e ao uso de bebidas alcoólicas. Como se encontram marginalizadas, têm baixo acesso a alimentação de qualidade e a acompanhamento de saúde. Para além, o estresse crônico que sofrem durante a vida, conceitualmente conhecido como *estresse de minorias*, gera um ambiente inflamatório que aumenta por si só o risco de hipertensão, diabetes *mellitus*, outras doenças metabólicas, além de aumento do risco de infarto agudo do miocárdio e de acidente vascular encefálico.

A hormonização, tanto feminina quanto masculina, por aumentar a carga lipídica orgânica, eleva transitoriamente colesterol e triglicerídeos pelo período de cerca de 3 meses, reduzindo-se aos níveis anteriores após. A testosterona, após esse período, tende inclusive a melhorar o perfil lipídico de homens trans por aumentar a massa muscular e reduzir o tecido adiposo.

Como citado anteriormente, a principal complicação encontrada com a reposição de estrogênio em mulheres trans são os eventos tromboembólicos. A utilização de formulações tópicas tende a reduzir esse risco, e medicações sintéticas como o etinil estradiol aumentam consideravelmente a chance de um evento trombótico. Sabe-se que o etinilestradiol é formalmente contraindicado para mulheres trans, devendo-se privilegiar hormônios com maior bioidenticidade, como o 17-beta-estradiol. Sabidamente o tabagismo, quando associado à utilização do estrogênio, causa um efeito sinérgico, aumentando ainda mais a possibilidade de um evento. É necessário, portanto, o estímulo ativo nessa população para a cessação do tabagismo e redução de risco.

Estudou-se, por fim, a possibilidade da associação de AAS e estatina à hormonização nessa população que se encontrava tabagista, visando à redução de eventos tromboembólicos, sem encontrar evidências positivas dessa associação.

SAÚDE MENTAL

Importância do suporte social e do capital social

A população trans está exposta a diversas vulnerabilidades sociais, como situação socioeconômica ruim, desemprego, déficit educacional, viver com HIV, rejeição familiar, experiências de discriminação e violência na infância, experiências de racismo e outras violências, sendo a interseccionalidade das experiências e vivências de múltiplas identidades minoritárias um determinante de desfechos adversos na saúde[20,21]

Segundo o Mapeamento das Pessoas Trans no Município de São Paulo de 2021,[22] a maioria (49%) delas saiu de casa na faixa etária entre 16 e 20 anos, e 16% vivem em condições de vulnerabilidade social. De acordo com um levantamento sobre assassinatos e violências contra travestis e transexuais brasileiras em 2021 (ANTRA),[23] 90% das mulheres trans e travestis brasileiras sobrevivem da prostituição como fonte de subsistência e, infelizmente, muitas morrem antes de chegarem à velhice.[24]

A maioria dos homens trans no Brasil já passou por violência verbal, institucional e física. Grande parte do sofrimento psíquico vem da discriminação que existe nos equipamentos de saúde, na educação e na própria família.[23]

Tais condições desfavoráveis estão associadas a maiores taxas de transtornos psiquiátricos, como transtornos de humor e depressão. Este é o principal transtorno mental, com prevalência ao longo da vida: 44% (mulher trans > homem trans), além da maior prevalência do consumo de substâncias (álcool) e transtornos de personalidade.[25]

O Brasil, segundo a OMS, é o oitavo país com o maior índice de suicídio no mundo. A maioria dos casos ocorre entre jovens de 15 a 29 anos, sobretudo entre pessoas do gênero feminino. Uma pesquisa realizada na Universidade de Columbia, nos Estados Unidos, mostrou que o índice de suicídio é 5 vezes mais frequente entre pessoas LGBTQIA+. Dentro da população transgênero, estima-se que 42% apresentaram tentativa de suicídio. O relatório "Transexualidades e Saúde Pública no Brasil", do Núcleo de Direitos Humanos e Cidadania LGBTQIA+ e do Departamento de Antropologia e Arqueologia, revelou que 85,7% dos homens trans já pensaram em suicídio ou tentaram cometer o ato.

A ONG Internacional National Gay and Lesbian Task Force aponta que 41% das pessoas trans já tentaram suicídio nos Estados Unidos em algum momento, contra 1,2% da população não transgênero.[8] Fazer parte de grupos minorizados como a população transgênero é considerado fator predisponente para o comportamento suicida.[26]

Quando se fala em saúde mental, especialmente na população trans, é necessário falar também sobre segurança social e econômica de modo a garantir direitos básicos a essas pessoas. As dificuldades enfrentadas estão relacionadas com maior desenvolvimento de transtornos psiquiátricos. Nesse contexto, mostra-se a necessidade de garantir dignidade e cidadania para que exista seguridade social e, dessa maneira, sejam reduzidos os fatores de risco aos quais essas pessoas são expostas, além de formar profissionais que estejam capacitados a atender o público transgênero.

ABORDAGEM EM CASOS DE COMPORTAMENTO SUICIDA

A OMS sugere a realização de avaliações do risco de suicídio em pacientes de modo a direcionar a condução de tais casos em contexto de maior gravidade. Tratar com empatia e escuta ativa faz parte de toda abordagem inicial dos casos. A presença de ideação suicida com tentativa de suicídio prévia é considerada uma indicação de hospitalização.

São considerados fatores protetores para o comportamento suicida a ausência de transtorno mental, gravidez, senso de responsabilidade para com a família, suporte social, religiosidade, estar empregado, satisfação elevada com a vida, presença de criança na família, capacidade de resolução de problema positiva e capacidade de adaptação positiva.[26]

A marginalização da população transgênero – que tem a vulnerabilidade social e econômica, o distanciamento familiar e o desemprego como fatores agravantes – é alarmante ao ser colocada sem a grande maioria dos fatores protetores contra o suicídio, o que traz à luz a necessidade iminente de oferecer um olhar mais cuidadoso, individualizado, para suas necessidades e do desenvolvimento de políticas públicas para acolher as demandas de saúde mental da população transgênero.

SITUAÇÕES COMUNS NO ENVELHECIMENTO

Síndromes demenciais

Um artigo publicado em 2020 na revista *Lancet* enumera que 40% dos casos de síndromes demenciais são afetados por fatores de risco modificáveis ao longo da vida, como escolaridade na infância e adolescência, prevenção e tratamento de doenças crônicas na fase adulta e também suporte social e apoio à saúde mental após os 60 anos.[27]

Pensando nessas questões, Guo et al., em um recente artigo, evidenciaram que pessoas trans apresentaram maiores prevalências de 13 dos 11 desses fatores de risco listados, além de uma prevalência maior na ocorrência dessas síndromes quando comparadas a controles cisgênero (1,7% *vs.* 0,8%; $P < ,001$).[28]

Assim, cabem não só estratégias em todas as fases de vida de pessoas trans para a prevenção de demências, mas também uma discussão sobre políticas do cuidado para aquelas que já apresentam tal comorbidade. Por exemplo, garantir um suporte social adequado e acesso e respeito em *Instituições de Longa Permanência para Pessoas Idosas* (ILPI), que são locais em que situações de violência e discriminação contra pessoas LGBTQIA+ infelizmente ainda são a regra, e não a exceção.

CUIDADOS PALIATIVOS

Pesquisas observacionais mostram que pessoas idosas LGBTQIA+ apresentam maiores taxas de solidão e de isolamento social. Constituem-se muitas vezes em indivíduos solteiros e comumente sem filhos ou outros parentes biológicos para chamar em emergências, em relação aos seus contemporâneos heterossexuais e cisgênero.[29]

Assim, muitas vezes a ideia de "família de escolha" se mescla à noção de rede de suporte social. Não é incomum que pessoas dessa geração tenham rompido relações com suas famílias biológicas ao longo de suas vidas. E em alguns casos essas "famílias de escolha" ou "famílias de coração" adquirem mais importância do que os seus parentes consanguíneos.[30]

Além disso, se o cenário de acesso a cuidados paliativos de qualidade já é precário para pessoas cisgênero, há que refletir sobre as particularidades dessa atenção em pessoas que enfrentam maiores barreiras de acesso ou podem apresentar condições que por si sós irão dificultar o oferecimento de uma morte com qualidade, como situações de vulnerabilidade social, isolamento ou com comorbidades estigmatizadas na sociedade.[31]

VIOLÊNCIA CONTRA A PESSOA IDOSA

O fenômeno da violência contra a pessoa idosa é definido por formas de abuso físico, psicológico, sexual, financeiro, negligência e institucional, e constitui uma questão complexa de saúde pública, com consequências não só em saúde mental, mas também física e em morbimortalidade.

Uma revisão sistemática da literatura de 2020, com 27 artigos, evidenciou que idade, estado civil, escolaridade, renda, situação e relação familiar, suporte social, solidão, demências, depressão e dependência para atividades de vida diária são os principais fatores de risco envolvidos na ocorrência de violência.[32]

Ao mesmo tempo que as velhices LGBTQIA+ podem estar expostas a maior probabilidade de sofrer violências,[33] são as pessoas com menores chances e maiores dificuldades em denunciar esses abusos para as autoridades da saúde ou policiais.

Conselhos da Pessoa Idosa, abrigos e ILPI devem estar preparados para acolher suspeitas de abusos e violências por LGBTIfobia.

CONSIDERAÇÕES FINAIS

Parafraseando novamente o Dr. Kalache, "Envelhecer é bom, morrer cedo é que não presta"! Entretanto, é preciso que saúde, educação, moradia, emprego e cidadania sejam direitos celebrados também pelas pessoas trans.

Há de se entender que identidade de gênero, assim como orientação sexual e renda familiar, são determinantes sociais do processo saúde-doença e assim impactam diretamente as possibilidades de envelhecer; da mesma forma que os referenciais teóricos cisgênero utilizados para compreender a longevidade são insuficientes para entender o envelhecimento trans, existem inúmeras particularidades dessa população que os profissionais de saúde precisam conhecer.

Assim, será possível a garantia de acesso, vínculo e pertencimento numa política de cuidados de promoção e proteção da saúde, para que envelhecer seja definitivamente mais um direito conquistado.

REFERÊNCIAS

1. Kalache A. Respondendo à revolução da longevidade. Ciênc Saúde Coletiva [Internet]. 2014 Aug;19(8):3306-.
2. World Health Organization (WHO) Envelhecimento ativo: uma política de saúde. Tradução Suzana Gontijo. Brasília: Organização Pan-Americana da Saúde, 2005.
3. Associação Nacional de Travestis e Transexuais (ANTRA). Violência. Disponível em: https://antrabrasil.org/category/violencia/.
4. Censo Trans: reflexões sobre os dados do censo trans. Sem motivos para orgulho: diálogos e análises do contexto socioeconômico de mulheres travestis e transexuais no Brasil. 2017.
5. Gooren L, Lips P. Conjectures concerning cross-sex hormone treatment of aging transsexual persons. J Sex Med. 2014;11(8):2012-9.
6. UCSF transgender care & treatment guidelines. 2016. Disponível em: https://transcare.ucsf.edu/guidelines.
7. Instituto Nacional de Câncer José Alencar Gomes da Silva (Inca). Detecção precoce do câncer. Rio de Janeiro, 2021.
8. Gooren LJ, van Trotsenburg MAA, Giltay EJ, van Diest PJ. Breast cancer development in transsexual subjects receiving cross-sex hormone treatment. J Sex Med. 2013;10(12):3129-34.
9. U.S. Preventive Services Task Force. Cervical cancer: screening. August 21, 2018.

10. World Health Organization (WHO). Cervical cancer screening in developing countries: report of a WHO consultation. 2002.
11. Peitzmeier SM, Reisner SL, Harigopal P, Potter J. Female-to-male patients have high prevalence of unsatisfactory Paps compared to non-transgender females: implications for cervical cancer screening. J Gen Intern Med. 2014;29(5):778-84
12. U.S. Preventive Services Task Force. Colorectal cancer: screening. 2021.
13. Stier EA, Clarke MA, Deshmukh AA, Wentzensen N, Liu Y, Poynten IM, et al. International Anal Neoplasia Society's consensus guidelines for anal cancer screening. Int J Cancer. 2024;154(10):1694-702.
14. American Cancer Society. Prostate cancer early detection, diagnosis, and staging. Disponível em: cancer.org | 1.800.227.2345. 2023.
15. Instituto Nacional de Câncer José Alencar Gomes Da Silva (INCA). Câncer de pulmão. Rio de Janeiro: INCA, 2022. Disponível em: https://www.gov.br/inca/pt-br/assuntos/cancer/tipos/pulmao#:~:text=O%20c%C3%A2ncer%20de%20pulm%C3%A3o%2C%20segundo%20as%20estimativas,homens%20e%20o%20terceiro%20entre%20as%20mulheres.
16. U.S. Preventive Services Task Force. Lung cancer: screening. 2021.
17. Osteoporosis International. The clinician's guide to prevention and treatment of osteoporosis. 2022;33:2049-102.
18. Van Caenegem E, Taes Y, Wierckx K, Vandewalle S, Toye K, Kaufman J-M, et al. Low bone mass is prevalent in male-to-female transsexual persons before the start of cross-sex hormonal therapy and gonadectomy. Bone. 2013;54(1):92-7.
19. Mueller A, Haeberle L, Zollver H, Claassen T, Kronawitter D, Oppelt PG, et al. Effects of intramuscular testosterone undecanoate on body composition and bone mineral density in female-to-male transsexuals. J Sex Med. 2010;7(9):3190-8.
20. James SE, Herman JL, Rankin S, Keisling M, Mottet L, Anafi M. The Report of the 2015 U.S. Transgender Survey. Washington, DC: National Center for Transgender Equality; 2016.
21. Harnois CE, Ifatunji M. Gendered measures, gendered models: toward an intersectional analysis of interpersonal racial discrimination. Ethn Racial Stud 88 [Internet]. 2011;34(6):1006-28. Disponível em: https://www.tandfonline.com/doi/full/10.1080/01419870.2010.516836.
22. Mapeamento das Pessoas Trans no Município de São Paulo – Relatório de Pesquisa. Centro de Estudos de Cultura Contemporânea. Janeiro – 2021. Disponível em: https://www.prefeitura.sp.gov.br/cidade/secretarias/upload/direitos_humanos/LGBT/AnexoB_Relatorio_Final_Mapeamento_Pessoas_Trans_Fase1.pdf.
23. Benevides B (org.). Dossiê assassinatos e violências contra travestis e transexuais brasileiras em 2021. Brasília: Distrito Drag, ANTRA; 2022.
24. Trans Murder Monitoring. Absolute numbers (2008 – Sept 2021). Disponível em:: https://transrespect.org/en/map/trans-murder-monitoring/?submap=tmm_relative_numbers.
25. Chaudhry AB, Reisner SL. Disparities by sexual orientation persist for major depressive episode and substance abuse or dependence: findings from a national probability study of adults in the United States. LGBT Health. 2019;6(5):261-6.
26. Bertolote JM, et al. Detecção do risco de suicídio nos serviços de emergência psiquiátrica. Revista Brasileira de Psiquiatria. 2010;32(Supl II).
27. Livingston G, Huntley J, Sommerlad A, Ames D, Ballard C, Banerjee S, et al. Dementia prevention, intervention, and care: 2020 report of the Lancet Commission. Lancet. 2020;396(10248):413-46.

28. Guo Y, Li Q, Yang X, Jaffee MS, Wu Y, Wang F, et al. Prevalence of Alzheimer's and related dementia diseases and risk factors among transgender adults, Florida, 2012-2020. Am J Public Health. 2022;112(5):754-57.
29. Crenitte MR, Miguel DF, Filho WJ. Abordagem das particularidades da velhice de lésbicas, gays, bissexuais e transgêneros. Geriatr Gerontol Aging. 2019;13(1):50-6.
30. Croghan CF, Moone RP, Olson AM. Friends, family, and caregiving among midlife and older lesbian, gay, bisexual, and transgender adults. J Homosex. 2014;61(1):79-102.
31. Wilson K, Kortes-Miller K, Stinchcombe A. Staying out of the closet: LGBT older adults' hopes and fears in considering end-of-life. Can J Aging. 2018;37(1):22-31.
32. Santos MAB dos, et al. Fatores associados à violência contra o idoso: uma revisão sistemática da literatura. Ciência & Saúde Coletiva. 2020;25(6):2153-75.
33. Bloemen EM, Rosen T, LoFaso VM, et al. Lesbian, gay, bisexual, and transgender older adults' experiences with elder abuse and neglect. J Am Geriatr Soc. 2019;67(11):2338-45.
34. Denby KJ, Cho L, Toljan K, Patil M, Ferrando CA. Assessment of cardiovascular risk in transgender patients presenting for gender-affirming care. Am J Med. 2021 Aug;134(8):1002-8.

Seção 4

Cuidados multidisciplinares no cuidado à pessoa trans

14

Gêneros na prática de exercício físico e a inclusão de pessoas trans

Leonardo Azevedo Alvares

Marcelo Rodrigues dos Santos

INTRODUÇÃO

A participação de pessoas trans no esporte é um tema que suscita muitas perguntas e debates na sociedade, especialmente no que diz respeito à elegibilidade em competições de alto desempenho. No entanto, é fundamental ampliar o olhar para compreender a verdadeira dimensão do esporte e da atividade física na sociedade. O esporte não se limita às competições; ele está intrinsecamente ligado à saúde, recreação, entretenimento, além de ser uma indústria que gera inúmeras carreiras.

Nesse contexto, a elegibilidade de pessoas trans em competições de alto desempenho é apenas um dos aspectos a serem considerados, e não necessariamente o mais urgente. É crucial reconhecer que o esporte e a atividade física proporcionam bem-estar psicológico e social, comprovados benefícios para a saúde física e mental, e têm uma importância especial para populações que enfrentam altos níveis de depressão e ansiedade, como é o caso da população trans.

Pessoas trans enfrentam estigmas, transfobia, discriminação e violência, tanto na sociedade em geral quanto no ambiente esportivo. Dificuldades no uso de roupas e uniformes adequados para a prática de atividades físicas, bem como o uso de banheiros antes e após os treinos, são desafios comuns.

Diante da vasta abrangência do esporte e da atividade física na sociedade, este capítulo se dedica a explorar: (i) gêneros no esporte e as bases fisiológicas para diferenças entre eles; (ii) as barreiras sociais à participação de pessoas trans em atividade física e esporte; (iii) soluções para superar essas barreiras. O capítulo seguinte abordará aspectos da fisiologia do esporte em pessoas trans baseados em alterações corporais secundárias ao uso de hormônios, capacidade desportiva e regulamentações referentes à participação trans em competições.

BASES BIOLÓGICAS E AS DIFERENÇAS ENTRE GÊNEROS AO EXERCÍCIO FÍSICO

Antes da puberdade, meninas e meninos apresentam desempenho esportivo semelhantes, com desvantagem feminina mínima ou inexistente. Variações pontuais podem estar relacionadas à modalidade esportiva ou a fatores socioculturais, como o menor incentivo à participação de meninas no esporte.[1]

Com o início da puberdade nos meninos, ocorre um aumento expressivo dos níveis de testosterona, que podem chegar a ser 15 vezes maiores do que os observados em meninas aos 18 anos. Esse aumento hormonal promove o desenvolvimento das características sexuais secundárias, o estirão de crescimento, mudanças na composição corporal e, principalmente, o ganho de massa muscular e força. Essas transformações coincidem com o surgimento de uma vantagem esportiva masculina clara e persistente.[1]

Estudos indicam que a diferença sexual na massa magra é amplamente, senão exclusivamente, atribuída às diferenças nos níveis de testosterona circulante entre homens e mulheres. A testosterona endógena exerce um efeito anabólico significativo sobre a massa muscular, densidade óssea e resistência física, o que confere aos homens uma vantagem cumulativa e duradoura em diversas modalidades esportivas.[2]

Após a puberdade, os níveis de estradiol são em média 4 vezes maiores em mulheres cis do que em homens cis. Vale lembrar que há variações dos níveis de estradiol a depender da fase do ciclo menstrual. Apesar de importante para a massa óssea e muscular, não há efeitos anabólicos provenientes do estradiol, como ocorre com a testosterona.

O uso de contraceptivos por mulheres cisgênero não parece impactar significativamente as diferenças de desempenho esportivo entre os sexos.[3] No entanto, a maioria dos estudos se concentra nos efeitos dos contraceptivos hormonais no desempenho feminino, sem comparações diretas com homens.

Apesar das diferenças amplamente reconhecidas, a pesquisa em fisiologia esportiva tem historicamente se concentrado em homens. Portanto, há uma necessidade contínua de mais estudos sobre as respostas femininas ao exercício e esportes específicos.

Entender as diferenças anatômicas e fisiológicas de homens e mulheres cisgênero decorrentes dos diferentes níveis de esteroides sexuais é fundamental e pode subsidiar o olhar sobre as transformações corporais de pessoas trans em uso de hormônios para afirmação de gênero.[4,5]

Massa muscular esquelética

As diferenças sexuais na massa muscular são bem documentadas na literatura científica, com homens geralmente apresentando maior massa muscular do que mulheres. Essa diferença é evidente desde a infância e se torna mais pronunciada após a puberdade devido às influências hormonais, especialmente os efeitos da testosterona, que promovem o crescimento muscular nos homens.[6] Em termos de distribuição muscular, os homens tendem a ter mais massa muscular na parte superior do corpo em comparação com as mulheres, enquanto as diferenças na musculatura dos membros inferiores são menos acentuadas. Esse padrão é observado tanto em atletas quanto em não atletas, sugerindo uma diferença biológica real, e não apenas influenciada pelo treinamento.[7] Além disso, a diferença de massa muscular não é uniforme em todos os grupos musculares; por exemplo, atletas velocistas do sexo masculino têm maiores volumes musculares nos extensores e flexores do quadril em comparação com velocistas do sexo feminino.[8]

Embora diversos fatores genéticos e ambientais, como atividade física e dieta, influenciem a composição muscular, a principal causa dessa diferença é a maior concentração de testosterona circulante em homens. Esse hormônio impacta diretamente o número e o tamanho das fibras musculares, a quantidade de células satélites musculares e outros aspectos da estrutura muscular.[9] Evidências indicam que o aumento da testosterona promove o crescimento muscular de modo dose-dependente.[10,11] Da mesma forma, a redução dos níveis de testosterona resulta, também de maneira dose-dependente, no aumento da massa gorda no tronco, braços e pernas.[12]

A maior massa muscular masculina decorre também da maior área transversa das fibras musculares, sobretudo fibra muscular tipo II. De forma geral, mulheres cisgênero apresentam proporcionalmente mais fibras musculares do tipo I, enquanto homens cisgênero apresentam proporcionalmente mais fibras musculares do tipo II. Sabidamente as fibras musculares do tipo II têm quase o dobro de velocidade de encurtamento quando comparadas às fibras musculares do tipo I. Portanto, a maior velocidade de contração muscular masculina é atribuída, pelo menos em parte, a sua maior quantidade proporcional de fibras musculares do tipo II.[13-15]

Provas de resistência, como maratonas, demandam predominantemente fibras musculares do tipo I, que são mais eficientes no uso de oxigênio e resistentes à fadiga. Já exercícios curtos e de alta intensidade, que exigem força e potência, recrutam majoritariamente fibras do tipo II, com maior capacidade de gerar força rapidamente, porém com menor resistência à fadiga.[13,14]

Hemoglobina

É bem estabelecido que os níveis de hemoglobina circulante são modulados pelos hormônios andrógenos, sendo em média 12% mais elevados em homens do que em mulheres.[16]

A testosterona aumenta a secreção e a sensibilidade à eritropoetina, o principal hormônio trófico para a produção de eritrócitos e, assim, a síntese de hemoglobina.[9] Portanto, os níveis de hemoglobina circulante são correlacionados aos níveis de andrógenos.

O aumento da quantidade de hemoglobina no sangue tem o efeito biológico de aumentar o transporte de oxigênio dos pulmões para os tecidos, onde a maior disponibilidade de oxigênio melhora o gasto energético aeróbico.

Funções cardíacas, pulmonares e energéticas

O superior desempenho aeróbio de homens cisgênero se deve a fatores como maior massa cardíaca, maior débito cardíaco e concentrações mais elevadas de hemoglobina, resultando em valores mais altos de VO_2 máximo.

Diferenças sexuais na função cardíaca induzida pelo exercício, na função pulmonar e na biogênese mitocondrial também foram identificadas. No entanto, o conhecimento limitado sobre a magnitude e os mecanismos hormonais envolvidos, especificamente o grau de dependência androgênica desses mecanismos, dificulta a estimativa de sua contribuição para a diferença de desempenho atlético entre os sexos. A diferença de função pulmonar entre os sexos também pode ser explicada pela diferença de altura.[9]

Um estudo com voluntários bem condicionados demonstrou que, quando a aptidão física é avaliada com o VO_2máx normalizado para massa livre de gordura (MLG), as mulheres apresentam maior produção de energia relativa à MLG em comparação aos homens, sugerindo que as mulheres podem manter um VO_2 relativo mais alto em determinadas intensidades de exercício.[17] Isso indica que, embora o VO_2 absoluto possa ser menor nas mulheres, sua eficiência relativa na utilização de oxigênio pode ser maior.

Outro estudo destacou que as diferenças sexuais na aptidão cardiorrespiratória são amplamente explicadas pelas diferenças no volume sanguíneo e na capacidade de transporte de oxigênio. Quando esses fatores foram ajustados entre os sexos, as diferenças no VO_2 máximo foram eliminadas, sugerindo que atributos intrínsecos do sangue desempenham um papel significativo nas diferenças observadas no consumo absoluto de oxigênio.[18] Além disso, pesquisas sobre economia de corrida demonstraram que as mulheres apresentam um custo de oxigênio mais baixo durante a corrida submáxima em comparação aos homens, o que compensa seus valores absolutos de VO_2 mais baixos.[19] Isso sugere que as mulheres podem ter uma utilização de oxigênio mais eficiente durante certos tipos de exercício.

Em geral, embora os homens normalmente apresentem um consumo absoluto de oxigênio mais alto devido a uma maior massa muscular e maior capacidade de transporte de oxigênio, as mulheres podem exibir uma maior eficiência relativa na utilização de oxigênio quando comparadas com o mesmo nível de aptidão, especialmente quando expressas em relação à MLG. Essas diferenças são influenciadas por fatores fisiológicos como composição corporal, volume sanguíneo e capacidade de transporte de oxigênio.

Em roedores, a orquiectomia reduz a massa muscular cardíaca, enquanto a administração de testosterona aumenta o peso ventricular em fêmeas. Estudos em camundongos e ratos mostraram que, nos machos, o ventrículo é ligeiramente maior e a administração de testosterona induz hipertrofia miocárdica, sem alterar o DNA, além de aumentar a atividade de enzimas lisossômicas e mitocondriais. Essas diferenças sexuais são abolidas pela orquiectomia e restauradas pela reposição de testosterona. Esses resultados indicam que os andrógenos regulam o crescimento das células miocárdicas e algumas propriedades das membranas celulares.[20] Essas alterações induzidas pelos andrógenos na estrutura e função cardíaca podem ter implicações diretas na capacidade cardiopulmonar.

A hipertrofia miocárdica e as modificações nas enzimas mitocondriais e lisossômicas, mediadas pela testosterona, podem melhorar a eficiência do coração em bombear sangue e, consequentemente, otimizar o transporte de oxigênio. Essa melhoria na função cardíaca está correlacionada com um maior VO_2, uma vez que o volume cardíaco e a capacidade de oxigenação aumentam com a testosterona, podendo resultar em melhor desempenho durante exercícios de resistência e maior capacidade aeróbia. Entretanto, estudos avaliando esses desfechos ainda carecem de evidências mais robustas para confirmar essas correlações de maneira conclusiva.

Altura

A diferença de estatura entre homens e mulheres é uma característica amplamente reconhecida e observada globalmente, com os homens sendo, em média, de 10 a 15 cm mais altos que as mulheres. Essa variação está ligada a uma série de fatores biológicos, genéticos, nutricionais e ambientais que influenciam o crescimento e o desenvolvimento humano.

Em termos de médias globais, os homens apresentam uma altura média de aproximadamente 171 cm, enquanto as mulheres têm uma altura média de cerca de 159 cm, conforme dados agregados de estudos populacionais.[21] No entanto, essa diferença não é uniforme e pode variar consideravelmente de uma região para outra. Em países com melhor nutrição e saúde, como a Holanda e a Dinamarca, a diferença pode ser mais pronunciada, chegando a 15 cm. Por outro lado, em regiões com desafios socioeconômicos, a disparidade de altura tende a ser menor, devido a fatores como desnutrição, que afetam o crescimento ósseo.

Do ponto de vista biológico, a ocorrência da puberdade e os hormônios esteroides sexuais desempenham um papel fundamental nesse processo. As mulheres geralmente iniciam a puberdade mais cedo, o que resulta no encerramento do crescimento ósseo de modo mais precoce. Além disso, a variação individual é significativa. Fatores como etnia, genética familiar e o acesso a cuidados de saúde podem influenciar a estatura de maneira notável.

Historicamente, a altura média de ambos os sexos tem aumentado ao longo dos séculos, com melhorias significativas nas condições de vida, nutrição e saúde. No entanto, a diferença de altura entre homens e mulheres permanece estável. Essa diferença deve ser vista como uma tendência geral e não como uma regra absoluta, refletindo a interação complexa entre fatores biológicos e ambientais que moldam o crescimento humano.

A maior altura pode ser vantajosa em alguns esportes (basquete, futebol, esportes de combate), mas em outros (jóqueis, ciclismo, ginástica, levantamento de peso, fisiculturismo) a baixa estatura oferece melhor relação potência/força-peso, bem como equilíbrio rotacional, velocidade e agilidade. No entanto, as vantagens masculinas em velocidade, força e resistência se aplicam independentemente de a altura ser vantajosa ou não. Assim, as diferenças de altura entre os sexos dependem amplamente das diferenças pós-puberais de testosterona circulante, quando as diferenças de altura entre os sexos começam a ser expressas.[9]

BARREIRAS PARA PARTICIPAÇÃO DE PESSOAS TRANS EM ATIVIDADE FÍSICA E ESPORTE

Evidências sugerem que pessoas trans enfrentam altos níveis de estigma, transfobia, discriminação e violência, não apenas na sociedade em geral, mas também no contexto esportivo.[22] Entre as dificuldades enfrentadas, destacam-se o uso de roupas e uniformes adequados para a prática de atividades físicas, além do acesso a banheiros antes e depois dos treinos.

Como resultado, a participação de pessoas trans em atividades físicas é menor em relação à população geral. Quando conseguem ingressar, tendem a optar por atividades individuais em vez de esportes coletivos.[23] O medo da exclusão, a preocupação com o uso de banheiros e o risco de o esporte se tornar um fator de estresse são barreiras significativas. Estudos qualitativos indicam que essas experiências negativas estão presentes tanto no esporte de elite quanto no recreacional, assim como em atividades físicas cotidianas.[24]

A falta de ambientes inclusivos e a ausência de preparação em centros de lazer são fatores que dificultam a participação de pessoas trans nessas atividades.[24] Essa baixa adesão impede que usufruam dos benefícios físicos e mentais proporcionados pela prática esportiva. Para reverter esse cenário, é necessário criar espaços mais inclusivos, oferecer suporte social e incentivo à prática de atividades físicas, além de capacitar profissionais de educação física sobre as necessidades dessa população.

A falta de preparo dos profissionais de educação física para atuar junto a pessoas trans também é um fator de exclusão. Embora existam iniciativas para orientar e incentivar o aprofundamento no tema, como as diretrizes da "Commission on the Accreditation of Athletic Training Education"[25] e os padrões de prática profissional do "Board of Certification for the Athletic Trainer",[26] essas ações ainda não são amplamente implementadas.[27]

Entre os conhecimentos essenciais para os profissionais de educação física, destaca-se a compreensão do impacto dos hormônios na composição corporal e no desempenho esportivo. Por exemplo, entender como o uso de estrógenos influencia a redução da massa magra e da capacidade cardiorrespiratória em mulheres transgênero é fundamental para a prescrição de atividades físicas adequadas.

Além disso, é crucial que esses profissionais conheçam o conceito de disforia de gênero e suas implicações psicológicas, evitando práticas que possam causar sofrimento psíquico. Também devem estar atentos ao maior risco de ansiedade, depressão e ideação suicida entre pessoas trans.

Evidências indicam que muitos profissionais de educação física ainda sentem insegurança ao lidar com os aspectos fisiológicos específicos dessa população, reforçando a importância de uma formação mais abrangente e inclusiva.[28] Professores relatam dificuldades em compreender termos e nomenclaturas relacionadas à afirmação de gênero.[23] Além disso, apontam deficiências no próprio conhecimento sobre as alterações fisiológicas decorrentes da hormonização e sobre regulamentações para a participação em competições. Também relatam preocupação com a falta de equipes multidisciplinares preparadas para atender esse público em times esportivos.[23]

SOLUÇÕES PARA BARREIRAS SOCIAIS

Com base na Declaração Universal dos Direitos Humanos[29] e na Carta Internacional da Educação Física, da Atividade Física e do Esporte,[30] é fundamental enfatizar que a vivência do esporte desde a infância, aliada a uma educação física de qualidade, contribui para o desenvolvimento de habilidades, valores e atitudes necessários para a participação ativa na sociedade. O esporte deve promover solidariedade, respeito mútuo e dignidade humana, sendo um meio para o desenvolvimento integral dos indivíduos.

A UNESCO (Organização das Nações Unidas para a Educação, a Ciência e a Cultura)[30] defende que o acesso à educação física, à atividade física e ao esporte é um direito fundamental de todo ser humano, independentemente de etnia, gênero, orientação sexual ou qualquer outra condição. Autoridades públicas e instituições devem criar leis e regulamentos que garantam esse direito, promovendo planos de desenvolvimento esportivo com objetivos claros. Também devem assegurar que a educação física seja obrigatória em todas as fases da educação, ministrada por profissionais qualificados, e que suas políticas sejam continuamente monitoradas e avaliadas.

As escolas e instituições que trabalham com crianças e adolescentes devem garantir a inclusão de pessoas trans na educação física e no esporte. Além disso, é fundamental que organizações esportivas desenvolvam e implementem políticas de inclusão, oferecendo treinamentos para jogadores, treinadores e funcionários. Devem assegurar que atletas trans possam escolher as equipes com base em sua identidade de gênero, além de criar uniformes e instalações mais inclusivos.

As lideranças esportivas têm papel essencial na promoção da inclusão, devendo educar seus membros sobre a importância desse compromisso. A inclusão no esporte deve ser baseada na identidade de gênero afirmada da pessoa e não no sexo atribuído ao nascer. Além disso, é crucial garantir um ambiente seguro para todos os jogadores, evitando exames de verificação de gênero e assegurando que apenas informações estritamente necessárias sejam coletadas e divulgadas conforme a legislação.

CONSIDERAÇÕES FINAIS

A prática de exercícios ocupa um papel fundamental na sociedade, promovendo saúde, lazer, inclusão social, desenvolvimento de habilidades físicas e emocionais, além de fortalecer valores como disciplina, trabalho em equipe e resiliência, sendo também uma poderosa ferramenta de transformação social. Compreender as modificações corporais de pessoas trans em afirmação de gênero, barreiras para praticar exercícios físicos e implementar soluções para tanto é necessário para que essa população possa obter os benefícios dessas práticas. Portanto, esse contexto não deve ser esquecido ou minimizado diante dos quesitos, também importantes, do esporte competitivo no que tange à elegibilidade e à justiça, que serão abordados no capítulo a seguir.

REFERÊNCIAS

1. Hunter SK, Senefeld JW. Sex differences in human performance. J Physiol. 2024;602(17):4129-56.
2. Tingelstad LM, Raastad T, Till K, Luteberget LS. The development of physical characteristics in adolescent team sport athletes: a systematic review. PLos One. 2023;18(12):e0296181.
3. Nolan D, McNulty KL, Manninen M, Egan B. The effect of hormonal contraceptive use on skeletal muscle hypertrophy, power and strength adaptations to resistance exercise training: a systematic review and multilevel meta-analysis. Sports Med. 2024;54(1):105-25.
4. Nokoff NJ, Senefeld J, Krausz C, Hunter S, Joyner M. Sex differences in athletic performance: perspectives on transgender athletes. Exerc Sport Sci Rev. 2023 Jul;51(3):85-95.
5. Hunter SK, S Angadi S, Bhargava A, Harper J, Hirschberg AL, D Levine B, et al. The biological basis of sex differences in athletic performance: consensus statement for the American College of Sports Medicine. Med Sci Sports Exerc. 2023;55(12):2328-60.
6. Smith GI, Mittendorfer B. Sexual dimorphism in skeletal muscle protein turnover. J Appl Physiol (1985). 2016;120(6):674-82.
7. Abe T, Bell ZW, Wong V, Spitz RW, Yamada Y, Song JS, et al. Skeletal muscle size distribution in large-sized male and female athletes. Am J Hum Biol. 2021;33(2):e23473.
8. Miller R, Balshaw TG, Massey GJ, Maeo S, Lanza MB, Haug B, Johnston M, Allen SJ, Folland JP. Sex differences in muscle morphology between male and female sprinters. J Appl Physiol (1985). 2024;136(6):1568-79.
9. Handelsman DJ, Hirschberg AL, Bermon S. Circulating testosterone as the hormonal basis of sex differences in athletic performance. Endocr Rev. 2018;39(5):803-29.

10. Finkelstein JS, Yu EW, Burnett-Bowie SAM. Gonadal steroids and body composition, strength, and sexual function in men. N Engl J Med. 2013;369(25):2457.
11. Bhasin S, Woodhouse L, Casaburi R, Singh AB, Bhasin D, Berman N, et al. Testosterone dose-response relationships in healthy young men. Am J Physiol Endocrinol Metab. 2001;281(6):E1172-81.
12. Woodhouse LJ, Gupta N, Bhasin M, Singh AB, Ross R, Phillips J, et al. Dose-dependent effects of testosterone on regional adipose tissue distribution in healthy young men. J Clin Endocrinol Metab. 2004;89(2):718-26.
13. Wilson JM, Loenneke JP, Jo E, Wilson GJ, Zourdos MC, Kim JS. The effects of endurance, strength, and power training on muscle fiber type shifting. J Strength Cond Res. 2012;26(6):1724-9.
14. Horwath O, Moberg M, Larsen FJ, Philp A, Apró W, Ekblom B. Influence of sex and fiber type on the satellite cell pool in human skeletal muscle. Scand J Med Sci Sports. 2021;31(2):303-12.
15. Larry Kenney W, Wilmore JH, Costill DL. Physiology of sport and exercise. Human Kinetics. 2019.
16. Murphy WG. The sex difference in haemoglobin levels in adults: mechanisms, causes, and consequences. Blood Rev. 2014;28(2):41-7.
17. Wilkins BW, Fisher KG, Flood EF, Heenan LJ, Matthews IR. Sex differences in the maximal metabolic steady state of fitness-matched women and men. J Appl Physiol (1985). 2025;138(2):612-22.
18. Diaz-Canestro C, Pentz B, Sehgal A, Montero D. Differences in cardiac output and aerobic capacity between sexes are explained by blood volume and oxygen carrying capacity. Front Physiol. 2022;13:747903.
19. Mendonca G, Matos P, Correia JM. Running economy in recreational male and female runners with similar levels of cardiovascular fitness. J Appl Physiol (1985). 2020;129(3):508-15.
20. Koenig H, Goldstone A, Lu CY. Testosterone-mediated sexual dimorphism of the rodent heart: ventricular lysosomes, mitochondria, and cell growth are modulated by androgens. Circ Res. 1982;50(6):782-7.
21. NCD Risk Factor Collaboration (NCD-RisC). Height and body-mass index trajectories of school-aged children and adolescents from 1985 to 2019 in 200 countries and territories: a pooled analysis of 2181 population-based studies with 65 million participants. Lancet. 2020 Nov 7;396(10261):1511-24.
22. Hargie ODW, Mitchell DH, Somerville IJA. "People have a knack of making you feel excluded if they catch on to your difference": transgender experiences of exclusion in sport. Int Rev Sociol Sport. 2017;52(2):223-39.
23. Jones BA, Arcelus J, Bouman WP, Haycraft E. Sport and transgender people: a systematic review of the literature relating to sport participation and competitive sport policies. Sports Med. 2017;47(4):701-16.
24. Muchicko MM, Lepp A, Barkley JE. Peer victimization, social support and leisure-time physical activity in transgender and cisgender individuals. Leisure (Waterloo). 2014;38(3-4):295-308.
25. Website [Internet]. Available from: Web site. https://caate.net/wp-content/uploads/2019/08/2020-Standards-Final-7-15-2019.pdf.
26. Commission on Accreditation of Athletic Training Education (CAATE). Disponível em: https://www.bocatc. org/system/document_versions/versions/154/original/boc- standards-of-professional-practice-2018-20180619. pdf?1529433022.

27. Eberman LE, Winkelmann ZK, Nye EA, Walen DR, Granger KC, Walker SE. Providing transgender patient care: athletic trainers' compassion and lack of preparedness. J Athl Train. 2021;56(3):252-62.
28. Nye EA, Crossway A, Rogers SM, Games KE, Eberman LE. Lesbian, gay, bisexual, transgender, and queer patients: collegiate athletic trainers' perceptions. J Athl Train. 2019;54(3):334-44.
29. United Nation Human Rights. Disponível em: https://www.ohchr.org/sites/default/files/UDHR/Documents/UDHR_Translations/eng.pdf.
30. Unesco. Disponível em: https://unesdoc.unesco.org/ark:/48223/pf0000235409_por.

15

Trans e esporte – evidências científicas sobre performance esportiva de pessoas trans e regulamentações para participação em competições

Leonardo Azevedo Alvares

INTRODUÇÃO

Nos últimos anos aumentou progressivamente o número de pessoas que buscam o uso de hormônios para afirmação de gênero. Estudar e entender corpos trans em uso de hormônios se faz cada vez mais necessário para elucidar o impacto na performance esportiva. Tais dados poderão responder a questionamentos sobre o desempenho de pessoas trans durante o esforço físico e fornecer informações objetivas e fundamentadas para os debates atuais nas comunidades médicas, esportivas e científicas e, sobretudo, a criação de políticas de inclusão de pessoas trans na prática esportiva de maneira justa e igualitária à população cis.

Este capítulo visa elucidar aspectos da fisiologia do esporte trans baseados em alterações corporais secundárias ao uso de hormônios, discorrer sobre evidências atuais a respeito da capacidade desportiva trans e políticas de inclusão e regulamentações referentes à participação trans no esporte, pautadas em tais evidências científicas e na bioética.

MODIFICAÇÕES CORPORAIS EM HOMENS E MULHERES TRANS

O estudo de Harper et al.[1] realizou revisão sistemática que avaliou o impacto da hormonização em mulheres transgênero sobre as modificações corporais em massa magra, força muscular e níveis de hemoglobina e hematócrito. A casuística incluiu 24 estudos e evidenciou que após 4 meses do uso de hormônios os níveis de hemoglobina e hematócrito das mulheres trans se igualam aos das mulheres cisgênero e que ao final do primeiro ano há diminuição significativa na força muscular, massa corporal magra e área muscular das mulheres trans. A literatura já evidenciou também o aumento de gordura corporal ao longo do uso de estrógenos.[2]

Em homens transgênero, o uso de testosterona para induzir características sexuais secundárias resulta em aumento da massa corporal magra, força muscular e níveis de hemoglobina, enquanto a massa de gordura diminui.[3,4]

Ressalta-se que a grande maioria das análises é realizada em indivíduos que não são atletas, o que dificulta extrapolar os dados para população de atletas, seja amadora ou de elite.

EVIDÊNCIAS CIENTÍFICAS SOBRE *PERFORMANCE* ESPORTIVA

Mulheres transgênero

Estudo realizado na cidade de São Paulo[5] investigou as adaptações fisiológicas ao esforço físico agudo em mulheres transgênero não atletas em terapia hormonal de longa duração, comparando-as com mulheres cisgênero e homens cisgênero não atletas, sendo o primeiro estudo mundial a fazer a avaliação cardiopulmonar de mulheres trans. Os resultados mostraram que a força média de preensão manual e a capacidade aeróbica das mulheres trans foram intermediárias entre os valores de homens cis e mulheres cis. No entanto, quando ajustado para massa livre de gordura, o VO_2máx das mulheres trans não diferiu significativamente dos outros grupos.

Estudo britânico que contou com coorte europeia[6] investigou as adaptações fisiológicas de atletas transgênero em comparação com seus pares cisgênero. A casuística incluiu 75 participantes, sendo 19 homens cisgênero, 12 homens trans, 23 mulheres trans e 21 mulheres cis. Os resultados mostraram que as mulheres trans apresentaram menor capacidade pulmonar, maior esforço respiratório, desempenho inferior no salto contramovimento em comparação com as mulheres cis. Embora os valores absolutos de VO_2máx das mulheres trans fossem comparáveis aos das mulheres cis, quando normalizados pelo peso corporal, a aptidão cardiovascular das mulheres trans foi inferior.

Estudo retrospectivo avaliou militares da Força Aérea dos Estados Unidos[7] quanto ao impacto da hormonização afirmativa de gênero no desempenho atlético de 29 homens transgênero e 46 mulheres transgênero. Os resultados dos testes de aptidão física antes e após a hormonização foram comparados com a média de desempenho de homens e mulheres cisgênero. Antes da hormonização, as mulheres trans realizavam 31% mais flexões e 15% mais abdominais e corriam 21% mais rapidamente do que o grupo de mulheres cis. Após 2 anos de uso de hormônios as diferenças nas flexões e abdominais desapareceram, mas as mulheres trans ainda permaneceram 12% mais rápidas.

Em 2023,[7,8] nova análise retrospectiva do desempenho atlético de militares transgênero da Força Aérea dos Estados Unidos antes e após a hormonização durante um período de até 4 anos foi realizada. Os resultados mostraram que mulheres transgênero tiveram desempenho superior ao das mulheres cisgênero em tempos de corrida até 2 anos de hormonização e em abdominais e flexões até 4 anos.

O primeiro estudo esporte-específico (voleibol amador) e que comparou mulheres trans com mesma altura que mulheres cis foi realizado no Brasil.[9] Os testes incluíram avaliações de força muscular, capacidade cardiorrespiratória, composição corporal e salto vertical em mulheres trans com média de 7 anos em uso de estrogênio. As mulheres trans apresentaram desempenho semelhante às mulheres cis em força, salto e aptidão aeróbica, e ambos os grupos tiveram desempenho inferior aos homens cis em todos os quesitos.

Homens transgênero

Quanto aos homens trans, menos evidências têm sido publicadas. Na análise retrospectiva de Roberts et al. (2020),[7] antes da hormonização, os homens trans realizaram 43% menos flexões e correram 15% mais devagar que o grupo homens cis. Após 1 ano de hormonização, homens trans apresentam aumento de força de preensão manual na monta de 18%, flexões em 19% e força de membro inferior de 19%, sempre associadas ao aumento da massa muscular. Os homens trans superaram os homens cis em número de abdominais em 1 minuto, e as diferenças em relação às flexões e tempos de corrida desapareceram.

A análise de 4 anos[7,8] avaliou o desempenho atlético de militares transgênero da Força Aérea dos Estados Unidos, e os resultados mostraram que homens transgênero apresentaram desempenho significativamente inferior ao dos homens cisgêneros em todos os eventos até 3 anos de hormonização.

Um estudo com atletas europeus[6] evidenciou que homens cis apresentaram capacidade aeróbica e força de preensão manual (em mão direita) menor que homens cis, porém resultados semelhantes em saltos.

COMO PENSAR EM POLÍTICAS PARA INCLUSÃO DE PESSOAS TRANS NO ESPORTE

Políticas de inclusão, especialmente quando públicas, podem ajudar pessoas transgênero a identificarem acolhimento no esporte e contribuem para que atletas trans se sintam encorajados à prática durante os diversos momentos de sua vida.

O primeiro passo consiste em clarificar qual é o nível de competição para o qual essa política estaria voltada. Políticas de inclusão para atividade física e esportes recreativos devem ser inclusivas e não criar objeções à participação de pessoas trans nas atividades.[10] O capítulo anterior discorre sobre mecanismos para vencer as barreiras da participação de pessoas trans em atividade física e esporte recreativo. Portanto, neste capítulo serão abordados tópicos referentes ao esporte competitivo.

Para criação de políticas para o esporte competitivo, deve-se ter em mente alguns questionamentos que equilibram inclusão, justiça e segurança na participação de pessoas trans no esporte, como: (i) O esporte é afetado pelo gênero, e como isso se manifesta?; (ii) Diferenças corporais ou de força podem favorecer outros atletas? (iii) Se o seu esporte não é afetado pelo gênero, ou algumas formas do seu esporte não são afetadas pelo gênero, quais são as razões para manter categorias de sexo para essa competição no futuro?; (iv) A política é para fins inclusivos, e essa é uma prioridade? (v) Seu esporte poderia oferecer modelos competitivos alternativos que podem ser específicos para inclusão ou justiça, mas não necessariamente ambos? (vi) Seu esporte atualmente apresenta especificidades femininas, como tamanho de quadra, altura de redes de obstáculos mais baixos, menor duração do evento ou distância percorrida?[10]

Deve-se ter em mente que os esportes são diversos, e diferentes esportes exigem habilidades e características físicas distintas dos participantes. Se força, resistência e físico forem relevantes, a avaliação deve se basear nesses fatores e não na identidade de gênero, mas sempre pautada em estudos científicos específicos para a modalidade e o nível de competição (amadora ou profissional). Para esportes baseados em habilidade e não em força, não há necessidade de separação entre gêneros.[10,11]

O artigo "Position statement: IOC framework on fairness, inclusion and non-discrimination on the basis of gender identity and sex variations", publicado pelo Comitê Olímpico Internacional (COI), estabelece diretrizes para a inclusão de atletas transgênero e com variações de sexo no esporte. O documento enfatiza a necessidade de critérios de elegibilidade específicos para cada esporte, baseados em evidências científicas robustas, para garantir a inclusão, a não discriminação e a justiça. O COI reconhece que a categorização por gênero é essencial para a competição justa, mas também destaca a importância de políticas que respeitem os direitos humanos e promovam a saúde e o bem-estar dos atletas. As federações internacionais são incentivadas a desenvolver políticas que considerem as características únicas de cada esporte, disciplina e evento, trabalhando com especialistas para identificar métricas relevantes que definam vantagens competitivas justas e proporcionais.[11]

Além disso, o COI[11] recomenda que os critérios de elegibilidade sejam desenvolvidos em consulta com atletas afetados e especialistas, evitando suposições discriminatórias sobre o desempenho atlético com base na identidade de gênero ou variações de sexo. O documento também destaca a importância de revisões periódicas desses critérios para refletir avanços científicos e médicos, garantindo que as políticas permaneçam relevantes e respeitosas. A abordagem multidisciplinar e centrada no atleta é fundamental para assegurar que as decisões sobre elegibilidade sejam informadas por pesquisas robustas e dados apropriados, considerando plenamente os aspectos de direitos humanos, legais e de saúde e bem-estar dos atletas.

O documento do Comitê Olímpico Internacional (COI) estabelece 10 princípios fundamentais para a avaliação da inclusão de pessoas trans no esporte:

Tabela 1 Os 10 princípios fundamentais para a avaliação da inclusão de pessoas trans no esporte

1. Inclusão	Todos devem poder participar do esporte de maneira segura e sem preconceitos, independentemente de sua identidade de gênero, expressão e/ou variações de sexo. Medidas devem ser implementadas para tornar os ambientes esportivos acolhedores para todas as identidades de gênero.
2. Prevenção de danos	A saúde física, psicológica e mental dos atletas deve ser priorizada ao estabelecer critérios de elegibilidade. As organizações esportivas devem identificar e prevenir impactos negativos diretos e indiretos na saúde e bem-estar dos atletas.
3. Não discriminação	Os critérios de elegibilidade devem ser estabelecidos e implementados de forma justa, sem excluir sistematicamente atletas com base em sua identidade de gênero, aparência física e/ou variações de sexo. Atletas devem competir na categoria que melhor se alinha com sua identidade de gênero autodeterminada.
4. Justiça	Os critérios de elegibilidade devem garantir que nenhum atleta tenha uma vantagem competitiva injusta e desproporcional. Também devem prevenir riscos à segurança física de outros atletas e impedir fraudes de identidade de gênero.

(continua)

Tabela 1 Os 10 princípios fundamentais para a avaliação da inclusão de pessoas trans no esporte (*continuação*)

5. Sem presunção de vantagem	Nenhum atleta deve ser excluído da competição com base em uma vantagem competitiva não verificada, alegada ou percebida devido a suas variações de sexo, aparência física e/ou *status* transgênero.
6. Abordagem baseada em evidência	Restrições decorrentes dos critérios de elegibilidade devem ser baseadas em pesquisas robustas e revisadas por pares, demonstrando vantagem competitiva desproporcional ou risco à segurança física dos atletas.
7. Primazia da saúde e autonomia corporal	Atletas não devem ser pressionados a se submeter a procedimentos ou tratamentos médicos desnecessários para atender aos critérios de elegibilidade. Exames ginecológicos ou invasivos não devem ser incluídos nos critérios de elegibilidade.
8. Abordagem centrada no *stakeholder*	As organizações esportivas devem consultar atletas que possam ser negativamente afetados ao elaborar, revisar e atualizar os critérios de elegibilidade. Decisões devem seguir padrões de justiça processual, incluindo neutralidade e imparcialidade.
9. Direito à privacidade	As organizações esportivas devem garantir a transparência nos processos de tomada de decisão sobre elegibilidade, preservando a privacidade dos indivíduos afetados. Informações médicas devem ser tratadas em conformidade com as leis de privacidade aplicáveis.
10. Revisões periódicas	Os critérios de elegibilidade devem ser revisados periodicamente para refletir desenvolvimentos éticos, de direitos humanos, legais, científicos e médicos relevantes, incluindo *feedback* dos *stakeholders* afetados.

Fonte: adaptada de Martowicz.[11]

Esses princípios visam garantir um ambiente esportivo seguro, justo e inclusivo para todos os atletas, respeitando suas diversidades e direitos.

Exemplos de alguns países

Além das políticas dos comitês internacionais, alguns países têm criado políticas próprias, como a Austrália, Reino Unido e Estados Unidos.[10,12,13] Muitos dos princípios são pautados em leis internas que visam à antidiscriminação,[10] como no caso australiano.

O estudo "Guidance for transgender inclusion in domestic sport",[14] publicado pelos Conselhos de Esportes do Reino Unido em setembro de 2021, aborda a inclusão de pessoas transgênero no esporte, destacando a necessidade de políticas baseadas em evidências científicas. A revisão do estudo revelou que, embora haja um amplo apoio para tornar o esporte um ambiente acolhedor para todos, existem preocupações significativas em relação à segurança e à justiça esportiva, especialmente no que diz respeito à inclusão de mulheres transgênero em esportes femininos. As diferenças retidas em força, resistência e porte físico entre a média das mulheres cisgênero e a média das mulheres transgênero, com ou sem supressão de testosterona, foram identificadas como fatores críticos que afetam a equidade competitiva.

A revisão também destacou que a supressão de testosterona em mulheres transgênero não garante a eliminação das vantagens físicas em esportes afetados pelo gênero. Alguns estudos indicam que mulheres transgênero tendem a manter vantagens físicas em termos de físico, resistência e força, mesmo após a supressão de testosterona.[14] Essas diferenças físicas também impactam os parâmetros de segurança em esportes de combate, colisão ou contato. Além disso, a política internacional recente sobre limites de testosterona estabelece um nível abaixo de 5 nmol/L para a entrada de mulheres transgênero em esportes femininos, o que é mais apropriado do que o limite de 10 nmol/L estipulado pelo Comitê Olímpico Internacional.

O estudo conclui que a inclusão de pessoas transgênero no esporte feminino não pode ser equilibrada em termos de inclusão, justiça e segurança em esportes afetados pelo gênero onde há competição significativa. Portanto, recomenda-se que as organizações esportivas nacionais e regionais considerem a possibilidade de oferecer mais de uma versão de seus esportes para atender aos diferentes objetivos de inclusão e equidade competitiva. A criação de modelos alternativos de competição pode aumentar as opções de inclusão, permitindo que todos participem de maneira justa, segura e inclusiva.

O Reino Unido[12] criou regulamentações projetadas para equilibrar a inclusão e a competitividade justa, levando em consideração os níveis de testosterona e o impacto da puberdade no desempenho esportivo.

Para adolescentes trans há cinco esportes (críquete, remo, ciclismo, golfe e tênis) com diretrizes específicas para a participação antes da puberdade. As políticas indicam que não há vantagem hormonal baseada no sexo antes da puberdade, mas reconhecem que o início da puberdade varia entre indivíduos. Portanto, há necessidade de que as políticas abordem a participação atlética antes e após a puberdade.[12]

Para as mulheres trans, a política das instituições britânicas geralmente exige monitoramento dos níveis de testosterona, documentação médica por escrito ou liberação perante um painel. A maioria das organizações segue as diretrizes do Comitê Olímpico Internacional (COI), que estipulam níveis de testosterona abaixo de 5 nmol/L (ou 144 ng/dL) por pelo menos 12 meses para a participação em eventos femininos. Algumas políticas, como a do ciclismo, são ainda mais rigorosas, exigindo níveis abaixo de 2,5 nmol/L (ou 72 ng/dL) por 24 meses. Além disso, muitas organizações tomam decisões caso a caso sobre a elegibilidade competitiva de atletas trans mulheres.[12]

As regulamentações para homens trans são geralmente menos rigorosas. Muitas organizações não exigem informações hormonais, solicitando apenas uma declaração por escrito. A *Football Association* é uma exceção, exigindo que os níveis hormonais estejam dentro da faixa masculina. A terapia de testosterona exógena é conhecida por melhorar o desempenho, e por isso está na Lista de Substâncias Proibidas da WADA (World Anti-Doping Agency). No entanto, as flutuações hormonais observadas em homens cisgênero não são vistas em homens trans em terapia de testosterona.[12]

A política norte-americana de elegibilidade para atletas transgêneros da National Collegiate Athletic Association (NCAA)[13] foi criada para equilibrar a inclusão de atletas transgênero com a necessidade de manter a integridade das competições esportivas. Nela, as regras podem variar dependendo do esporte, levando em consideração fatores como a vantagem competitiva potencial e a segurança dos atletas.

A política estabelece critérios específicos para a participação de atletas transgênero em esportes da NCAA, incluindo níveis de testosterona permitidos para cada esporte. Da mesma forma, a política permite que cada esporte tenha suas próprias regras e diretrizes para a participação de atletas transgênero. Isso é feito para garantir que as regras sejam apropriadas para as características específicas de cada esporte, levando em consideração fatores como a vantagem competitiva e a segurança dos atletas.[13] Porém, normativas do governo norte-americano em relação à inclusão de pessoas trans no esporte no início de 2025 se opuseram ao construído pela NCAA.

CONCLUSÃO OU COMENTÁRIOS FINAIS

Há muitas dúvidas e grandes polêmicas quanto à participação de pessoas trans no esporte, porém, ainda poucas evidências. Iniciativas de entidades desportivas e governamentais, apesar de ainda incipientes, são importantes para direcionamento da sociedade sobre esse sensível tema.

REFERÊNCIAS

1. Harper J, O'Donnell E, Sorouri Khorashad B, McDermott H, Witcomb GL. How does hormone transition in transgender women change body composition, muscle strength and haemoglobin? Systematic review with a focus on the implications for sport participation. Br J Sports Med. 2021;55(15):865-72.
2. Tangpricha V, Hannema SE, Irwig MS, Meyer WJ 3rd, Safer JD, Hembree WC. 2017 American Association of Clinical Endocrinologists/Endocrine Society Update on Transgender Medicine: case discussions. Endocr Pract. 2017;23(12):1430-6.
3. King WM, Gamarel KE. A scoping review examining social and legal gender affirmation and health among transgender populations. Transgend Health. 2021;6(1):5-22.
4. Klaver M, Dekker MJHJ, de Mutsert R, Twisk JWR, den Heijer M. Cross-sex hormone therapy in transgender persons affects total body weight, body fat and lean body mass: a meta-analysis. Andrologia [Internet]. 2017;49(5).
5. Alvares LAM, Santos MR, Souza FR, Santos LM, Mendonça BB de, Costa EMF, et al. Cardiopulmonary capacity and muscle strength in transgender women on long-term gender-affirming hormone therapy: a cross-sectional study. Br J Sports Med. 2022;56(22): 1292-8.
6. Hamilton B, Brown A, Montagner-Moraes S, Comeras-Chueca C, Bush PG, Guppy FM, et al. Strength, power and aerobic capacity of transgender athletes: a cross-sectional study. Br J Sports Med. 2024;58(11):586-97.
7. Roberts TA, Smalley J, Ahrendt D. Effect of gender affirming hormones on athletic performance in transwomen and transmen: implications for sporting organisations and legislators. Br J Sports Med [Internet]. 2020.
8. Chiccarelli E, Aden J, Ahrendt D, Smalley J. Fit transitioning: when can transgender airmen fitness test in their affirmed gender? Mil Med. 2023;188(7-8):e1588-95.
9. Alvares LA, Dos Santos Quaresma MV, Nakamoto FP, Santos LM, Navarro LS, Navarro GS, et al. Body composition, exercise-related performance parameters and associated health factors of transgender women, cisgender women and cisgender men volleyball players. Br J Sports Med [Internet]. 2025.
10. Australian Human Rights Commission. Guidelines for including transgender and gender diverse people in sport [Internet]. Disponível em: https://humanrights.gov.au/our-work/lgbtiq/publications/guidelines-including-transgender-and-gender-diverse-people-sport. Acesso em: jan. 2025.
11. Martowicz M, Budgett R, Pape M, Mascagni K, Engebretsen L, Dienstbach-Wech L, et al. Position statement: IOC framework on fairness, inclusion and non-discrimination on the basis of gender identity and sex variations. Br J Sports Med. 2023;57(1):26-32.
12. McLarnon M, Thornton J, Knudson G, Jones N, Glover D, Murray A, et al. A scoping review of transgender policies in the 15 most commonly played UK professional sports. Int J Environ Res Public Health [Internet]. 2023;20(4).
13. NCAA.org [Internet]. Transgender Student-Athlete Participation Policy. Disponível em: https://www.ncaa.org/sports/2022/1/27/transgender-participation-policy.aspx. Acesso em: 14 jan. 2025.
14. Guidance for Transgender Inclusion in Domestic Sport [Internet]. 2021. Disponível em: https://movingtoinclusion.co.uk/wp-content/uploads/2023/07/Guidance-For-Transgender-Inclusion-In-Domestic-Sport-2021.pdf. Acesso em: fev. 2025.

16

Nutrição aplicada às pessoas transgênero: uma interface entre a sociedade, a cultura e o estigma

Marcus Vinicius Lucio dos Santos Quaresma

Sonia M. Soares Rodrigues Pereira

INTRODUÇÃO

A nutrição tem como pressuposto, principalmente, prover, por meio dos alimentos, nutrientes (p. ex., macro e micronutrientes) em quantidades adequadas, com o intuito de evitar carências e excessos nutricionais, especialmente quando estes favorecem o surgimento de doenças agudas e crônicas.[1] Tendo a "balança" como o elemento principal do seu símbolo, a nutrição é comprometida com o equilíbrio físico e mental, com o intuito de garantir um adequado estado de saúde. Todavia, a nutrição não se limita, *per se*, à oferta de nutrientes, porque abrange aspectos sociais, culturais e comportamentais.[2] Reconhecidamente a alimentação sofre influência das pessoas que estão ao nosso redor. Talvez você mesmo já tenha percebido que, ao estar na presença de amigos e/ou colegas de trabalho, o ato de comer modifica, com maiores possibilidades de escolhas alimentares e, sem sombra de dúvidas, escolhas alimentares que podem apresentar menor qualidade nutricional. Essa constatação é reforçada pela ciência da nutrição, que apresenta dados que demonstram que modificamos nossas escolhas alimentares a partir do ambiente em que estamos e das interações sociais que fazemos.[3]

É interessante notar que, na sociedade em que vivemos, o consumo de alimentos e a obtenção dos seus respectivos nutrientes nem sempre são vistos como algo relevante à saúde humana. Contudo, a nutrição exerce efeitos diversos no organismo, para além do binômio saúde-doença, perpassando pelo macro e microambiente de cada indivíduo.[4] A relação sujeito-alimento é complexa e sofre influência de diversos fatores, incluindo sentimentos e emoções, aspectos sociais, culturais e, finalmente, o estigma que, em certas populações, determina diversas escolhas relacionadas com a saúde.[5,6]

No que tange à avaliação nutricional, nutricionistas são expostos a diversas ferramentas e métodos para estabelecer um adequado diagnóstico nutricional e, por consequência, uma adequada intervenção alimentar e nutricional. Nos Estados Unidos, os profissionais de nutrição utilizam o Processo de Cuidado Nutricional (*Nutrition Care Process* – NCP) como um modelo padronizado para a prestação de cuidados nutricionais. O NCP é composto por quatro etapas principais: avaliação/reavaliação nutricional, diagnóstico nutricional, intervenção nutricional e monitoramento.[7] Essa abordagem, no Brasil, ainda é incipiente e pouco explorada, mas pode ser aplicada para o adequado cuidado nutricional.

Ao longo das últimas décadas, diversos estudos foram publicados verificando a relação entre a nutrição e o corpo humano; entretanto, predominantemente com homens e mulheres cisgênero. Logo, poucos estudos foram elaborados com pessoas transgênero (PT),[8] o que nos leva à escassez de dados nesse público. Diversas relações são estabelecidas entre a nutrição e as PT, como a potencial mudança na demanda energética, mudanças na composição corporal, transtornos alimentares, segurança alimentar e nutricional, entre outros. Neste capítulo, apesar da ausência de dados robustos, temos como objetivo descrever a potencial relação entre a nutrição e as pessoas transgênero, perpassando pelos aspectos sociais e culturais.

PESSOAS TRANSGÊNERO, NUTRIÇÃO E RISCO CARDIOMETABÓLICO

As PT são submetidas a diversas intervenções para reafirmação de gênero, o que inclui cirurgias e o uso de hormônios específicos (p. ex., estrógeno, testosterona etc.). A terapia de afirmação de gênero (TRG) mais comumente usada é a hormonal, especialmente pelo acesso e custo, além de outros elementos que determinam essa escolha. Nesse sentido, as mulheres transgênero (MT) são submetidas ao uso de antiandrogênicos associados, principalmente aos estrógenos.[9,10] Por outro lado, homens transgênero (HT) utilizam, principalmente, a testosterona. Os efeitos desses hormônios são amplamente descritos na literatura, principalmente no que se refere à mudança da composição corporal, como aumento/redução de gordura corporal e aumento/redução de massa muscular.[9,10]

Assim, tendo em vista que MT e HT visam modificar o corpo, o uso da TRG hormonal é, provavelmente, uma das principais escolhas para afirmação de gênero. Entretanto, outros fatores, como o sono, o balanço energético, o consumo de nutrientes específicos e o exercício físico, modificam a composição corporal.[11,12]

Como descrito anteriormente, é esperado que MT aumentem a gordura corporal e reduzam a massa muscular, enquanto os HT aumentam a massa muscular e reduzem a gordura corporal em resposta à TRG. Contudo, novamente, esse efeito é fatalmente moderado pelos fatores do estilo de vida citados acima.[13] Assim, o efeito da TRG pode modificar o metabolismo energético e a dinâmica de utilização de substratos energéticos pelo músculo esquelético. Não há dados robustos que demonstraram essa mudança em resposta à TRG hormonal, porém é bem estabelecido entre os sexos designados no nascimento (Figura 1).[14]

Além disso, especialmente para os HT, o uso de testosterona pode modificar negativamente o perfil lipídico. Isto posto, os HT poderiam, por exemplo, aumentar o risco cardiovascular, especialmente se houver aumento de gordura visceral, com maior efeito pró-inflamatório e piora do perfil lipídico, com aumento dos níveis de colesterol na lipoproteína de baixa densidade (C-LDL) e redução dos níveis de colesterol na lipoproteína de alta densidade (C-HDL).[16] Porém, estudos longitudinais robustos são necessários para determinar que as mudanças que ocorrem em resposta à TRG podem modificar o risco cardiometabólico. Um recente estudo verificou em profundidade os efeitos da TRG hormonal sobre os parâmetros cardiometabólicos mais comuns. Os autores verificaram que os níveis de colesterol total (CT) não modificaram significativamente em comparação ao período pré-TRG. Isolando os HT, foi possível verificar aumento dos níveis de CT, com mudanças já nos 6 primeiros meses após a TRG e consolidadas entre 12 e 24 meses.[8] Contudo, é importante destacar que esse efeito parece ser dependente do tipo de testosterona utilizada.[8] Comportamento similar foi observado para os níveis de C-LDL, com redução dos níveis de C-HDL. Ainda, os dados são inconclusivos em relação aos níveis de triglicérides e glicemia, fator atribuído à heterogeneidade da TRG e dos outros fatores moderadores.[8]

Apesar da ausência de evidências robustas sobre nutrição em PT, vale destacar o princípio da complacência.[17,18] Esse princípio assume que evidências científicas, mesmo que não direcionadas para essa população, poderiam ser aplicadas, especialmente se o pressuposto teórico for coerente e, sobretudo, não exercer efeitos negativos à saúde.

Tendo em vista o potencial efeito negativo da TRG sobre as PT, manejos dietéticos podem ser feitos para atenuar o risco cardiometabólico e potencial mortalidade por doenças cardiovasculares e cerebrovasculares. A respeito do ma-

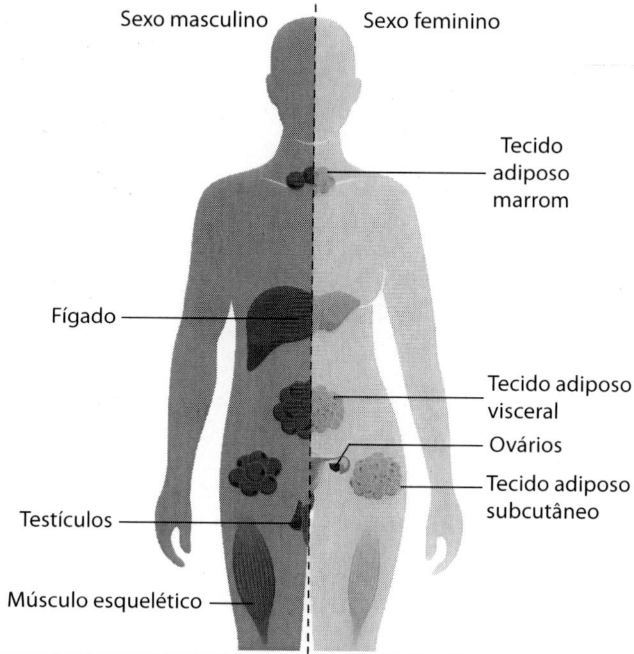

- Menor massa e atividade do tecido adiposo marrom
- Menor adiponectina circulante
- Menor leptina circulante
- Maior tecido adiposo visceral
- Menor tecido adiposo subcutâneo
- Maior massa muscular
- Menor sensibilidade à insulina
- Oxidação da glicose durante o exercício
- Oxidação de ácidos graxos livres em repouso
- Depleção de proteínas durante o jejum

- Maior massa e atividade do tecido adiposo marrom
- Maior adiponectina circulante
- Maior leptina circulante
- Menor tecido adiposo visceral
- Maior tecido adiposo subcutâneo
- Menor massa muscular
- Maior sensibilidade à insulina
- Preservação de glicose e oxidação de ácidos graxos livres durante o exercício
- Armazenamento de ácidos graxos livres em triglicerídeos em repouso
- Preservação de proteínas durante o jejum

Figura 1 Diferenças na composição corporal e metabolismo energético entre o sexo masculino e feminino.
Fonte: adaptada de Mauvais-Jarvis.[14]

nejo dietético, destacam-se, especialmente, a redução da ingestão de alimentos e nutrientes que pioram o perfil lipídico, como gordura saturada (GS) e carboidratos que promovem rápida resposta glicêmica (CHORRG). Estes, portanto, poderiam ser consumidos em quantidades adequadas, respeitando a demanda energética.[19,20] O consumo de CHORRG também prejudica o metabolismo da glicose, com piora da sensibilidade à insulina, hiperglicemia crônica e potenciais efeitos negativos em múltiplos órgãos, fatores que aumentam o risco cardiometabólico.[21] Ademais, a TRG parece afetar a microbiota intestinal, embora não sejam dados robustos e obtidos de estudos piloto.[22] Mudanças negativas na composição da microbiota intestinal podem levar à maior produção de metabólitos negativos. Por exemplo, HT tratados com testosterona aumentaram os níveis circulantes de arginina e arginina metilada, que parece inibir a produção de óxido nítrico e aumentar o risco cardiometabólico.[22] Levando em consideração o princípio da complacência, o consumo de alimentos ricos em fibra pode promover efeitos positivos sobre a microbiota intestinal e reduzir o risco cardiometabólico.[23]

Assim, embora não haja recomendação nutricional para PT, tendo em vista as alterações metabólicas oriundas da TRG, os manejos dietéticos já aplicados para homens e mulheres cisgênero poderiam ser utilizados, até que estudos robustos sejam conduzidos em PT.

PESSOAS TRANSGÊNERO, ESTIGMA, IMAGEM CORPORAL E A POTENCIAL INTERFACE COM A NUTRIÇÃO

A imagem corporal é frequentemente definida como a percepção que os indivíduos têm de seus próprios corpos, bem como os pensamentos e emoções decorrentes dessa percepção. Quando essa percepção, ou os sentimentos e cognições associados a ela, são impactados de maneira negativa, caracteriza-se o fenômeno das preocupações com a imagem corporal ou imagem corporal negativa.[24] Nos últimos anos, tem-se observado um interesse crescente na investigação científica sobre a inter-relação entre as preocupações com a imagem corporal e a saúde mental em diferentes populações.[25]

Entre as PT, o desenvolvimento da autoaceitação e de uma imagem corporal positiva pode ser significativamente dificultado por desafios específicos relacionados à identidade de gênero, ao processo de transição e às normas e expectativas impostas pela sociedade.[25] Assim, esse grupo enfrenta elevado estigma, que por vezes afeta negativamente a interação com a sociedade.

O que significa grupo estigmatizado? De acordo com Goffman (1988),[26] em decorrência do profundo conhecimento dos gregos no que se refere à criação e utilização de recursos visuais, eles criaram o termo *estigma* para evidenciar alguma coisa extraordinária ou um mal sobre o *status* moral de acordo com as características individuais apresentadas. Na atualidade, no entanto, o termo estigma é usado em referência a um atributo profundamente depreciativo.[27] O atributo, por sua vez, é uma caraterística desonrosa ou negativa, o que qualifica aqueles que o apresentam e está ligado ao estereótipo que pode não estar relacionado à realidade individual, mas é generalizado a todos os membros identificados e categorizados como, por exemplo: todas as PT são confusas, ou todas as pessoas que vivem com obesidade são preguiçosas. Goffman, ainda, divide em três tipos de estigmas: deformidade física, culpa de caráter (p. ex., vontade fraca, paixões tirânicas ou "não naturais"), sendo essas relatadas como as pessoas LGBTQIA+, com estereótipos de distúrbio mental, desonestidade e estigmas de grupos sociais, tribais e religiosos.

Ainda de acordo com Goffman (1988),[26] as categorias são estabelecidas pelo ambiente social de acordo com os atributos considerados comuns naquele grupo, como refugiados, pessoas em situação de rua, indígenas, pessoas com deficiência, LGBTQIA+, dentre outros. Portanto, é a sociedade que determina as categorias (grupos estigmatizados) a partir de um espaço ideológico, que conduz a uma série de consequências, talvez irremediáveis, levando o estigmatizado a ações ligadas à autodepreciação, à perda de autoestima, até a tentativas de corrigir o "estigma", atribuído a si como fraqueza, diminuindo sua condição humana.

Ademais, o estigma estrutural refere-se às normas sociais e políticas institucionais que restringem o acesso a recursos, enquanto o estigma interpessoal se refere a formas diretas ou manifestadas de estigma, como assédio verbal, violência física e abuso sexual devido à identidade ou à expressão de gênero de uma pessoa. No nível individual, o estigma inclui os sentimentos que as pessoas têm sobre si mesmas ou as crenças que percebem que os outros têm sobre elas, os quais podem moldar comportamentos futuros, como a antecipação e a evitação de discriminação. As formas estrutural, interpessoal e individual de estigma são altamente prevalentes entre as PT e estão associadas a desfechos adversos de saúde, incluindo depressão, ansiedade, ideação suicida e o uso de substâncias.[27]

A interação entre o estigma e a imagem corporal é explorada amplamente, sobretudo entre as pessoas vivendo com obesidade.[28] Estudos com PT já foram publicados, reforçando essa interface.[27]

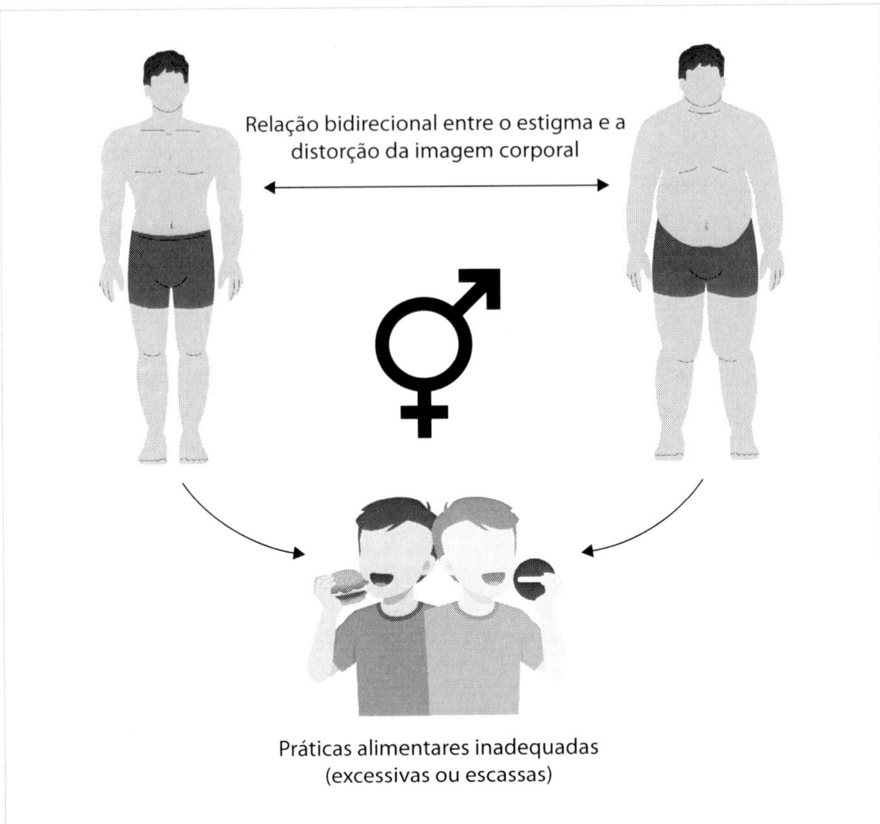

Figura 2 Interação entre o estigma e a imagem corporal levando a mudanças nas práticas alimentares.

Essa contextualização leva à reflexão sobre a potencial interação entre o estigma e a imagem corporal, conforme ilustrado na Figura 2. Tal interação, portanto, pode incorrer em práticas alimentares equivocadas, com o intuito de emagrecimento ou de aumento da massa corporal, especialmente da massa muscular.

Um recente estudo conduzido por Meneguzzo et al. (2024)[25] comparou as PT com as pessoas cisgênero (PC). Os autores verificaram que, independentemente da massa corporal atual e das flutuações anteriores da massa corporal entre os grupos, o grupo de PT apresentou níveis significativamente mais elevados de sintomas depressivos e de transtornos alimentares. Além disso, esse grupo demonstrou maior propensão à auto-objetificação. Também foram observados os maiores níveis de insatisfação com a massa corporal e o desconforto físico nesse grupo. Assim, pode-se verificar maior chance de as PT apresentarem sintomas de depressão (OR: 1.29; 95% IC: 1.14-1.47), objetificação (OR: 1.21; 95% IC: 1.12-1.33) e bulimia (OR: 1.65; 95% IC: 1.30-2.11). Tais dados reforçam a necessidade de um cuidado nutricional focado, também, nos aspectos comportamentais, especialmente pelo sofrimento, angústia e outros problemas psicológicos.[25]

Os aspectos comportamentais que envolvem imagem corporal parecem ser atenuados à medida que as PT envelhecem. Por exemplo, PT mais velhas tendem a apresentar maior autoaceitação, autoestima e satisfação corporal, possivelmente devido ao desenvolvimento de maior resiliência ao longo do tempo e à redução das preocupações relacionadas à validação social.[29] Por outro lado, adolescentes transgênero relataram maior insatisfação corporal em comparação com seus pares cisgênero. A insatisfação com características sexuais e regiões corporais apresentou relação positiva com a disforia/incongruência de gênero. Ademais, os adolescentes relataram ter vivenciado hostilidade contra as PT,[30] o que reforça a necessidade de compreender esse cenário de acordo com a faixa etária para intervenções direcionadas. Isto posto, paradoxalmente, as intervenções nutricionais frequentemente são focadas em nutrientes isolados; no entanto, intervenções menos prescritivas, que permitam compreender o estado do indivíduo e otimizar o seu relacionamento com o alimento, são bem-vindas, como *mindful eating*.[31]

Além disso, é possível que as PT apresentem baixa ingestão energética e nutricional, com o intuito de modificar a composição corporal.[32] Por exemplo, o uso de dietas restritivas que, inclusive, limitam o consumo de um grupo alimentar/nutriente (p. ex., carboidratos) pode estabelecer uma tentativa de emagrecimento. Todavia, esse tipo de intervenção não apresenta respaldo para o emagrecimento e, ainda, pode prejudicar fatores como o desempenho físico.[33,34] Inclusive, nesse cenário, a prática esportiva de PT tem aumentado, o que reforça a necessidade de compreender a relação entre a imagem corporal, o consumo de alimentos e nutrientes e parâmetros relacionados com o desempenho físico. Essa especial atenção deve ser dada porque práticas alimentares restritivas podem impactar negativamente o desempenho físico.[35,36]

Um estudo publicado em 2020 avaliou diversas PT.[32] Os autores publicaram a análise qualitativa de dados relacionados à alimentação que estão apresentados na Tabela 1.

Embora sejam dados qualitativos de apenas 10 casos, trazem à tona a variabilidade da qualidade da dieta com possíveis carências e excessos nutricionais.

Tabela 1 Relatos relacionados com a alimentação e o autocuidado descritos por pessoas transgênero, derivados do estudo de Linsenmeyer et al.

Casos	Relato sobre a alimentação e autocuidado	Análise individual da dieta
Caso 1	"Eu simplesmente não como o que deveria."	A análise da dieta foi caracterizada por **baixo consumo de energia** (59% das necessidades calóricas), gordura saturada adequada (10% da ingestão calórica), baixo teor de fibra (45% da ingestão adequada) e alto teor de sódio (149% do limite das recomendações do Guia Alimentar Americano). A ingestão de macronutrientes foi composta por 48% de carboidratos, 37% de gorduras e 15% de proteínas, dentro das faixas recomendadas de macronutrientes. A ingestão de micronutrientes refletiu baixos níveis de cálcio (40% da RDA), vitamina D (3% da RDA), potássio (36% da ingestão adequada) e ingestão marginalmente alta de ferro (114% da RDA).
Caso 2	"Me esforcei muito por cerca de 6 a 8 meses para perder peso, mas não estava indo a lugar nenhum. Então, acabei meio que desistindo."	A análise da dieta foi caracterizada por **baixo consumo de energia** (74% das necessidades calóricas), ingestão adequada de gordura saturada (10% da ingestão calórica), baixo teor de fibra (41% da ingestão adequada) e alto teor de sódio (206% do limite das recomendações do Guia Alimentar Americano). A ingestão de macronutrientes foi composta por 63% de carboidratos, 23% de gorduras e 14% de proteínas, dentro das faixas recomendadas de macronutrientes. A ingestão de micronutrientes refletiu cálcio adequado (105% da RDA), vitamina D baixa (48% da RDA), potássio baixo (40% da ingestão adequada) e ferro marginalmente baixo (84% da RDA).
Caso 3	"Sempre tive dificuldades com alimentação, peso e imagem corporal."	A análise da dieta foi caracterizada **por baixo consumo de energia** (58% das necessidades calóricas), alto teor de gordura saturada (29% da ingestão calórica), baixo teor de fibra (32% da ingestão adequada) e teor marginalmente alto de sódio (117% do limite das recomendações do Guia Alimentar Americano). A ingestão de macronutrientes foi composta por 21% de carboidratos, 55% de gorduras e 24% de proteínas, ou seja, com menor quantidade de carboidratos e maior quantidade de gorduras do que as faixas recomendadas de macronutrientes. A ingestão de micronutrientes refletiu cálcio elevado (124% da RDA), vitamina D baixa (7% da RDA), potássio baixo (16% da ingestão adequada) e ferro adequado (102% da RDA).
Caso 4	"Não necessariamente quero ser mais magro."	A dieta foi caracterizada por consumo marginalmente baixo de energia (84% das necessidades calóricas), gordura saturada adequada (8% das calorias totais), baixo teor de fibra (71% da ingestão adequada) e alto teor de sódio (134%). A ingestão de macronutrientes foi composta por 32% de carboidratos, 33% de gorduras e 22% de proteínas, ou seja, com menor quantidade de carboidratos do que as faixas recomendadas de macronutrientes. Além disso, 13% das calorias de sua dieta vieram do álcool. A ingestão de micronutrientes refletiu cálcio elevado (132% da RDA), vitamina D baixa (53% da RDA), potássio baixo (47% da ingestão adequada) e ingestão elevada de ferro (171% da RDA).

(continua)

Tabela 1 Relatos relacionados com a alimentação e o autocuidado descritos por pessoas transgênero, derivados do estudo de Linsenmeyer et al. (*continuação*)

Casos	Relato sobre a alimentação e autocuidado	Análise individual da dieta
Caso 5	"Sinto que fiz a escolha certa ao fazer a mastectomia primeiro, e isso me levou a cuidar mais de mim mesmo."	A análise da dieta foi caracterizada por **baixo consumo de energia** (77% das necessidades calóricas), gordura saturada marginalmente alta (13% das calorias totais), baixo teor de fibra (69% da ingestão adequada) e alto teor de sódio (154% do limite das recomendações do Guia Alimentar Americano). A ingestão de macronutrientes foi composta por 47% de carboidratos, 37% de gorduras e 15% de proteínas, ou seja, com teor de gorduras ligeiramente superior às faixas recomendadas de macronutrientes. A ingestão de micronutrientes refletiu cálcio adequado (90% da RDA), vitamina D baixa (11% da RDA), potássio baixo (15% da ingestão adequada) e ferro elevado (199% da RDA).
Caso 6	"O avaliado e seu parceiro agora estão interessados em culinária ayurvédica, embora ele ainda goste de ir comprar um hambúrguer do outro lado da rua."	A análise da dieta foi caracterizada por consumo marginalmente alto de energia (119% das necessidades calóricas), gordura saturada marginalmente alta (14% das calorias totais), baixo teor de fibra (59% da ingestão adequada) e alto teor de sódio (221% do limite das recomendações do Guia Alimentar Americano). A ingestão de macronutrientes foi composta por 43% de carboidratos, 36% de gorduras e 16% de proteínas, ou seja, com menor quantidade de carboidratos e maior quantidade de gorduras do que as faixas recomendadas de macronutrientes. Além disso, 5% das calorias de sua dieta vieram do álcool. A ingestão de micronutrientes refletiu cálcio adequado (98% da RDA), vitamina D baixa (3% da RDA), potássio marginalmente baixo (89% da ingestão diária recomendada) e ingestão elevada de ferro (263% da RDA).
Caso 7	"Não vou desabar, sou apenas mais robusto, sólido, encorpado."	A análise da dieta foi caracterizada por consumo adequado de energia (102% das necessidades calóricas), gordura saturada marginalmente alta (14% das calorias totais), baixo teor de fibra (71% da ingestão adequada) e alto teor de sódio (228% do limite das recomendações do Guia Alimentar Americano). A ingestão de macronutrientes foi composta por 42% de carboidratos, 41% de gorduras e 15% de proteínas, ou seja, com menor quantidade de carboidratos e maior quantidade de gorduras do que as faixas recomendadas de macronutrientes. Além disso, 2% das calorias de sua dieta vieram do álcool. A ingestão de micronutrientes refletiu cálcio elevado (167% da RDA), vitamina D baixa (11% da RDA), potássio baixo (37% da ingestão adequada) e ferro elevado (149% da RDA).

(continua)

Tabela 1 Relatos relacionados com a alimentação e o autocuidado descritos por pessoas transgênero, derivados do estudo de Linsenmeyer et al. (*continuação*)

Casos	Relato sobre a alimentação e autocuidado	Análise individual da dieta
Caso 8	"As coisas que eu conseguia comer, na minha mente, estavam me ajudando a me preparar para a transição médica."	A análise da dieta foi caracterizada por consumo adequado de energia (109% das necessidades calóricas), gordura saturada adequada (7% das calorias totais), baixo teor de fibra (75% da ingestão adequada) e alto teor de sódio (169% do limite das recomendações do Guia Alimentar Americano). A ingestão de macronutrientes foi composta por 44% de carboidratos, 38% de gorduras e 18% de proteínas, ou seja, com menor quantidade de carboidratos e maior quantidade de gorduras do que as faixas recomendadas de macronutrientes. A ingestão de micronutrientes refletiu cálcio baixo (53% da RDA), vitamina D baixa (20% da RDA), potássio baixo (39% da ingestão adequada) e ferro elevado (197% da RDA).
Caso 9	"Eu não acho que a transição tenha mudado nada sobre a maneira como eu me alimento, na verdade."	A análise da dieta foi caracterizada por consumo marginalmente alto de energia (112% das necessidades calóricas), gordura saturada alta (18% das calorias totais), baixo teor de fibra (49% da ingestão adequada) e alto teor de sódio (205% do limite das recomendações do Guia Alimentar Americano). A ingestão de macronutrientes foi composta por 38% de carboidratos, 50% de gorduras e 12% de proteínas, ou seja, com menor quantidade de carboidratos e maior quantidade de gorduras do que as faixas recomendadas de macronutrientes. A ingestão de micronutrientes refletiu cálcio marginalmente alto (111% da RDA), vitamina D baixa (3% da RDA), potássio baixo (18% da ingestão adequada) e ferro elevado (158% da RDA).
Caso 10	"Você acaba consumindo muitas calorias com álcool... se você se concentrar em um bar, sabe, seus hábitos alimentares e de bebida não são os melhores."	A análise da dieta foi caracterizada por consumo adequado de energia (109% das necessidades calóricas), gordura saturada adequada (7% das calorias totais), baixo teor de fibra (39% da ingestão adequada) e alto teor de sódio (155% do limite das recomendações do Guia Alimentar Americano). A ingestão de macronutrientes foi composta por 64% de carboidratos, 24% de gorduras e 8% de proteínas, ou seja, com quantidade de proteínas ligeiramente inferior às faixas recomendadas de macronutrientes. Além disso, 4% das calorias de sua dieta vieram do álcool. A ingestão de micronutrientes refletiu cálcio baixo (22% da RDA), vitamina D baixa (0% da RDA), potássio baixo (9% da ingestão adequada) e ferro baixo (70% da RDA).

Fonte: adaptado de Linsenmeyer et al.[32]
RDA: Recommended Dietary Allowances.

VULNERABILIDADE SOCIAL, INSEGURANÇA ALIMENTAR – PESSOAS TRANSGÊNERO

Em diversos países do mundo, especialmente em países mais pobres, a vulnerabilidade social e a insegurança alimentar são fatores que impactam diretamente a alimentação, na contramão do direito humano à alimentação adequada (DHAA).[37] Ainda, de acordo com a Organização das Nações Unidas para a Alimentação e a Agricultura (FAO), uma família está passando por insegurança alimentar quando não tem acesso permanente a alimentos cultural e nutricionalmente adequados.[38] O Brasil, com suas políticas limitadas de apoio às famílias socialmente vulneráveis, também viu um aumento na prevalência de insegurança alimentar.[39] Atualmente, mais da metade da população brasileira experimentou algum grau de insegurança alimentar.[39]

Um estudo brasileiro avaliou a insegurança alimentar e o *status* nutricional de PT.[40] Os participantes apresentaram um índice de massa corporal (IMC) médio de 25,7 ± 5,57 kg/m^2, e 50,8% estavam com sobrepeso ou obesidade. A insegurança alimentar e nutricional estava presente em cerca de 65% da amostra, sendo que 53,3% desses foram classificados como tendo insegurança alimentar e nutricional moderada ou grave.[40]

A discussão sobre a insegurança alimentar e PT é complexa. A saber, para discutir a alta vulnerabilidade social e a insegurança alimentar e nutricional que acomete as PT, é necessário levar em consideração a discriminação com base na identidade de gênero, assim como as disparidades socioeconômicas entre as PT, que podem estar relacionadas com a duração da transição, aceitação social e o apoio familiar.[40] Portanto, diversos fatores interagem em uma sociedade para estabelecer a vulnerabilidade social e a insegurança alimentar e nutricional que afeta diretamente as PT. Conforme descrito por Ferrero et al. (2023),[41] há uma interação muito complexa entre os aspectos sociais, culturais, físicos e relacionados com a alimentação. Os autores propuseram um *framework* que foi, para esta obra, traduzido e adaptado (Figura 3).

Diversos estudos mostraram que a insegurança alimentar modifica a trajetória de saúde relacionada com a alimentação, podendo incorrer em diferentes desordens associadas, ou não, a nutrientes.[39-46] Assim, estratégias de cuidado alimentar e nutricional entre pessoas vivendo em insegurança alimentar e nutricional, especialmente as PT, são emergenciais para oferecer a subsistência e o DHAA, que é inquestionavelmente necessário a toda a população.

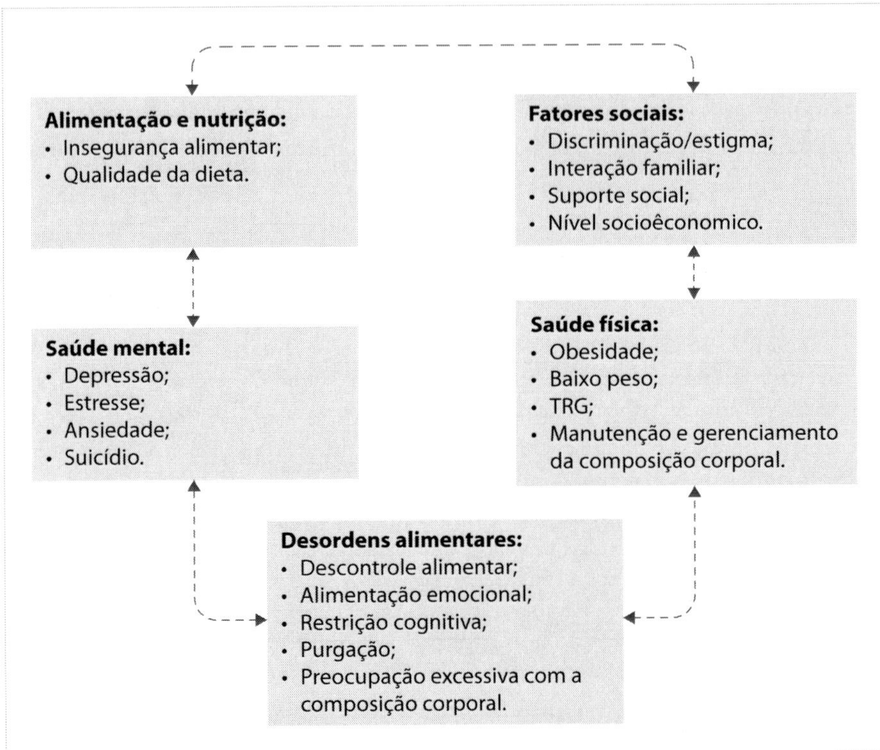

Figura 3 *Framework* de interação entre fatores sociais, culturais, físicos e relacionados com a alimentação.
Fonte: adaptada de Ferrero et al.[41]

CONCLUSÃO

Os dados disponíveis na literatura permitem concluirmos que as pessoas transgênero são estigmatizadas, e muitas vivem em vulnerabilidade social e insegurança alimentar e nutricional. Em conjunto, esses fatores podem afetar negativamente as práticas alimentares, o que pode favorecer o surgimento de desordens metabólicas e psicológicas, que perpassam pela escassez e pelo excesso de alimentos e nutrientes, bem como por sua interação com a imagem e a composição corporal. Ainda, o efeito da terapia hormonal de reafirmação de gênero sobre a composição corporal e o perfil metabólico merecem atenção dos profissionais da saúde, especialmente médicos e nutricionistas, uma vez que são fatores que podem modificar o risco cardiometabólico e de mortalidade por doenças cardiovasculares. Logo, por meio dos alimentos e nutrientes, gerenciar tais alterações metabólicas parece ser fundamental. Contudo, mais estudos, sobretudo clínicos e de seguimento adequado, são imprescindíveis para o adequado entendimento do binômio nutrição e pessoas transgênero.

REFERÊNCIAS

1. Davies JN. Nutrition and nutritional diseases. Annu Rev Med. 1952;3:99-132.
2. Enriquez JP, Archila-Godinez JC. Social and cultural influences on food choices: a review. Crit Rev Food Sci Nutr. 2022;62(13):3698-704.
3. Salvy SJ, Howard M, Read M, Mele E. The presence of friends increases food intake in youth. Am J Clin Nutr. 2009;90(2):282-7.
4. Visioli F, Marangoni F, Poli A, Ghiselli A, et al. Nutrition and health or nutrients and health? Int J Food Sci Nutr. 2022;73(2):141-8.
5. Earnshaw VA, Karpyn A. Understanding stigma and food inequity: a conceptual framework to inform research, intervention, and policy. Transl Behav Med. 2020;10(6):1350-7.
6. Maugeri A, Magnano San Lio R, Favara G, La Rosa MC, et al. Impact of eating context on dietary choices of college students: evidence from the Healthy-Unict Project. Nutrients. 2022;14(20).
7. Swan WI, Vivanti A, Hakel-Smith NA, Hotson B, et al. Nutrition care process and model update: toward realizing people-centered care and outcomes management. J Acad Nutr Diet. 2017;117(12):2003-14.
8. Waters J, Linsenmeyer W. The impact of gender-affirming hormone therapy on nutrition-relevant biochemical measures. Front Nutr. 2024;11:1339311.
9. D'Hoore L, T'Sjoen G. Gender-affirming hormone therapy: an updated literature review with an eye on the future. J Intern Med. 2022;291(5):574-92.
10. Masumori N, Baba T, ABE T, Niwa K. What is the most anticipated change induced by treatment using gender-affirming hormones in individuals with gender incongruence? Int J Urol. 2021;28(5):526-29.
11. Chow CC, Hall KD. Short and long-term energy intake patterns and their implications for human body weight regulation. Physiol Behav. 2014;134:60-5.
12. Muller MJ, Enderle J, Bosy-Westphal A. Changes in energy expenditure with weight gain and weight loss in humans. Curr Obes Rep. 2016;5(4):413-23.
13. Harper J, O'Donnell E, Sorouri Khorashad B, McDermott H, et al. How does hormone transition in transgender women change body composition, muscle strength and haemoglobin? Systematic review with a focus on the implications for sport participation. Br J Sports Med. 2021;55(15):865-72.
14. Mauvais-Jarvis F. Sex differences in energy metabolism: natural selection, mechanisms and consequences. Nat Rev Nephrol. 2024;20(1):56-69.
15. Lei Y, Wiik A, Connelly MA, Lindberg L, et al. Cardiometabolic risk assessment in transgender individuals: differential impact of sex hormones and sex chromosomes. J Clin Endocrinol Metab. 2024.
16. Masumori N, Nakatsuka M. Cardiovascular risk in transgender people with gender-affirming hormone treatment. Circ Rep. 2023;5(4):105-13.
17. Cooke SJ, Cook CN, Nguyen VM, Walsh JC, et al. Environmental evidence in action: on the science and practice of evidence synthesis and evidence-based decision-making. Environ Evid. 2023;12(1):10.
18. O'Connell M, White R. Academics can also be culprits of evidence complacency. Nat Ecol Evol. 2017;1(11):1589.

19. Aramburu A, Dolores-Maldonado G, Curi-Quinto K, Cueva K, et al. Effect of reducing saturated fat intake on cardiovascular disease in adults: an umbrella review. Front Public Health. 2024;12:1396576.
20. Chatzi CA, Basios A, Markozannes G, Ntzani EE, et al. Effect of different dietary patterns on cardiometabolic risk factors: an umbrella review of systematic reviews and meta-analyses. Nutrients. 2024;16(22).
21. Liu YS, Wu QJ, Xia Y, Zhang JY, et al. Carbohydrate intake and risk of metabolic syndrome: a dose-response meta-analysis of observational studies. Nutr Metab Cardiovasc Dis. 2019;29(12):1288-98.
22. Harris RM, Pace F, Kuntz TM, Morgan XC, et al. Testosterone treatment impacts the intestinal microbiome of transgender individuals. mSphere. 2024;9(10):e0055724.
23. Puhlmann ML, De Vos WM. Intrinsic dietary fibers and the gut microbiome: rediscovering the benefits of the plant cell matrix for human health. Front Immunol. 2022;13:954845.
24. Hosseini SA, Padhy RK. Body image distortion (archived). In: StatPearls. Treasure Island (FL), 2024.
25. Meneguzzo P, Zuccaretti D, Tenconi E, Favaro, A. Transgender body image: weight dissatisfaction, objectification & identity – complex interplay explored via matched group. Int J Clin Health Psychol. 2024;24(1):100441.
26. Goffman E. Estigma: noções sobre a manipulação da identidade deteriorada. 4. ed. Rio de Janeiro: Zahar; 1988.
27. White Hughto JM, Reisner SL, Pachankis JE. Transgender stigma and health: a critical review of stigma determinants, mechanisms, and interventions. Soc Sci Med. 2015;147:222-31.
28. Jiretorn L, Engstrom M, Laursen C, Ramos Salas X, et al. "My goal was to become normal": a qualitative investigation of coping with stigma, body image and self-esteem long-term after bariatric surgery. Clin Obes. 2024;14(3):e12657.
29. Birkett M, Newcomb ME, Mustanski B. Does it get better? A longitudinal analysis of psychological distress and victimization in lesbian, gay, bisexual, transgender, and questioning youth. J Adolesc Health. 2015;56(3):280-5.
30. Brecht A, Bos S, Ries L, Hubner K, et al. Analyzing body dissatisfaction and gender dysphoria in the context of minority stress among transgender adolescents. Child Adolesc Psychiatry Ment Health. 2024;18(1):30.
31. Jacob JS, Panwar N. Effect of age and gender on dietary patterns, mindful eating, body image and confidence. BMC Psychol. 2023;11(1):264.
32. Linsenmeyer W, Drallmeier T, Thomure M. Towards gender-affirming nutrition assessment: a case series of adult transgender men with distinct nutrition considerations. Nutr J. 2020;19(1):74.
33. Burke LM, Lundy B, Fahrenholtz IL, Melin AK. Pitfalls of conducting and interpreting estimates of energy availability in free-living athletes. Int J Sport Nutr Exerc Metab. 2018;28(4):350-63.
34. Ge L, Sadeghirad B, Ball GDC, Da Costa BR, et al. Comparison of dietary macronutrient patterns of 14 popular named dietary programmes for weight and cardiovascular risk factor reduction in adults: systematic review and network meta-analysis of randomised trials. BMJ. 2020;369:m696.
35. Cabre HE, Moore SR, Smith-Ryan AE, Hackney AC. Relative energy deficiency in sport (RED-S): scientific, clinical, and practical implications for the female athlete. Dtsch Z Sportmed. 2022;73(7):225-34.

36. Lane AR, Hackney AC, Smith-Ryan AE, Kucera K, et al. Energy availability and RED-S risk factors in competitive, non-elite male endurance athletes. Transl Med Exerc Prescr. 2021;1(1):25-32.
37. Ayala A, Meier BM. A human rights approach to the health implications of food and nutrition insecurity. Public Health Rev. 2017;38(10).
38. Boliko MC. FAO and the situation of food security and nutrition in the world. J Nutr Sci Vitaminol (Tokyo). 2019;65:S4-S8.
39. Gomes SM, Jacob MCM, Chaves VM, Pereira De Sousa LM, et al. Food insecurity in a Brazilian transgender sample during the covid-19 pandemic. PLos One. 2023;18(5):e0284257.
40. Gois I, Silva M, Barroso BIL, Luppi CG, et al. Food insecurity, nutritional status and socioeconomic factors in the transgender population: a cross-sectional study in the Metropolitan Region of Baixada Santista, Brazil, 2023. Epidemiol Serv Saude. 2024;33(spel): e2024371.
41. Ferrero EM, Yunker AG, Cuffe S, Gautam S, et al. Nutrition and health in the lesbian, gay, bisexual, transgender, queer/questioning community: a narrative review. Adv Nutr. 2023;14(6):1297-306.
42. Beyene SD. The impact of food insecurity on health outcomes: empirical evidence from sub-Saharan African countries. BMC Public Health. 2023;23(1):338.
43. Mazloomi SN, Talebi S, Kazemi M, Ghoreishy SM, et al. Food insecurity is associated with the sleep quality and quantity in adults: a systematic review and meta-analysis. Public Health Nutr. 2022;26(4):1-11.
44. Myers CA. Food insecurity and psychological distress: a review of the recent literature. Curr Nutr Rep. 2020;9(2):107-18.
45. Poblacion A, Ettinger De Cuba S, Black MM, Weijer I, et al. Food insecurity and weight faltering: US multisite analysis of young children's weight trajectory. J Acad Nutr Diet. 2024.
46. Valente CRM, Marques CG, Nakamoto FP, Salvalagio BR, et al. Household food insecurity among child and adolescent athletics practitioners: a cross-sectional, descriptive, and exploratory study. Nutrition. 2024;123:112407.

17

Terapia ocupacional: aliança de cuidado com justiça social para o acompanhamento de pessoas trans e travestis

Ricardo Lopes Correia
Solange Aparecida Tedesco

Não vamos começar a definir pessoas trans e travestis em uma ou outra situação clínica e/ou social. Para esse caminho, vamos cartografar. Os trabalhos de Correia et al. (2020),[1] Melo (2016; 2021),[2,3] Melo, Farias e Lopes (2023)[4] e Leite Júnior (2024)[5] dizem muito para nós.

Essas obras, assim como a articulação com as demais que seguirão neste texto, desenham caminhos a partir da cotidianidade, colocando a participação como um signo central do processo de cuidado com pessoas trans e travestis em terapia ocupacional. Busca-se o sentido de justiça social como atributo determinante para o cuidado terapêutico ocupacional, na qual, para além das divisões internas da área – que desenham perspectivas teórico-metodológicas importantes –, podem perder de vista a complexidade e as dimensões holísticas de seus fundamentos. Assim, ousamos pensar e agir sobre uma terapia ocupacional geral, na qual o cuidado é um acompanhamento cotidiano de apoio e gestão da vida a fim de produzir formas de inserção e participação justas, imprimindo seus mais diversos sentidos, marcadores e *performances* possíveis que esta relação possa produzir.

Queremos compartilhar a nossa experiência como terapeutas ocupacionais com interesse nas formas de existir e produzir vida digna, saúde e cidadania. Para pessoas estranhas a essa prática, há uma profunda concepção de autogestão experienciada no encontro terapêutico ocupacional que se dá por formas de ser e estar no mundo, por meio das atividades (ou ocupações, ou ações) compartilhadas no cotidiano, sejam elas situadas no *setting* clínico, nas instituições e/ou nos espaços públicos, comunitários e territoriais.

Na terapia ocupacional, compreendemos a relação como uma atividade de cuidado, na qual não se dissociam as dimensões micro e macrossociais. Nessa relação de cuidado outras atividades da vida humana e não humana se inserem para que possamos criar e desvelar possibilidades de inserção no mundo social para aquelas pessoas que encontram dificuldades para participar dele. No micro do cotidiano utilizamos diferentes processos em terapia ocupacional para evidenciar uma relação de cuidado, que não pode prescindir do entendimento das pessoas em suas relações socioculturais mais amplas.

Entre muitas compreensões e limitações, incorporamos e reconhecemos o terapêutico como de natureza relacional; produz-se por encontros e é mediado pelas atividades que tecem a vida cotidiana, fazendo-se, assim, uma experiência ocupacional. A relação em terapia ocupacional é um acompanhar constante, fazendo processos de gestão, de contratualidades, de ensinar e aprender a fazer algo, criar apoios, explorar modos, meios e métodos – tecnologias –, desenvolver habilidades e, com isso, voltar-se para si, para o mundo, descobrir-se e transformar-se, para que a participação no mundo das atividades humanas e não humanas se inscreva em situações vivíveis e habitáveis.

Com isso, tentamos desenhar este capítulo como uma atividade em terapia ocupacional – um exercício de registro dos processos de cuidado, com uma inclinação quase etnográfica de estar no mundo com a sua expressão, seja ela qual for, desde que se faça existente e potente. Enquanto uma atividade, construímos uma narrativa autobiográfica ficcional a partir e junto com uma mulher trans. Numa proposta de bricolage, na qual histórias e vivências sobre o seu cotidiano, marcadas pela dor e pela jornada de tornar-se alguém no mundo, compôs uma mirada entre espelhos sobre si na relação com um mundo marcado pelas intransigências de performar em liberdade, bem como com as possibilidades de resistir a ele.

Nossa partilhante é a Sofia, nome escolhido por ela nesta atividade-narrativa ficcional a fim de proteger a sua identidade, mas também para transcender a realidade vivida por meio da imaginação e ficções possíveis do que deseja ser, e com isso oferecer caminhos de (re)construção.

Sofia é uma jovem mulher trans, escritora e vive em uma instituição de apoio residencial em saúde mental, e entre desafios na relação familiar e uma rede de suporte fragilizada encontra no apoio e acompanhamento em terapia ocupacional formas de reconstruir o seu cotidiano.

Para os acostumados aos meandros das terapias ocupacionais no mundo, não vamos aqui nos preocupar com correntes ou metodologias de entender a saúde, o social, o individual ou coletivo. Essas áreas da experiência humana estão sempre no nosso radar. Para colegas, profissionais da saúde, da assistência social, da educação e da cultura, participantes da produção deste livro e para quem irá apreciar esta leitura, vamos contar da experiência de quem chega na terapia ocupacional: "*não consigo fazer... não consigo continuar...*".

Uma baliza importante no desenvolvimento emocional e social é a relação entre SER e ESTAR. Para quem se interessa pela nossa prática, a equação é mais simples: *Ser-Estar-Fazendo. Estar Sendo.* Criar, criando-se. Construir, experienciando. Neste lugar, o vetor interno, externo, intermediário, tem registros.

Ao nosso encontro é comum recebermos pessoas com um longo histórico de rupturas de projetos, pequenas ou grandes desinscrições que vão construindo uma jornada de desfiliações, desinvestimentos, repetições e invisibilidades. Uma rotina baseada na dificuldade persistente, insistente do mesmo, seja déficit, doença, descrença, desvalidação, exclusão, não se constitui como possibilidade de construção de um cotidiano. Nesse lugar tão factual como a Rotina, temos a matéria para nossa construção Cotidiana. Nessa trama, a saúde mental, as redes de suporte e as estratégias de resistência repousam, brincam, criam e amadurecem – caminham para possibilidades de transformação de si no mundo e do mundo em si.

Se os percalços da construção de si no mundo já passam por inúmeros fatores, a marca que impõe uma série de dificuldades insistentemente repetidas costuma minar os recursos emocionais, cognitivos, comportamentais e de participação social. Construir na relação terapêutica ocupacional o *tráfego/acesso*, para nós, terapeutas ocupacionais, é criar, ao mesmo tempo, compartilhadamente, caminhos, expressões, linguagens, corpos e experiências que possam associar-se a sentidos, a lugares, a presença ativa. Um reconhecer-se genuíno.

E quando há uma marca? E quando essa marca faz seu registro fixo, repetido, enclausurado, invisibilizado? Já fomos, somos, em algum momento, uma marca. Uma identidade mascarada. Nas práticas sociais e de saúde na terapia ocupacional encontramos muitas vezes uma condição definindo, por si só, a pessoa e seu existir: sou esquizofrênica, sou desempregada, sou analfabeta, sou ninguém. Uma lista interminável onde o estigma representa o que se entende como negativo, sua marca desqualificadora. Uma marca de perdas, registros de dificuldades que, diferentemente de uma cicatriz, representam a experiência de vida.

Vamos acompanhar Sofia nesta atividade:

Entre Espelhos e Caminhos

Desde pequena, Sofia sabia que havia algo diferente nela. Mas crescer em uma cidade pequena, cercada por olhares inquisidores e expectativas rígidas, fez que demorasse anos para entender quem era. Seu nome de batismo nunca lhe caiu bem. Parecia uma roupa apertada demais, um sapato que machucava a cada passo.

Na infância, os brinquedos "de menino" não a interessavam. Preferia as bonecas de sua prima, os vestidos floridos que via nas vitrines, as personagens femininas dos filmes. Mas sempre que expressava esses desejos via o semblante preocupado da mãe e ouvia a risada debochada do pai. "Isso é fase", diziam.

Na adolescência, cresceu dentro dela um grito preso na garganta. Olhar no espelho era uma tortura diária. Seu corpo parecia um estranho, uma prisão de carne que não refletia quem ela realmente era. E foi nessa época que aprendeu a arte da camuflagem: falar pouco, andar com cautela, vestir-se da forma que esperavam. Mas dentro dela Sofia apenas sobrevivia, nunca vivia.

A internet se tornou seu refúgio. Em fóruns anônimos, encontrou outras pessoas como ela. Descobriu que não estava sozinha, que existia um nome para o que sentia: transexualidade. E mais do que isso: percebeu que sua identidade não era um erro, como tentaram fazê-la acreditar.

O caminho para sua transição, no entanto, não foi fácil. Quando finalmente criou coragem para contar à família, encontrou portas fechadas. O pai se recusou a olhar para ela, a mãe chorou por noites inteiras, e os colegas de escola, antes indiferentes, se tornaram cruéis. Os cochichos nos corredores se transformaram em empurrões, os insultos em ameaças.

Foi quando percebeu que precisaria partir. Juntou suas economias, encontrou abrigo na casa de uma amiga e foi para a cidade grande, onde o anonimato era um escudo e a liberdade, um objetivo distante, mas possível.

A transição foi um processo lento e doloroso, feito de pequenas vitórias e grandes batalhas, como o primeiro dia em que foi chamada de "Sofia" por um estranho, a primeira vez que se olhou no espelho e reconheceu o reflexo. Mas também houve as humilhações, as portas de emprego fechadas, os olhares de desdém em consultas médicas, os relacionamentos interrompidos pelo preconceito.

Amar também foi um desafio. Alguns a viam como fetiche, outros como tabu. Houve quem dissesse que "até entenderia, mas não poderia ficar com alguém como ela". Mas também houve amor verdadeiro, aquele que enxerga além do corpo, além do passado, além das feridas.

Hoje, Sofia ainda enfrenta dificuldades. O mundo não se tornou mais fácil só porque ela se encontrou. Mas dentro dela há algo que nunca teve antes: paz. E isso, para ela, vale mais do que qualquer aceitação externa.

Ela sabe que sua existência, por si só, já é um ato de coragem. E continuará caminhando, mesmo quando o caminho for difícil, porque viver como quem realmente é sempre valerá a pena.

Sofia chega com um pedido de ajuda. Seus projetos desacreditados, afastamentos e muitos, muitos projetos interrompidos. A compulsão ao jogo e outras substâncias mantém um *continuum* entre gravidade e crises, nesse tão conhecido circuito de repetições que já chamamos em outras obras de "síndrome de repetição ao fracasso". O fracasso pessoal e social exposto, subjugando uma pessoa linda, potente, inteligente, interessante ao lugar das institucionalizações. Entende-se aqui, a institucionalização como o lugar que fixa a diagnosticada patologia, congelando-a em uma única forma de existência.

Sofia denuncia em sua escrita a intransigência de um mundo marcado pela normatividade das *performances* de gênero, que se originam antes mesmo de vir ao mundo. No seio das relações familiares, um mundo todo já lhe é construído e a sua jornada segue nas tensões de respondê-lo ou desmontá-lo, assimilando suas incursões, ao mesmo tempo que lhe negando para performar, de maneira interdependente, quem deseja ser.

A dinâmica da interdependência não é equiparada à harmonia social; trabalhar a interdependência requer a aceitação de conflitos e disputas, em vez de evitá-los por meio de uma falsa construção de harmonia. Estendendo isso à vida cotidiana, a interdependência permite o desenvolvimento e a sustentabilidade da vida cotidiana, incluindo atividades e ocupações numa série de áreas da vida, tais como cuidados de saúde, alimentação e acesso a bens sociais. Confirmar essa necessidade de interdependência, incluindo na aliança que buscamos formar, serve para promover um espírito de solidariedade e construir uma capacidade de ação baseada no compromisso partilhado de expor as contradições do neoliberalismo, incluindo a exigência moral de independência, enquanto o Estado cada vez mais deixa de garantir condições para sustentar vidas habitáveis.[5]

No mundo ocidental neoliberalista as marcas no corpo operam na produção das diferenças, desvelando suas iniquidades e hierarquias de inserção no mundo dos bens de direito e consumo, e de reconhecimento social.

A pessoa, que na inserção no mundo, se constrói como ser sociocultural, relacional, performa nas tramas discursivas a inteligibilidade dos sexos-gêneros-sexualidades, que não são, como argumentam Melo, Malfitano e Lopes (2020),[6] variáveis independentes, mas um processo de diferenciação mútua entre o indivíduo e o outro. Sofia é o que deseja ser naquilo que "encontra paz" enquanto aceitação de si, mas também naquilo que suporta ser na assimilação do outro.

Essas construções conflitam com as identidades e narrativas hegemônicas, fazendo parte indissociável dos processos de inclusão-exclusão da vida social.

Nós, terapeutas ocupacionais, trabalhamos há muito tempo com pessoas, grupos e populações marcadas social e culturalmente por signos não hegemônicos, que desviam a lógica do *status quo* da normatividade, como é o sistema de inteligibilidade sexo-gênero-sexualidade. Ajudamos esses sujeitos a se envolverem e reconstruírem suas atividades que tecem seus cotidianos, quando estes se encontram limitados, precarizados ou impossíveis.

Enquanto uma área do conhecimento e do cuidado, a terapia ocupacional se preocupa com a maneira como as pessoas se ocupam de atividades que desejam e que são necessárias para elas, com a finalidade de produzir bem-estar, qualidade de vida e justiça social para si e suas comunidades.

Segundo Leite Júnior (2024),[5] terapeutas ocupacionais buscam, em suas práticas, a participação social e a autonomia dos sujeitos, oferecendo suporte para superarem os impedimentos e as limitações na realização mais plena de seus cotidianos. As ações terapêuticas ocupacionais devem favorecer liberdade e mais segurança nos trânsitos de gênero e sexualidade.

As dificuldades que pessoas trans e travestis podem vivenciar ao longo da vida para se envolverem em ocupações como o autocuidado, os estudos, o lazer, a família, a moradia, o trabalho entre outras atividades que ocupam as nossas vidas cotidianas, deflagram as precariedades e as barreiras de participação impostas pelo Estado e a sociedade de modo geral.[7,8] Nesse sentido, a finalidade da área de terapia ocupacional é facilitar e apoiar a participação destes e outros sujeitos à vida social digna e justa por meio das atividades da vida cotidiana, desenvolvendo habilidades e incorporando tecnologias que possam apoiar os complexos processos de ser e tornar a ser uma pessoa reconhecida e cidadã.

De acordo com Leite Júnior (2024),[5] tomando como referência a terapia ocupacional social, mas que se amplifica para a terapia ocupacional de modo geral, a realidade vivida por pessoas trans e travestis convoca terapeutas ocupacionais a ações de cuidado asseguradas na justiça social. Ou seja, ações de cuidado ética e politicamente engajadas contra os sistemas de opressão cis-heteronormativas que impedem a plena redistribuição socioeconômica e o reconhecimento cultural e simbólico que se impõem às pessoas dissidentes das normas de gênero e sexualidade. Contudo, a relação terapêutica ocupacional, para além, ou junto, aos processos de injustiça social, compreende um encontro em que a experiência da injustiça é o que passa a mover o acompanhamento de cuidado em terapia ocupacional.

As pessoas trans e travestis, quando consideradas abjetas, não dignas de serem humanas e participantes da vida social, são compulsoriamente empurradas para um cotidiano precário. Para Leite Júnior (2024, p. 58),[5] isso configura seus modos e suas possibilidades de vida e coloca esses sujeitos frente a situações como a possibilidade do rompimento dos laços familiares, o rearranjo das redes de suporte, uma relação dificultada com os espaços educacionais e com o mundo do trabalho. Esse cenário demandará dos terapeutas ocupacionais a criação de estratégias de cuidado – que podem se articular e criar alianças.

Ainda com base no autor, consideramos que as pessoas trans e travestis, por não se incluírem ou se fixarem no sistema cis-heteronormativo, rejeitando as categorias criadas, mas que também contribuem para a organização social quando assimiladas, seguem construindo suas redes de socialidade, demandando reconhecimento sociocultural, políticas públicas e assistência em saúde, educação e econômico-social.

De acordo com Correia et al. (2021),[8] a internalização dos sistemas compulsórios de injustiça a pessoas dissidentes de gênero e sexualidade, como as pessoas trans e travestis, também conforma dispositivos de controle sobre suas próprias vidas. O sofrimento mental, como decorrente desse "Cistema" panóptico, repercute no corpo a persecutoriedade, a baixa autoestima, o sentimento de desvalor à vida, o humor deprimido, entre outros, como a restrição e a limitação da participação em atividades e até mesmo o autoextermínio. As marcas da dissidência às normas de gêneros e sexualidades se tornam objetos de disputa, criminalização, patologização e morte.

Nesse sentido, o contexto que incide as intervenções de terapeutas ocupacionais é o próprio cotidiano – o tecido que enreda as atividades enquanto acontecimentos da vida, onde as tensões e disputas sobre as narrativas de si e do outro são postas constantemente como pontes de acesso ao pertencimento e à (suposta) "verdadeira inclusão cidadã". Por isso, a produção do cuidado em terapia ocupacional com justiça social deve ser crítica sob o ponto de vista das diferentes camadas e complexidades que se tecem no cotidiano de pessoas trans e travestis, bem como sensível, a fim de explorar e criar possibilidades de participação para um cotidiano vivível, habitável e transformado.

A vida é um lugar de encontro, no qual a condição é a partilha e a interdependência. Butler (2019 apud Leite Júnior, 2024)[5] vai além e entende o habitável como um requisito modesto; a sua ênfase não está na satisfação das nossas exigências individuais de desejo e felicidade, mas sim na criação de condições para que a vida seja suportável e habitável. Criar tais condições exige questionar quais são as condições de vida que tornam possível viver, o desejo de continuar vivendo.

Compreender a vida vivível, para o autor, com base nas proposições de Judith Butler, é atender às prioridades de um mundo possível de ser habitado entre humanos e não humanos, a partir de suas exigências globais que se transformam e se complexificam ao longo do tempo, e que se materializam no micro das relações cotidianas. A vida vivível, habitável, é o reconhecimento das lutas comuns, o reconhecimento das inscrições de diferentes *performances*, e a redistribuição dos bens que permitem a sua inserção e sustentação.

É nesse cotidiano habitável que Melo, Farias e Lopes (2023),[4] assim como Leite Júnior (2024),[5] nos convidam a complexificar e alargar o conceito de justiça social, a fim de reatualizar o sentido do cuidado em terapia ocupacional, considerando a imanência das vulnerabilidades humanas e suas mútuas interações ecológicas, na qual incluem também as não humanas. A partir da compreensão da filósofa Nancy Fraser (2002),[9] os autores postulam que a justiça parte de duas grandes preocupações: a redistribuição econômica, atrelada às formas de equalizar as questões relativas à pobreza, desigualdade de acesso a bens e serviços, a exploração da força de trabalho e dos corpos, e as diferenças de classe; e o reconhecimento, como a desvalidação simbólica da vida, o desrespeito, o imperialismo cultural e a hierarquia de estatuto das vidas dignas de existirem.

Nos estudos de Braga et al., (2020),[7] Correia (2021),[8] Depole e Ferigato (2022),[10] Monzeli, Ferreira e Lopes (2015),[11] pessoas dissidentes de gêneros e sexualidades, como pessoas trans e travestis, desde muito cedo são expulsas do convívio familiar, de amigos, vizinhos e comunidade. Também são expulsas ou abandonam compulsoriamente os espaços educacionais, do ensino básico ao superior. As dificuldades de acesso e permanência em postos de trabalho também são recorrentes, e quando possível há dificuldades de ascensão para cargos de maior prestígio e poder.

Os dados de 2023 da Associação Nacional de Travestis e Transexuais[12] sobre crimes e mortes contra pessoas trans e travestis continuam alarmantes. Houve um aumento de 10,7% de mortes comparado a 2022. São, em média, 126 mortes por ano – mortes notificadas e/ou registradas por dados primários e secundários, com significativa negligência por órgãos do Estado ao tratamento dessas informações.

Seguimos, infelizmente, seja na mídia, nos espaços acadêmicos e na vida ordinária, recontando e colecionando dados e histórias de vidas precarizadas e exterminadas de pessoas trans e travestis. Grande parte dessa fatídica narrativa é motivada pelas representações construídas pela própria mídia e academia sobre pessoas trans e travestis como perigosas, doentes e delinquentes. As narrativas de pavor e medo propagadas sustentam as raízes das fobias de gênero e sexualidade colonialmente incrustadas em nosso cotidiano.

Para as pessoas trans e travestis, os processos de marginalização e estigmatização social incidem sobre a construção material e simbólica da vida cotidiana, na qual a capacidade de realizar as atividades que são importantes para si e suas comunidades são impedidas, quando não, suas próprias existências. É preciso refletir, primeiramente, sobre como esses sujeitos podem romper com as barreiras da invisibilidade impostas pelo estigma, que os aloca em zonas marginais dentro das dinâmicas sociais, implicando diretamente experiências de cidadanias precárias.[4]

No encontro com Sofia, antes de ser mais um espaço terapêutico ocupacional, pudemos construir junto a ela um lugar de descanso e produção; para isso, dispositivos precisaram ser utilizados. Estar num lugar com uma autonomia possível, porém cuidada. Organizar também o tratamento, mas não só. Estudar, trabalhar, amar e se relacionar com sua rede social mínima, podendo ser resgatada. O entendimento de que a construção pessoal e social acontece conjuntamente.

O projeto terapêutico ocupacional inclui o acompanhamento de novas inserções no mundo: no trabalho, no ensino superior, na gestão das atividades domésticas, no autocuidado, no lazer e nas possibilidades de convivência com familiares, amizades e vizinhança. O acompanhamento terapêutico ocupacional pressupõe um caminhar lado a lado. A atenção à *performance* de Sofia, seus desejos e necessidades, apontam para aquilo que se faz importante aprender, criar e explorar estratégias para sustentar a realização de atividades, criar uma agenda cotidiana que assegure um dia a dia previsível, mas que tenha brechas para encontrar-se com o imprevisível, com as tensões e contratualidades das diferenças, e contradições materiais e simbólicas. Sustentar a "paz interna" de reconhecer-se a si mesma, como ela descreve em sua atividade narrativa ficcional, se produz no campo das atividades cotidianas, onde encontra materialidade e possibilidades de compartilhamento e enfrentamento com aquelas pessoas que passam e/ou permanecem em sua vida, e consigo mesma. As conversas e os diálogos em terapia ocupacional também são formas de atividade que permitem situar as experiências vividas, tomar consciência sobre elas, elaborá-las e até mesmo ficcionalizá-las e torná-las possíveis – possibilitando o "Ser-Estar-Fazendo", criando e fazendo. O acompanhamento na atividade de dialogar, narrar, permite também o enredar, costurar os fragmentos de uma cotidianidade fragmentada e reavivar um tecido social que permita suportar as experiências.

Nesse sentido, devemos, como terapeutas ocupacionais, assim como argumentam Melo, Farias e Lopes (2023),[4] nos comprometer ética e politicamente a refletir sobre como as vidas de pessoas trans e travestis escapam e resistem às normas binárias e hegemônicas de gênero e sexualidade, e como produzem seus cotidianos e formas de enfrentamento às violências e apagamentos – estas, decorrentes da não distribuição equitativa dos bens materiais e do reconhecimento cultural e simbólico que julgam suas existências como não dignas de serem vividas e convividas.

Buscamos refletir sobre como esses cotidianos são reelaborados, viveres e fazeres são construídos e, sobretudo, como são possíveis formas de enfrentamento dessas invisibilidades, marginalizações e, consequentemente, da negação de direitos e acesso à cidadania, tendo como direção as lutas por redistribuição e reconhecimento em busca de uma participação social paritária, em seus âmbitos identitários, econômicos e políticos, ou seja, lutas por justiça social.[4]

Assim, o cuidado em terapia ocupacional com justiça social requer a participação para e junto com pessoas trans e travestis, a fim de garantir transformações nas dimensões da redistribuição e reconhecimento. As atividades organizam esse processo de cuidado e permitem situar, dentro do campo das opressões, as assimilações, consciências, enfrentamentos e *performances* enquanto inscrições do Ser-Estar-Fazendo no mundo.

Por fim, continuaremos no acompanhamento de Sofia, que representa e se amplia ficcionalmente com muitas e tantas outras pessoas que se reconhecem e compartilham de sua narrativa. E que nos encontros em terapia ocupacional haja possibilidades de participação no mundo, na vida cotidiana, como uma inscrição sempre possível e legítima.

REFERÊNCIAS

1. Correia RL, et al. Old age dissenting in genders and sexualities: collective occupations in the face of the Covid-19 pandemic. Interinstitutional Brazilian Journal of Occupational Therapy. 2020;4(3):460-87. Disponível em: https://revistas.ufrj.br/index.php/ribto/article/view/34440.

2. Melo KMM de. Social occupational therapy, transgender and queer theory: (re)thinking normative conceptions based in gender and sexualities. Brazilian Journal of Occupational Therapy. 2016;24(1):215-23.
3. Melo KMM de. Entre rupturas e permanências: modos de vida e estratégias de enfrentamento à vida nas margens no cotidiano de pessoas trans [tese]. São Carlos: Universidade Federal de São Carlos; 2021. Disponível em: https://repositorio.ufscar.br/bitstream/handle/ufscar/15263/Késia.
4. Melo KMM, Farias MN, Lopes RE. Terapia ocupacional social e justiça social: diálogos a partir das demandas trans. Cadernos Brasileiros de Terapia Ocupacional. 2023;31:e3421. Disponível em: https://www.cadernosdeterapiaocupacional.ufscar.br/index.php/cadernos/article/view/3421.
5. Leite Junior JD. "A gente tá falando de deixar viver uma galera que morre": práticas profissionais de terapeutas ocupacionais junto à população dissidente de gêneros e sexualidades no cenário brasileiro [tese]. São Carlos: Universidade Federal de São Carlos; 2024. Disponível em: https://repositorio.ufscar.br/handle/ufscar/19689?show=full.
6. Melo KMM, Malfitano APS, Lopes RE. Os marcadores sociais da diferença: contribuições para a terapia ocupacional social. Cadernos Brasileiros de Terapia Ocupacional. 2020;28(3):1061-71.
7. Braga IF, et al. Crise da democracia brasileira e o cotidiano de pessoas dissidentes de gêneros e sexualidades: reflexões baseadas na terapia ocupacional social. Cadernos Brasileiros de Terapia Ocupacional. 2020;28(2):693-705. Disponível em: http://www.scielo.br/scielo.php?script=sci_arttext&pid=S2526=89102020000200693-&lng=en&nrm=iso&tlng-en.
8. Correia RL, Monzeli GA, Melo KMM de, Leite Júnior JD. Gêneros e sexualidades na terapia ocupacional: bases teóricas e conceituais. In: Oliveira FG de, Takeiti BA, Carvalho CRA de (orgs.). Terapia ocupacional: saberes e fazeres. Curitiba: Brazil Publishing; 2021.
9. Fraser N. A justiça social na globalização: redistribuição, reconhecimento e participação. Revista Crítica de Ciências Sociais. 2002;63:07-20. Disponível em: https://doi.org/10.4000/rccs.1250.
10. Depole BF, Ferigato SH. Quem é que vai cuidar de mim LGBTQIA+? Retratos de um Cuidado de Si. Cad Gên Tecnol. 2022;15(46):292-318. Disponível em: https://periodicos.utfpr.edu.br/cgt/article/view/15442.
11. Monzeli GA, Ferreira VS, Lopes RE. Among protection, exposure and conditioned admissions: travestilities and sociability spaces. Brazilian Journal of Occupational Therapy. 2015;23(3):451-62.
12. Benevides BG. Dossiê: assassinatos e violências contra travestis e transexuais brasileiras em 2024. ANTRA (Associação Nacional de Travestis e Transexuais). Brasília: Distrito Drag; ANTRA, 2025. Disponível em: https://antrabrasil.org/assassinatos/.

18

Adaptações posturais e de mobilidade na afirmação de gênero: abordagens fisioterapêuticas

Renata Cléia Claudino Barbosa
Barbara Bittencourt Noal Aulicino
Sthefanie Kenickel Nunes

APRESENTAÇÃO

Os capítulos anteriores exploraram os múltiplos aspectos do processo de transição de gênero, destacando sua complexidade. Entre os fatores físicos, evidencia-se a funcionalidade corporal, com ênfase nas adaptações posturais e de mobilidade promovidas pela hormonização e pela realização de procedimentos cirúrgicos realizados ao longo do processo de transição de gênero. Este capítulo aborda a análise dessas transformações considerando os princípios biomecânicos e a atuação da fisioterapia durante esse processo.

HORMONIZAÇÃO E ADAPTAÇÕES POSTURAIS E DE MOBILIDADE

Diversos fatores influenciam a postura estática do adulto, incluindo aspectos hormonais, anatômicos e estruturais, que estão relacionados à formação óssea e ao desenvolvimento físico. Homens e mulheres cisgênero apresentam características posturais distintas, que são determinadas por essas variáveis, refletindo diferenças estruturais e funcionais entre os gêneros. Além disso, fatores contextuais, tanto pessoais quanto ambientais, desempenham um papel significativo, acompanhando o indivíduo ao longo do seu desenvolvimento.[1]

Até a presente data, nenhum estudo avaliou as adaptações posturais de indivíduos transgênero. Apesar disso, a literatura cientifica reconhece que a hormonização pode induzir alterações significativas na composição corporal. Essas modificações podem influenciar o desenvolvimento postural ao longo do tempo, especialmente dependendo do momento em que a hormonização é iniciada.[2,3]

Os homens transgênero apresentam diminuição na porcentagem de gordura corporal, modificando de padrão feminino para masculino ao longo do tempo, enquanto nos homens cisgênero essa porcentagem tende a permanecer estável. Essa diferença pode ser explicada pelo fato de que, antes da puberdade, as meninas têm maior porcentagem de gordura corporal do que os meninos, resultando em uma composição corporal distinta no início do tratamento hormonal, em comparação com os pares do sexo afirmado na mesma faixa etária.[3,4]

Alterações posturais podem decorrer de aspectos comportamentais para maior adequação da expressão do gênero, por exemplo, um homem transgênero que desenvolve postura cifótica ou um posicionamento escapular mais protraído e rotado internamente, buscando não evidenciar as mamas.

O tecido muscular é fundamental na manutenção da postura, controle postural e desempenho em atividades diárias, desde as tarefas mais simples até as mais complexas, visto que o tecido muscular é o único que gera respostas imediatas para a manutenção da estabilidade corporal contra as demandas externas (forças e torque externos).[1]

O processo de hormonização promove alterações na área de secção transversal do músculo, na porcentagem de massa magra e na capacidade de gerar força e tensão. A área de secção transversal fisiológica de um músculo reflete a quantidade de proteínas ativas disponíveis para gerar força. Essas mudanças podem impactar a mobilidade do indivíduo de maneira positiva ou negativa, especialmente se não forem acompanhadas de maneira criteriosa.[4]

Até a presente data, estudos que analisaram os efeitos da hormonização diretamente na capacidade de desempenho muscular em população transgênero, nas articulações e tecido tendíneo, são escassos. Apesar disso, é importante considerar os conceitos biomecânicos básicos do treinamento muscular no momento da abordagem dessa população.[1]

É consenso na literatura que cargas elevadas são frequentemente consideradas protetoras em relação a algumas lesões musculares; apesar disso, estão associadas ao aumento do risco de lesões articulares. Por outro lado, as lesões tendíneas ocorrem com maior frequência em resposta a aumentos abruptos ou reduções drásticas de carga. Nesse contexto, a orientação adequada dessa população em relação à progressão de carga e à periodização do treinamento torna-se essencial. O controle individualizado da progressão das cargas é indispensável para prevenir sobrecarga articular e lesões tendíneas.[5]

Apesar das possíveis adaptações que podem ocorrer durante a hormonização, atualmente a literatura demonstra que alterações posturais leves, desde que não associadas a quadros neurológicos significativos, têm baixa influência na funcionalidade e mobilidade do indivíduo. Assim, é essencial que, durante a avaliação postural de indivíduos transgênero, sejam considerados os fatores contextuais que envolvem essa população. Alterações posturais leves não devem ser associadas automaticamente a piores prognósticos funcionais, uma vez que também são amplamente observadas em populações de homens e mulheres cisgênero saudáveis.[5]

ATUAÇÃO FISIOTERAPÊUTICA NA AFIRMAÇÃO DE GÊNERO

A hormonização para afirmação de gênero (HAG) de homens transgênero é feita com testosterona. A HAG é uma abordagem segura e eficaz, devendo ser iniciada sob a supervisão de endocrinologistas ou outros especialistas em prescrição hormonal. Embora nem todos os homens transgênero escolham seguir essa terapia, para aqueles que o fazem ela pode ser crucial na redução da disforia de gênero e na melhoria da sensação de pertencimento e segurança na sociedade.[6]

A HAG com testosterona pode provocar alterações ginecológicas e disfunção do assoalho pélvico (DAP) em homens transgênero.[6] Além disso, os efeitos a longo prazo dessa terapia sobre o útero e os ovários ainda não são totalmente compreendidos. A testosterona também pode causar atrofia da mucosa vaginal, uma condição semelhante à observada no pós-parto ou no pós-menopausa.

É importante destacar que em mulheres transgênero a HAG, realizada com estrógenos associados ou não a medicamentos antiandrogênicos, pode enfraquecer os músculos do assoalho pélvico (MAP), resultando em dispareunia.[7]

Embora o estudo de Bezerra da Silva tenha indicado que homens transgênero em uso de testosterona apresentam alta incidência de DAP, ainda existem poucas evidências sobre os efeitos exclusivos da testosterona no enfraquecimento dos MAP em homens transgênero.[8]

Dado que o treinamento dos músculos do assoalho pélvico (TMAP) é considerado o tratamento conservador de primeira linha para diversos distúrbios dessa região, é provável que ele se estabeleça como alternativa altamente recomendada para o tratamento de DAP em homens transgênero.

Cirurgias de afirmação de gênero

Conforme discutido anteriormente, indivíduos transgênero podem optar pela HAG, que consiste na administração de hormônios sexuais.[6] Outra possibilidade no processo de afirmação de gênero consiste na realização de cirurgias, que incluem procedimentos destinados a alinhar as características corporais ao gênero em que o indivíduo se identifica. Essas intervenções, como mastectomia, histerectomia e neofaloplastia em homens transgênero, ou aumento de mamas e confecção de neovagina em mulheres transgênero, têm impacto significativo na saúde mental, contribuindo para redução da disforia de gênero e aumento da qualidade de vida.[6,7,9]

Nos próximos parágrafos descreve-se a atuação da fisioterapia nos procedimentos cirúrgicos mais realizados em pessoas transgênero, sendo a mastectomia em homens transgênero e o implante mamário e a vaginoplastia em mulheres transgênero.

Mastectomia

A mastectomia é procedimento cirúrgico de afirmação de gênero amplamente solicitado e realizado por homens transgênero. Esse procedimento visa, principalmente, melhorar a qualidade de vida e reduzir a carga de disforia de gênero. No entanto, efeitos colaterais podem ocorrer, como dor e limitação na amplitude de movimento do ombro. A restrição de movimento, dor e rigidez nos tecidos ao redor do ombro – incluindo a pele, músculos e tendões –, resultantes da limitação de movimento após a cirurgia, são disfunções significativas que podem dificultar a realização das atividades diárias.[10]

Considerando a cinemática do movimento do ombro, a rigidez articular após a mastectomia impacta a translação glenoumeral e o ritmo escapuloumeral, o que resulta em alterações no movimento da escápula. A amplitude de movimento em flexão, abdução e rotação externa pode ser comprometida após a cirurgia.[11]

A fisioterapia no pós-operatório de mastectomia promove uma melhoria significativa na dor, na funcionalidade e na amplitude de movimento, incluindo flexão, abdução e rotação externa do ombro. Os exercícios de estabilização escapular são intervenções que buscam aprimorar a cinemática do ombro, estabilizando a escápula por meio da restauração de sua posição, orientação, controle motor dos músculos e padrões de movimento.[11]

Implante mamário

Para mulheres transgênero, as opções cirúrgicas de afirmação de gênero podem incluir, além da vaginoplastia, a cirurgia de implante mamário. Os resultados do aumento mamário em mulheres cisgênero são geralmente avaliados com base em seis métricas: bem-estar físico, psicossocial e sexual, além de satisfação com os seios, o resultado da cirurgia e o cuidado recebido. Em mulheres transgênero, o aumento mamário tem mostrado um aumento significativo na percepção de feminilidade. Além disso, mulheres transgênero que passaram pela cirurgia alcançam níveis de feminilidade percebida nos seios quase idênticos aos observados em mulheres cisgênero.[12]

O aumento dos seios desempenha um papel fundamental no processo de afirmação de gênero, exigindo, portanto, uma consideração cuidadosa e um planejamento pré-operatório personalizado. A feminização do tórax representa um desafio específico para mulheres transgênero, sendo essencial abordá-la de maneira individualizada, levando em conta o fenótipo e as preferências da paciente.

A anatomia mamária das mulheres transgênero difere daquela das mulheres cisgênero, apresentando um tronco proporcionalmente maior e menos cônico, músculos peitorais mais firmes e espessos, e o complexo areolomamilar menor e posicionado lateralmente.[13] O aumento do volume mamário e da gordura axilar nas mulheres transgênero cria um contorno mais suave, disfarçando a aparência masculina dos músculos peitorais, serrátil e grande dorsal subjacentes. A menor elasticidade e a tensão reduzida da pele, juntamente com a quantidade limitada de tecido mamário induzido por hormônios nas mulheres transgênero, são fatores adicionais que devem ser cuidadosamente considerados no planejamento da cirurgia.[13]

No pós-operatório imediato, as pacientes que optaram pelo aumento mamário devem ser incentivadas a retomar suas atividades diárias normais, incluindo a prática de caminhadas e movimentos leves. Entre os exercícios recomendados pelo fisioterapeuta está a elevação dos braços acima da cabeça, que pode ser iniciada de 6 a 8 horas após a cirurgia. Essas elevações devem ser feitas lentamente e repetidas a cada hora, antes de dormir, na primeira noite pós-operatória. Após esse período, os exercícios podem ser continuados a cada hora durante as três semanas seguintes.[14]

Se o desfecho for considerado seguro, a paciente pode ser orientada a deitar-se sobre os seios por 15 minutos diários, começando na noite da cirurgia, sem o uso de sutiã ou qualquer outra vestimenta de suporte durante essa atividade. Caso essa posição seja muito desconfortável ou haja preocupação com o resultado cirúrgico, a paciente pode se ajoelhar ao lado da cama e se inclinar suavemente sobre o colchão, ou pelo menos massagear suavemente os seios em todas as direções, exceto na área da incisão. Essas técnicas visam prevenir aderência cicatricial, restrição de movimento e perda de força muscular nos membros superiores e na região escapular.[14]

Vaginoplastia

A vaginoplastia em mulheres transgênero é intervenção cirúrgica complexa que modifica profundamente a anatomia da genitália e os músculos do assoalho pélvico, o que pode resultar em complicações que favorecem o surgimento de disfunções sexuais e alterações na função urinária. Esses efeitos podem impactar negativamente a qualidade de vida das mulheres transgênero.[6]

O assoalho pélvico é uma região anatômica complexa, fundamental para a continência urinária e intestinal, além de desempenhar um papel crucial na função sexual.[15] A ruptura cirúrgica dessa área pode comprometer o suporte do esfíncter uretral e danificar partes do músculo puborretal, que faz parte do complexo do elevador do ânus, afetando assim a função retal e o mecanismo de continência.[1] Além disso, alterações no tônus muscular do assoalho pélvico podem ocorrer devido à retenção urinária prolongada, resultado do preconceito enfrentado por pessoas transgênero ao utilizar banheiros públicos, bem como pelo uso de hormônios estrogênicos e androgênicos, que também podem contribuir para disfunções urinárias.[6]

Após a vaginoplastia, a estenose vaginal é uma complicação comum, embora também possam ocorrer fístulas, prolapso neovaginal, incontinência urinária (IU) e estenose uretral. Essas complicações podem dificultar a prática de relações sexuais para mulheres transgênero. Além disso, a IU pode gerar restrições sociais, enquanto a estenose uretral, provocada pelo encurtamento e reposicionamento da uretra, pode resultar em retenção urinária.[9]

Estudos mostram que a fisioterapia é eficaz na identificação e tratamento da disfunção do assoalho pélvico em mulheres cisgênero. Além disso, essa abordagem pode promover melhorias significativas nos sintomas e na qualidade de vida das pacientes.[15] Estratégia semelhante pode ser aplicada a mulheres transgênero que passaram por vaginoplastia e, portanto, alterações na anatomia perineal.

A fisioterapia do assoalho pélvico, TMAP, é considerada o tratamento conservador de primeira linha para diversos distúrbios dessa região. O TMAP engloba uma abordagem abrangente, que inclui exercícios para fortalecimento, relaxamento e coordenação dos músculos pélvicos, realizados sob a orientação de um fisioterapeuta especializado. Esse tratamento pode envolver técnicas como terapia manual, *biofeedback*, estimulação elétrica, educação comportamental e a elaboração de programas de exercícios para a prática domiciliar.[15]

As técnicas fisioterapêuticas para o assoalho pélvico têm forte respaldo científico, sendo uma opção minimamente invasiva e de primeira linha no tratamento de disfunções dessa região, como prolapso de órgãos pélvicos, incontinência urinária ou fecal e dor pélvica crônica.[15]

No contexto da saúde de afirmação de gênero, compreender as nuances do cuidado pós-operatório, especialmente no caso da vaginoplastia, é cada vez mais crucial. Embora tenha ocorrido um avanço significativo nas técnicas cirúrgicas e nos protocolos de atendimento, ainda há muito a ser explorado sobre a jornada de recuperação, incluindo os benefícios da fisioterapia do assoalho pélvico.

CONCLUSÃO

A fisioterapia desempenha um papel crucial no cuidado de pessoas transgênero, oferecendo uma abordagem terapêutica personalizada para enfrentar as particularidades e desafios decorrentes de intervenções cirúrgicas e tratamentos hormonais. Ela pode ajudar a melhorar a função do assoalho pélvico, prevenir complicações pós-operatórias e promover a recuperação física com benefícios significativos na qualidade de vida. Além disso, a fisioterapia é fundamental na gestão de disfunções relacionadas ao tratamento hormonal, como a disfunção do assoalho pélvico e a atrofia muscular, além de contribuir para a redução de disforia de gênero e para o bem-estar psicossocial.

Por meio de estratégias específicas e acompanhamento individualizado, a fisioterapia oferece suporte essencial para a saúde física e mental de pessoas transgênero, facilitando sua adaptação ao novo corpo e contribuindo para maior sensação de segurança e conforto no cotidiano.

A escassez de literatura científica sobre a abordagem da fisioterapia com pessoas transgênero é um desafio significativo na área da saúde, especialmente considerando a crescente conscientização e os avanços no campo da medicina de afirmação de gênero. Embora a fisioterapia seja ferramenta essencial no manejo de diversas condições relacionadas ao processo de transição, ainda faltam estudos específicos que investiguem as melhores práticas e protocolos terapêuticos para essa população. A literatura existente sobre fisioterapia em pessoas cisgênero muitas vezes não é diretamente aplicável ou suficiente para atender às necessidades únicas das pessoas transgênero, cujas características anatômicas e fisiológicas podem diferir significativamente. Isso destaca a necessidade urgente de mais pesquisas focadas nas particularidades dessa população, a fim de desenvolver diretrizes e estratégias de tratamento baseadas em evidências, que possam oferecer um cuidado mais eficaz e inclusivo.

REFERÊNCIAS

1. Neumann DA. Cinesiologia do aparelho musculoesquelético: fundamentos para a reabilitação física. Rio de Janeiro: Guanabara Koogan; 2006.
2. Klaver M, de Mutsert R, Wiepjes CM, Twisk JWR, den Heijer M, Rotteveel J, et al. Early hormonal treatment affects body composition and body shape in young transgender adolescents. J Sex Med. 2018;15.
3. Boogers LS, Reijtenbagh SJP, Wiepjes CM, van Trotsenburg ASP, den Heijer M, Hannema SE. Time course of body composition changes in transgender adolescents during puberty suppression and sex hormone treatment. J Clin Endocrinol Metab. 2024;109.
4. Wiik A, Lundberg TR, Rullman E, Andersson DP, Holmberg M, Mandić M, et al. Muscle strength, size, and composition following 12 months of gender-affirming treatment in transgender individuals. J Clin Endocrinol Metab. 2020;105(3).
5. Gabbett TJ, Oetter E. From tissue to system: what constitutes an appropriate response to loading? Sports Med. 2024;54(9).
6. Hembree WC, Cohen-Kettenis P, Delemarre-van de Waal HA, et al. Endocrine treatment of transsexual persons: an endocrine society clinical practice guideline. J Clin Endocrinol Metab. 2017;102(11):3869-903.
7. Lobato MI, Koff WJ, Manenti C, da Fonseca Seger D, Salvador J, da Graca Borges Fortes M, et al. Follow-up of sex reassignment surgery in transsexuals: a Brazilian cohort. Arch Sex Behav. 2006;35:711-715.
8. da Silva LMB, Freire SND, Moretti E, Barbosa L. Pelvic floor dysfunction in transgender men on gender-affirming hormone therapy: a descriptive crosssectional study. Int Urogynecol J. 2024;35(5):1077-84.
9. Safa B, Lin WC, Salim AM, Deschamps-Braly JC, Poh MM. Current concepts in feminizing gender surgery. Plast Reconstr Surg. 2019;143:1081e-1091e.
10. van de Grift TC, Kreukels BP, Elfering L, Özer M, Bouman MB, Buncamper ME, Smit JM, Mullender MG. Body image in transmen: multidimensional measurement and the effects of mastectomy. J Sex Med. 2016;13(11):1778-86.
11. McNeely ML, Campbell K, Ospina M, et al. Exercise interventions forupper-limb dysfunction due to breast cancer treatment. Cochrane Database Syst Rev. 2010;16:CD005211.
12. Klassen AF, Pusic AL, Scott A, Klok J, Cano SJ. Satisfaction and quality of life in women who undergo breast surgery: a qualitative study. BMC Womens Health. 2009;9:11.
13. Seal LJ, Franklin S, Richards C, Shishkareva A, Sinclaire C, Barrett J. Predictive markers for mammoplasty and a comparison of side effect profiles in transwomen taking various hormonal regimens. J Clin Endocrinol Metab. 2012;97(12):4422-8.
14. Gryskiewicz J. Achieving quicker recovery after breast augmentation. Aesthet Surg J. 2014;34(7):1120-2.
15. Bo K, Frawley HC, Haylen BT, et al. An International Urogynecological Association (IUGA)/International Continence Society (ICS) joint report on the terminology for the conservative and nonpharmacological management of female pelvic floor dysfunction. Neurourol Urodyn. 2017;36:221-44.

19

Voz e comunicação na população trans: abordagem fonoaudiológica e otorrinolaringológica

Renata Azevedo
Isabela Tavares Ribeiro

INTRODUÇÃO

A voz é um importante aspecto da identidade humana. Tendo em vista a singularidade da sua produção, dependente de fatores anatomofisiológicos do indivíduo, podemos compará-la à impressão digital, uma vez que cada voz é única, não sendo possível haver uma voz igual a outra.

Durante a produção da voz e da comunicação, diversos fatores interagem de maneira muito particular, definindo como cada um se expressa, permitindo que características anatomofisiológicas, mas também traços de personalidade, aspectos emocionais, educacionais, culturais, regionais, e até mesmo características que refletem o estado de saúde possam ser facilmente identificados por meio da fala por um ouvinte atento. Naturalmente, essa exposição involuntária presente na comunicação pode facilitar que a pessoa transgênero fique ainda mais vulnerável.

Sabe-se que em pessoas transgênero a voz configura-se como uma das principais causas de disforia, pois muitas vezes não reflete a sua identidade, fato que causa desconforto e insegurança durante a comunicação.[1]

Tanto a voz quanto a comunicação apresentam influência de fatores que podem ser passíveis de ajustes por serem parte de um comportamento aprendido e, portanto, modificável. É bastante conhecido que diferentes padrões de comunicação são utilizados em diferentes contextos no dia a dia. Falamos de maneira diversa com bebês, crianças ou idosos, em situação mais formal ou mais espontânea, ou ainda com pessoas mais ou menos próximas. Modificamos velocidade de fala, ressonância, volume, articulação, pausas, dentre diversos outros aspectos – todos voluntários. Esses ajustes ocorrem de maneira intuitiva e natural, a fim de permitir que a comunicação possa ir ao encontro de um determinado contexto ou situação social. Atores fazem uso consciente desses ajustes para que haja adequação de características de comunicação às características do personagem. Profissionais da voz falada, como apresentadores, professores, dubladores, políticos, pastores, locutores, dentre tantos outros, fazem o mesmo em suas áreas de atuação.

Ou seja, é importante ressaltar que é possível mudar ajustes com abordagem direta e objetiva de parâmetros da comunicação que não dependem exclusivamente de aspectos anatômicos e fisiológicos. No entanto, de acordo com estudos da literatura, a combinação de ajustes comportamentais não invasivos com procedimentos específicos cirúrgicos representa um excelente "combo" para satisfação da(o) usuária(o).

Uma das variáveis associadas à identificação de gênero na voz humana é a frequência fundamental (F0), que consiste no número de ciclos vibratórios das pregas vocais por segundo, representado em Hertz. Em geral, pessoas do sexo biológico masculino têm uma média de F0 em torno de 113 Hz, enquanto pessoas do sexo biológico feminino, aproximadamente 204 Hz. Isso ocorre devido à diferença de massa e comprimento das pregas vocais, sendo mais volumosas e maiores as pregas vocais masculinas em comparação com as femininas, em virtude do efeito direto dos hormônios sexuais, notadamente a testosterona, durante a puberdade.[2]

Cabe ressaltar que nem sempre a pessoa transgênero fica satisfeita(o) simplesmente com o ajuste de frequência, que, como foi descrito acima, é parte de um processo que envolve diversos aspectos para a definição de um padrão de comunicação. No entanto, a abordagem fonoaudiológica para aprimoramento de voz e comunicação nessa população poderá, em muitos casos, ser mais eficaz e rápida quando o procedimento cirúrgico é coadjuvante nesse processo, normalmente indicado após os resultados com abordagem fonoaudiológica não terem surtido o efeito desejado.

As cirurgias de adequação vocal são intervenções médicas otorrinolaringológicas utilizadas para ajustar a F0 e fazem parte de uma diversidade de estratégias multidisciplinares envolvidas na afirmação de gênero em pessoas trans.

Este capítulo busca fornecer uma visão abrangente sobre o tema com o objetivo de expandir os conhecimentos nos cuidados da voz em pessoas trans.

CIRURGIAS DE ADEQUAÇÃO DA VOZ PARA PESSOAS TRANS FEMININAS

Sabe-se que, em mulheres trans adultas, a hormonização não tem efeitos na voz, uma vez que a laringe permanece com as características anatômicas masculinas que foram desenvolvidas durante o período da puberdade. Assim, as estratégias de adequação da voz incluem fonoterapia e cirurgia.

A fonoterapia é a primeira opção na abordagem da voz e comunicação em mulheres trans. Como mencionado anteriormente, apesar dos bons resultados na maioria dos casos, uma parcela ainda persiste insatisfeita. Além disso, em determinadas situações nas quais não se pode controlar o tom da voz, como no bocejo, riso, espirros e tosse, a voz original pode reaparecer, causando desconforto social.

As cirurgias de adequação da voz em pessoas trans femininas compreendem diversos procedimentos que visam aumentar a frequência de vibração das pregas vocais, ou seja, aumentar F0, tornando a voz mais aguda. São indicadas nos casos em que a fonoterapia isoladamente não obteve resultados satisfatórios.

Os procedimentos mais conhecidos e utilizados são a glotoplastia de Wendler, a tireoplastia tipo IV e a vaporização do músculo tireoaritenóideo.

A seguir, descreveremos brevemente cada uma delas.

Glotoplastia de Wendler

Proposta por Wendler em 1990, trata-se de um procedimento que visa aumentar a F0 por meio da redução da área vibrátil das pregas vocais.[3]

Para tanto, cria-se uma sinéquia intencional entre as pregas vocais, deslocando posteriormente a comissura anterior.

É uma cirurgia realizada sob anestesia geral e com visualização direta da laringe por meio de laringoscopia de suspensão, com auxílio do microscópio.

Após a exposição de toda a extensão das pregas vocais, procede-se à desepitelização das porções anteriores das pregas vocais, em até no máximo 50% do seu comprimento.

É necessário garantir a abrangência dos bordos livres e das porções subglóticas de ambas as pregas vocais, bem como a comissura anterior nesse procedimento, podendo ser utilizado material cortante frio ou *laser* de CO_2. Posteriormente, é realizada a sutura da área desepitelizada.

A glotoplastia de Wendler tem sido a principal cirurgia para agudização da voz em pessoas trans femininas, por ter demonstrado garantir melhores resultados a longo prazo (aumento de 70 a 100 Hz na F0) e prescindir de acesso cervical, sem deixar cicatrizes aparentes.

O cuidado pós-operatório é fundamental para o sucesso cirúrgico e consiste no repouso vocal prolongado de aproximadamente 14 dias associado a fonoterapia, a fim de controlar o processo de cicatrização e desenvolver os diversos aspectos da feminização vocal que não são abordados cirurgicamente (Figura 1).[4]

Uma metanálise publicada recentemente sobre os efeitos na voz após glotoplastia de Wendler identificou que, apesar de ser observada redução do tempo máximo de fonação e da amplitude de frequências na fala, não houve diferença estatística com relação aos parâmetros de rouquidão, astenia, soprosidade ou tensão comparado aos pré-operatórios, mostrando que esse procedimento não altera significativamente a qualidade da voz.[5]

Entre as principais complicações cirúrgicas relatadas estão a deiscência de sutura, formação de granulomas, infecções e cicatriz hipertrófica, podendo levar a insuficiência respiratória aguda.

Tireoplastia tipo IV

A tireoplastia tipo IV é um procedimento descrito por Ishiki em 1974 que promove o aumento da F0 por meio do aumento da tensão das pregas vocais.[6]

Trata-se de um procedimento em que é realizada a aproximação entre as cartilagens tireóidea e cricóidea, através de suturas. Com isso, há um estiramen-

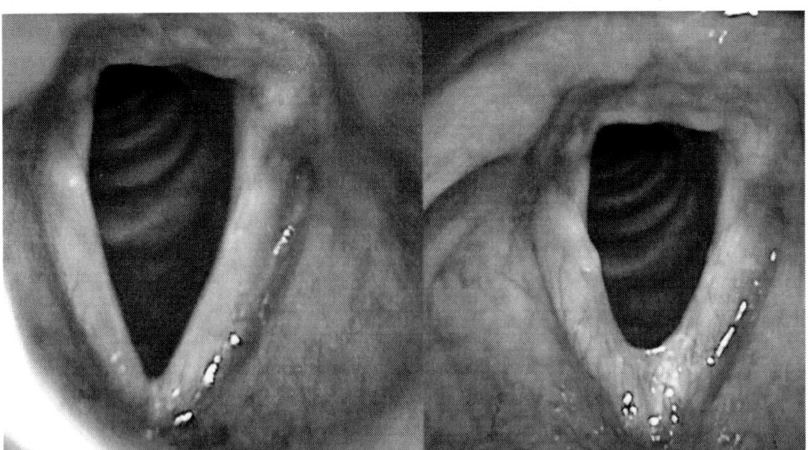

Figura 1 Pré e pós-operatório de glotoplastia de Wendler.
Fonte: Aires et al.[4]

to das pregas vocais, diminuindo sua massa relativa e aumentando a tensão, o que torna a voz mais aguda.

Deve ser realizado preferencialmente com anestesia local e sedação para permitir que a voz seja testada durante a cirurgia, à medida que se avalia o nível de tensão dos pontos.

Uma grande vantagem da tireoplastia tipo IV é manter a integridade das pregas vocais, porém o aumento da F0 alcançado é inferior ao da glotoplastia de Wendler e seus resultados parecem não persistir a longo prazo, devido ao possível relaxamento das suturas, o que pode gerar novamente a insatisfação com a voz. Além disso, por ser uma cirurgia que necessita de acesso cervical, a cicatriz é aparente. Outra desvantagem relevante é que a aproximação cricotireóidea promove a rotação anteroinferior da laringe, podendo tornar a proeminência laríngea (pomo-de-adão) ainda mais evidente na região cervical anterior.

Durante o período pós-operatório, é essencial o acompanhamento com fonoterapia para auxiliar na adaptação dessa nova configuração glótica e tensão das pregas vocais, bem como trabalhar outros aspectos da voz e comunicação, além da F0, que auxiliam no processo de afirmação de gênero.

Após a comprovação dos excelentes resultados da glotoplastia de Wendler,[7,8] a tireoplastia tipo IV tem sido indicada em situações mais restritas, como nos casos de mulheres trans que não podem ser submetidas a anestesia geral por alguma condição clínica ou aquelas que apresentam exposição laríngea difícil.

Apesar de raras, as possíveis complicações associadas a essa cirurgia são hemorragia, infecção de ferida operatória, pericondrite, cicatriz hipertrófica e queloide.

Vaporização do músculo tireoaritenóideo

Também conhecida por *laser-assisted voice adjustment* (LAVA), é uma cirurgia que foi inicialmente descrita por Orloff em 2006,[9] e consiste na vaporização do músculo tireoaritenóideo, em sua porção lateral nas pregas vocais, com o auxílio do *laser* de CO_2.

Trata-se de uma cirurgia realizada sob anestesia geral, com visualização endoscópica da laringe por meio de um laringoscópio de suspensão. Por isso, é mais uma opção cirúrgica que não deixa cicatrizes aparentes (Figura 2).

O aumento da frequência fundamental (F0) ocorre devido à redução das fibras musculares associada à retração cicatricial, que resultam na redução da massa das pregas vocais. Dessa forma, a voz torna-se mais aguda.

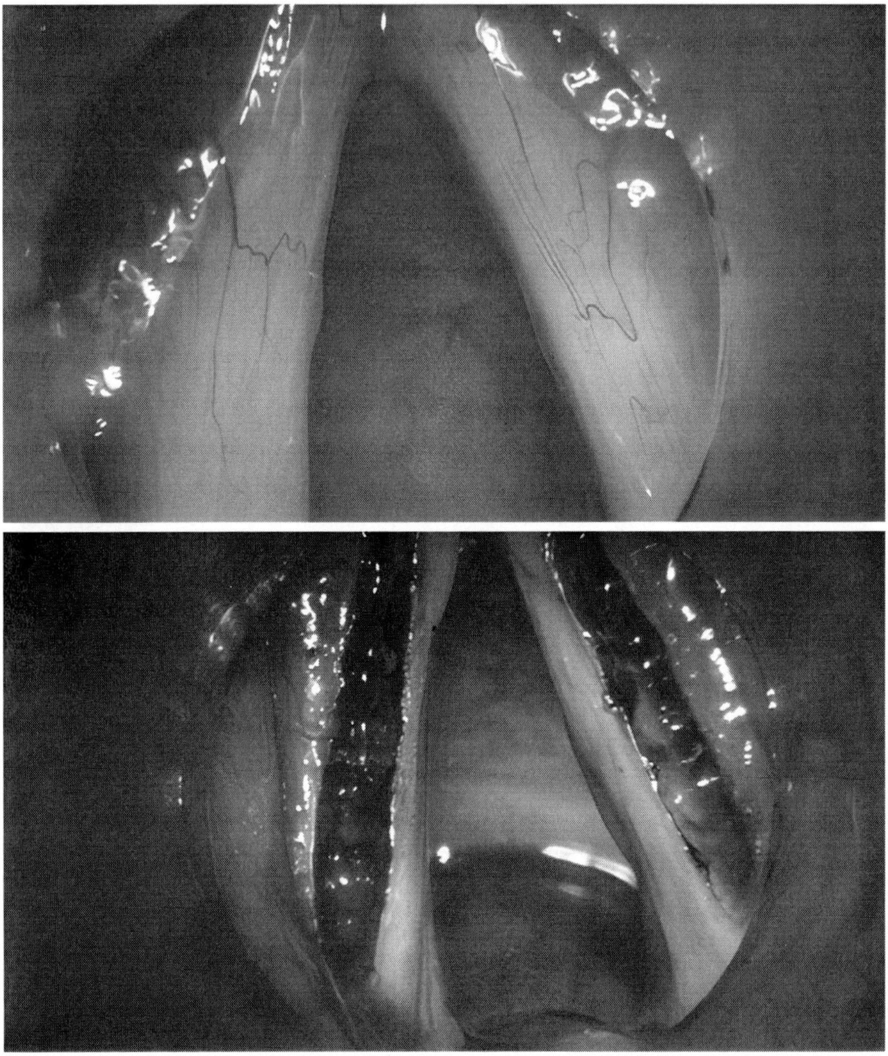

Figura 2 Antes e depois da cirurgia de vaporização do músculo tireoaritenóideo / LAVA.
Fonte: Yılmaz et al.[10]

O aumento médio da F0 nessa cirurgia é de aproximadamente 26 Hz, portanto inferior ao alcançado na glotoplastia de Wendler e na tireoplastia tipo IV. Por esse motivo, a vaporização do músculo tireoaritenóideo não costuma ser oferecida como primeira opção cirúrgica para as mulheres trans que desejam adequação da voz e não responderam bem à fonoterapia isolada. Porém, em alguns casos, pode ser utilizada como cirurgia de resgate naquelas pacientes que já realizaram outros procedimentos e persistem insatisfeitas com a voz, e até mesmo como cirurgia combinada com a glotoplastia de Wendler.

Igualmente importante é o acompanhamento fonoterápico pós-operatório, com o objetivo de acompanhar o processo de cicatrização das pregas vocais e abordar aspectos da voz e comunicação associados à feminilidade que não é possível acessar cirurgicamente.

CIRURGIAS DE ADEQUAÇÃO DA VOZ PARA PESSOAS TRANS MASCULINAS

Dentre as diversas alterações corporais observadas em homens trans submetidos a hormonização, o tom da voz torna-se significativamente mais grave.

Isso acontece porque a testosterona tem efeito direto no músculo tireoaritenóideo (músculo vocal), resultando em hipertrofia das fibras e aumento da sensibilidade e do número de receptores andrógenos nas pregas vocais.

A percepção auditiva da redução da F0 é observada, em geral, a partir de 3 meses do início do tratamento hormonal. A F0 alcançada chega a ser compatível com homens cis em até 12 meses.[11]

Portanto, grande parte dos indivíduos que se submetem a hormonização com testosterona fica satisfeita com os resultados da voz. Porém, em cerca de 20% dos casos essa estratégia isolada é ineficaz, sendo necessário associar fonoterapia e, em caráter de exceção, cirurgia.

A cirurgia mais indicada para reduzir a F0 em homens trans é a tireoplastia tipo III.

Tireoplastia tipo III / abordagem fonoaudiológica

A tireoplastia tipo III foi descrita por Ishiki et al. em 1974[6] e tem como objetivo reduzir a F0 por meio do encurtamento do diâmetro anteroposterior das pregas vocais.

Trata-se de uma cirurgia realizada sob anestesia local e sedação, através de um acesso cervical, em que se procede à excisão uni ou bilateral de fitas verticais da cartilagem tireóidea. Em seguida, é realizada a sutura dos segmentos remanescentes. Dessa forma, há uma redução na tensão das pregas vocais, o que permite reduzir a F0.

Os resultados da tireoplastia tipo III, em geral, são bastante satisfatórios, levando a uma masculinização da voz sem alterar a ultraestrutura das pregas vocais.

São raras as complicações associadas a essa cirurgia, sendo as principais relatadas: hemorragia, infecção de ferida operatória, pericondrite e cicatriz hipertrófica/queloide.

A abordagem fonoaudiológica nesses casos pós-cirúrgicos (cirurgias de adequação da voz em pessoas trans femininas) é essencial e visa cuidar de alguns aspectos, listados a seguir em três pilares essenciais que focam:

1. Cicatrização pós-microcirurgia de laringe. Como qualquer microcirurgia de laringe, a preocupação imediata é que sejam tomados cuidados para que essa cicatrização ocorra da melhor maneira possível. Portanto, orientar o paciente para evitar abuso vocal e esforço fonatório nesse momento é essencial.

   Normas de higiene vocal, orientação em relação ao uso da voz, estratégias para lidar com demandas profissionais ou pessoais, assim como exercícios vibratórios suaves – quando liberado pelo cirurgião – fazem parte dos cuidados imediatos pós-operatórios. Aqui são esperadas cerca de oito sessões de acompanhamento fonoaudiológico.
2. Aspectos específicos da avaliação do comportamento vocal. Após 30 dias de acompanhamento fonoaudiológico, pós-cirurgia, outros aspectos precisam ser abordados. Esses aspectos dependerão dos achados da Avaliação do Comportamento Vocal que deve ser realizada nesse momento, incluindo a descrição dos parâmetros clínicos da voz, acústicos, perceptivo-auditivos, incluindo questionários que avaliem a eficiência/fadiga/satisfação com a voz.

   É frequente que nesse momento sejam abordadas escalas com sons de apoio (como som nasal ou fricativos sonoros com escalas ascendentes e descendentes, por exemplo), além de exercícios voltados para o aumento da resistência vocal, já que a queixa de perda de volume e de projeção da voz é comum nessa população após cirurgia de laringe, mas se reverte com exercícios voltados para essa finalidade.

   Cabe ressaltar que a seleção de estratégias a serem selecionadas para cada pessoa dependerá dos resultados obtidos em cada exercício testado, com realização de provas terapêuticas, ou seja, o quanto aquela abordagem mostrou-se eficiente para: a) conforto fonatório; b) qualidade da voz produzida; ou c) melhora dos parâmetros acústicos. Ou seja: não há como ter protocolo, não existe receita de bolo, é inconcebível pensar em padronização de processo de abordagem fonoaudiológica, já que há enorme variabilidade individual. Sem contar que muitas pessoas transgênero não querem esse acompanhamento e encontram-se satisfeitas com o resultado da cirurgia isolada.

É essencial que o registro da voz em gravação de áudio seja realizado para o acompanhamento do caso, semanalmente.

3. Aprimoramento da comunicação verbal e não verbal. Nesse momento, com estabilidade da qualidade vocal, já com boa cicatrização e sem queixas de resistência ou vocal, deve-se enfatizar outros aspectos fundamentais para o aprimoramento da comunicação. Como já mencionado, voz e comunicação dependem de uma série de fatores, como: fonte glótica eficiente para a produção da F0 e de todos os harmônicos, trato vocal para amplificação/abafamento desses harmônicos e articuladores eficientes para uma boa precisão articulatória e controle/ajustes de ressonância e projeção vocal.

   Outro personagem essencial entra em cena – e ele controla também outros aspectos presentes na comunicação: o sistema nervoso central. Portanto, aqui são abordados aspectos como: velocidade de fala, volume, ênfase, curva melódica, agilidade articulatória, emoção e fala, expressão facial, assim como expressão gestual e corporal. São estratégias variadas que abordam de maneira divertida e muito eficiente a identificação dos ajustes citados acima a serem modificados/aprimorados, buscando ir ao encontro de um padrão identificado como desejável pela pessoa em atendimento, fugindo de modelos caricatos e pouco naturais.

AVALIAÇÃO PRÉ-OPERATÓRIA

Antes de prosseguir para a cirurgia, é crucial uma avaliação pré-operatória completa, que inclui anamnese detalhada, exames clínicos, exames endoscópicos da laringe (laringoscopia/laringoestroboscopia), registros da voz, questionários de avaliação de qualidade de vida e avaliação psicológica.

Segundo a Portaria n. 2.083, publicada em 19/11/2013, do Ministério da Saúde, quaisquer cirurgias do rol de procedimentos do processo transexualizador, incluídas as cirurgias da voz, só podem ser realizadas em pessoas trans a partir de 21 a 75 anos, desde que elas tenham sido acompanhadas por equipe multidisciplinar especializada por pelo menos 2 anos.

Já na rede privada, seguindo previamente a resolução n 2.265/2019 e atualmente a n. 2.427/2025, do Conselho Federal de Medicina (CFM), as cirurgias do processo transexualizador podem ser realizadas a partir dos 18 anos, sendo necessário, no mínimo, um ano de acompanhamento multidisciplinar. Procedimentos com potencial esterilizador só podem ser realizadas após 21 anos de idade.

Uma vez analisados todos os critérios para indicação cirúrgica, é especialmente necessário aplicar o termo de consentimento cirúrgico. Esse documento deve ser entregue, preferencialmente, antes da data agendada para a cirurgia, e nele precisam constar todas as informações relacionadas ao procedimento cirúrgico proposto. É importante relatar os riscos e benefícios da cirurgia, resultados esperados e processo de cicatrização, complicações associadas, reversibilidade ou irreversibilidade dos procedimentos, necessidade de afastamento das atividades, necessidade terapia/reabilitação pós-operatória etc.

Cabe ressaltar que nem toda pessoa transgênero deseja a modificação de sua voz e/ou padrão de comunicação. É comum que a voz fuja do binarismo vigente tanto na sociedade quanto na formação de profissionais da área da saúde. E está tudo certo. Em muitos casos a abordagem fonoaudiológica visa somente à melhora e estabilidade da eficiência fonatória no pós-cirúrgico, não havendo outras demandas de voz ou comunicação.

O atendimento médico e fonoaudiológico para a população transgênero desafia profissionais de saúde a saírem de suas zonas de conforto, quebrando paradigmas e parâmetros de "normalidade" já estabelecidos há muito tempo. Repensar nomenclatura, parâmetros anatômicos e fisiológicos, compreender outras terminologias como identidade e expressão de gênero, assim como muitos outros termos relacionados a esse universo, é fundamental para um atendimento sensível e humanizado. Mas não é somente na área da saúde que profissionais que atendem essa população devem buscar reciclagem e renovação. Não há como não conhecer as histórias de luta dos movimentos sociais, entender seus dilemas e sofrimentos, perseguições e conquistas.

Atuamos no Núcleo de Estudos, Pesquisa, Extensão e Assistência à Pessoa Trans Professor Roberto Farina desde 2017, quando o Ambulatório iniciou suas atividades na Universidade Federal de São Paulo, fazendo parte de uma equipe multi e transdisciplinar com diversos profissionais de muitas áreas da saúde e afins que dialogam intensamente.

COMENTÁRIOS FINAIS

A abordagem da voz e comunicação em pessoas trans representa um campo em evolução na fonoaudiologia e otorrinolaringologia, com potencial significativo para impactar positivamente a qualidade de vida dessa população. O avanço do desenvolvimento técnico e científico na área é essencial para melhorar os resultados e a segurança dos procedimentos envolvidos na adequação da voz. Esse capítulo fornece um panorama que pode auxiliar profissionais e estudantes a compreenderem melhor as nuances e complexidades envolvidas nesse processo.

REFERÊNCIAS

1. Davies S, Papp VG, Antoni C. Voice and communication change for gender nonconforming individuals: giving voice to the person inside. International Journal of Transgenderism. 2015;16(3):117-59.
2. Noordzij JP, Ossoff RH. Anatomy and physiology of the larynx. Otolaryngologic Clinics of North America [Internet]. 2006 Feb 1;39(1):1-10.
3. Mastronikolis NS, Remacle M, Biagini M, Kiagiadaki D, Lawson G. Wendler Glottoplasty: an effective pitch raising surgery in male-to-female transsexuals. Journal of Voice. 2013;27(4):516-22.
4. Aires MM, de Vasconcelos D, Lucena JA, Gomes A de OC, Moraes BT de. Effect of Wendler glottoplasty on voice and quality of life of transgender women. Brazilian Journal of Otorhinolaryngology. 2021.
5. Rogalska M, Zielinski M, Antkowiak L, Kasperczuk A, Misiolek M. Impact of Wendler glottoplasty on acoustic measures and quality of voice in transgender women: a systematic review and meta-analysis. European Archives of Oto-Rhino-Laryngology [Internet]. 2024 Feb 5 [cited 2024 Sep 9];281(7):3345-60.
6. Isshiki N, Morita H, Okamura H, Hiramoto M. Thyroplasty as a new phonosurgical technique. Acta Oto-laryngologica. 1974;78(1-6):451-7.
7. Song TE, Jiang N. Transgender phonosurgery: a systematic review and meta-analysis. Otolaryngology – Head and Neck Surgery. 2017;156(5):803-8.
8. Schwarz K, Fontanari AMV, Schneider MA, Borba Soll BM, da Silva DC, Spritzer PM, et al. Laryngeal surgical treatment in transgender women: a systematic review and meta-analysis. The Laryngoscope. 2017;127(11):2596-603.
9. Orloff LA, Mann AP, Damrose JF, Goldman SN. Laser-Assisted Voice Adjustment (LAVA) in transsexuals. The Laryngoscope. 2006;116(4):655-60.
10. Yılmaz T, Özer F, Esen Aydınlı F. Laser reduction glottoplasty for voice feminization: experience on 28 patients. Annals of Otology, Rhinology, and Laryngology. 2021;130(9):1057-63.
11. Nygren U, Nordenskjöld A, Arver S, Södersten M. Effects on voice fundamental frequency and satisfaction with voice in trans men during testosterone treatment: a longitudinal study. Journal of Voice. 2016;30(6):766.e23-34.

20

Cuidado à saúde bucal em pessoas transgênero

Augusto César Pereira de Oliveira
Daniela da Silva Feitosa
Elaine Judite de Amorim Carvalho

INTRODUÇÃO

O cuidado à saúde bucal, como qualquer outra forma de cuidado em saúde, deve ser inclusivo e adaptado às necessidades individuais das pessoas, independentemente de sexo, raça, etnia, crenças ou identidade de gênero. A população transgênero, no entanto, enfrenta barreiras no acesso aos serviços de odontologia devido a problemas como preconceito, desinformação e falta de preparo dos profissionais.[1,2] Nesse contexto, há desafios específicos para os profissionais da odontologia, considerando principalmente possíveis efeitos adversos das terapias hormonais e as necessidades de saúde específicas.[2]

Este capítulo tem como objetivo oferecer orientações sobre o cuidado oferecido por cirurgiões-dentistas/equipe de saúde bucal a pessoas transgênero, considerando não apenas aspectos técnicos, mas também as melhores práticas para criar um ambiente seguro e inclusivo. Essa forma de cuidado está em consonância com o conceito de clínica ampliada, que é um dos pilares da Atenção Primária à Saúde (APS) e está relacionado com a ampliação do olhar sobre as doenças, as condições de vida, os determinantes sociais da saúde e a promoção do cuidado integral. Isso pode incluir desde o trabalho em equipes multidisciplinares até a promoção de práticas de prevenção e educação em saúde, além de ações comunitárias e do fortalecimento das redes de apoio social.[3]

Neste capítulo serão abordadas questões como a importância da prevenção e do cuidado em saúde bucal para pessoas transgênero, bem como a educação permanente dos profissionais de saúde relacionada ao acolhimento, dados epidemiológicos relativos às condições e doenças bucais, demandas estéticas, as particularidades do cuidado bucal nas diferentes fases do processo transexualizador e os desafios psicológicos e seu impacto na saúde bucal dessa população.[2,4]

PREVENÇÃO E CUIDADOS ESPECÍFICOS

A prevenção é a chave para a manutenção da saúde bucal em qualquer paciente, mas em pessoas transgênero, levando em consideração o contexto social em que vivem e algumas situações patológicas, devido aos efeitos de terapias hormonais e outras intervenções médicas, a prevenção de doenças bucais deve ser ainda mais fortalecida. É fundamental que o cirurgião-dentista forneça informações sobre os riscos específicos e como mitigá-los, como a recomendação de um cuidado mais rigoroso com a higiene bucal, a utilização de termos adequados para essa população e visitas regulares ao consultório odontológico, na perspectiva e enfoque no acolhimento às suas diversas demandas.[2,4,5]

CRIAÇÃO DE UM AMBIENTE ACOLHEDOR

Para muitas pessoas transgênero, o acesso aos serviços de saúde pode ser uma experiência traumatizante.[5] Isso ocorre frequentemente devido ao estigma, à discriminação e à falta de compreensão por parte dos profissionais de saúde. Portanto, o consultório odontológico deve ser um local onde essa pessoa se sinta segura e confortável para discutir suas necessidades e preocupações. O uso do nome social e do pronome adequado é fundamental. Mesmo que o nome legal do(a) paciente não corresponda ao nome com o qual ele(a) se identifique, o respeito pela sua escolha de nome e pronome transmite aceitação e respeito. Evitar o uso de expressões como "senhor" ou "senhora" e perguntar à/ao paciente qual pronome ele(a) prefere usar são práticas que fazem uma grande diferença na criação de um ambiente inclusivo e acolhedor.[1,2] As informações pessoais do paciente, especialmente aquelas relacionadas à sua identidade de gênero, devem ser tratadas com sigilo. Muitos pacientes transgênero têm receio de que sua condição de pessoas trans seja revelada sem consentimento, o que pode causar desconforto e até mesmo danos psicológicos ao longo prazo.[5-7]

EDUCAÇÃO CONTINUADA DOS PROFISSIONAIS DE SAÚDE

Uma das principais barreiras para o atendimento adequado a pessoas transgênero na odontologia é a falta de conhecimento por parte dos profissionais. Infelizmente, muitos cirurgiões-dentistas e suas equipes não têm formação suficiente para lidar com as questões de identidade de gênero, e muitas vezes ainda carregam estigma social e preconceitos, o que pode resultar em atitudes discriminatórias ou em tratamentos inadequados.[1,2,4] A educação continuada é fundamental para garantir um atendimento inclusivo e de qualidade à população transgênero. Por meio de capacitações, os cirurgiões-dentistas podem compreender melhor as particularidades relacionadas à saúde bucal de pessoas trans, como os impactos das terapias hormonais e as questões psicossociais envolvidas. Além disso, a formação continuada promove a adoção de uma abordagem acolhedora e respeitosa, reduzindo discriminações e assegurando que o cuidado prestado seja feito de modo integral, considerando os aspectos físicos e psicológicos dessas pessoas.[2,8,9]

EFEITOS DA HORMONIZAÇÃO NA SAÚDE BUCAL

A hormonização é parte fundamental do processo de transição para muitas pessoas trans. Os hormônios têm efeitos notáveis sobre o corpo, podendo influenciar na função das glândulas salivares, afetando a produção de saliva, resultando em uma diminuição ou aumento da quantidade de saliva produzida. A saliva tem um papel importante na proteção contra cáries, doença periodontal e halitose, além de ajudar na digestão e no processo de mastigação. A redução da produção de saliva pode deixar os dentes e as gengivas mais suscetíveis à formação de cáries e doenças periodontais.[6,10]

Alguns estudos demonstraram que pessoas trans relatam maiores indicativos de gengivite, no que se refere ao aumento do sangramento gengival, e em alguns casos até mesmo periodontite,[6,7] assim como têm apontado para maiores índices de inflamação gengival, o que pode estar relacionado também aos fatores socioeconômicos e de acesso dessa população.[5-7] Essas condições podem se agravar se não forem tratadas corretamente, o que torna essencial o monitoramento constante da saúde gengival durante o uso de hormônios.

Estudos também tentaram conhecer os efeitos sobre a densidade óssea, e observaram que esta se mantém preservada, porém é necessária atenção especial para mulheres trans no que se refere à dosagem adequada de suplementação hormonal e estimulando o uso regular de hormônio.[11] Uma possível perda óssea ou uma densidade óssea mais baixa poderia interferir na estabilidade dos dentes, aumentando o risco de mobilidade dentária e de perda de dentes, especialmente em pacientes com um histórico de doenças periodontais.[10]

A testosterona e o estrogênio são os hormônios mais utilizados por muitos homens e mulheres trans, respectivamente, como parte de sua transição. Os efeitos desses hormônios, utilizados de maneira corretamente assistida no corpo, podem ser amplamente benéficos para a masculinização e a feminilização, e também podem trazer mudanças comportamentais que afetam a saúde bucal. A elevação da autoestima e melhora na saúde mental dos pacientes que passam pelo correto processo transsexualizador pode interferir na melhora das condições de higiene bucal, trazendo melhor qualidade de vida e melhores cuidados em saúde para toda essa população.[11,12]

IMPACTO DA ESTÉTICA NA SAÚDE BUCAL

As mudanças estéticas nas pessoas transgênero não se limitam à forma como elas se percebem, mas também podem afetar diretamente a saúde e a estética bucal dessas pessoas. Algumas alterações podem ter impacto significativo na autoestima do(a) paciente, que muitas vezes enfrenta um estigma social relacionado à sua identidade de gênero. Essas pessoas podem relatar necessidades estéticas específicas, mas também necessidades básicas em saúde bucal que estão intrinsecamente relacionadas a suas condições de vida e vulnerabilidade na sociedade.[1,5,6]

O desejo de ter um sorriso alinhado e esteticamente agradável pode ser uma preocupação comum entre pessoas transgênero, especialmente porque muitas enfrentam desafios emocionais relacionados à sua identidade de gênero no contexto social. A busca por uma aparência que esteja em consonância com a sua identidade de gênero pode levar os(as) pacientes a procurar tratamentos odontológicos estéticos, como harmonização facial, clareamento dental, facetas de porcelana ou resina ou correção ortodôntica. Contudo, é essencial que os profissionais de odontologia reconheçam o impacto emocional dessas mudanças e ofereçam não apenas o cuidado técnico, mas também o suporte psicológico necessário para lidar com as expectativas e ansiedades dessas pessoas.[2]

A IMPORTÂNCIA DA SAÚDE BUCAL NO PROCESSO TRANSEXUALIZADOR

A manutenção de uma boa higiene bucal é um dos principais pilares para a prevenção de doenças bucais. Para as pessoas transgênero, especialmente aquelas em processo de transição hormonal, as recomendações de higiene bucal devem ser reforçadas. Os(as) pacientes devem ser orientados(as) sobre a necessidade de escovação diária e uso de fio dental; e a terapia adjuvante com enxaguantes bucais deve ser utilizada quando necessário, para ajudar a combater a formação de placa bacteriana, reduzir o risco de cáries e manter a saúde periodontal.[4]

Consultas regulares ao cirurgião-dentista são fundamentais para monitorar a saúde bucal de pessoas transgênero. O profissional deve estar atento a qualquer alteração nos tecidos bucais e fornecer tratamento imediato se detectar sinais de inflamação nas gengivas, cáries ou outros problemas. Além disso, é importante que o cirurgião-dentista esteja preparado para lidar com as possíveis alterações específicas provocadas pelo processo transexualizador, ajustando os tratamentos de acordo com as necessidades do paciente e levando em consideração as múltiplas questões envolvidas no processo.[2,4]

O cirurgião-dentista deve monitorar frequentemente a saúde das gengivas, buscando sinais de inflamação, sangramento ou recessão gengival. Além disso, a presença de aftas e lesões bucais também deve ser observada de perto, pois pode ser uma consequência direta da terapia hormonal, se houver alterações na produção salivar.[2] O cirurgião-dentista pode recomendar produtos hidratantes específicos para a boca e também prescrever produtos adjuvantes no tratamento da xerostomia e halitose. Além disso, a avaliação da saúde óssea periodontal é sempre essencial, com vistas a reduzir os riscos da doença periodontal ou minimizar a progressão da doença.[10,11]

DESAFIOS PSICOLÓGICOS E IMPACTO NA SAÚDE BUCAL

A disforia de gênero, uma condição em que a identidade de gênero de uma pessoa não corresponde ao sexo atribuído ao nascimento, pode impactar a saúde mental de indivíduos transgênero. Essas pessoas podem ter dificuldades em manter a higiene bucal adequada devido ao estresse e à ansiedade. Além disso, o medo de ser discriminado durante as consultas odontológicas pode afastar os pacientes do tratamento adequado. Por isso, é muito importante que os profissionais de odontologia criem um ambiente acolhedor, livre de julgamentos, e ofereçam suporte emocional quando necessário, além de garantir que os pacientes se sintam seguros e confortáveis durante o atendimento.[2,5,6]

O suporte psicológico desempenha um papel importante na saúde bucal das pessoas transgênero. O estresse emocional causado pela transição pode levar a comportamentos prejudiciais, como hábitos parafuncionais, como o bruxismo, que se configura como o hábito de ranger dos dentes e está bastante vinculado ao estresse. Outro hábito disfuncional é o consumo excessivo de alimentos ácidos e açucarados, que juntamente com hábitos preventivos de higiene bucal precários pode afetar diretamente a saúde bucal desses indivíduos. Psicólogos ou terapeutas especializados podem ser recursos valiosos para lidar com os aspectos emocionais e comportamentais da transição, ajudando os pacientes a manter hábitos saudáveis; porém, o cirurgião-dentista, como profissional de saúde imerso nos principais serviços de saúde utilizados por essa população, deve ter olhar especial às demandas psicológicas durante todo o tratamento odontológico.[2,10,13]

CONCLUSÃO

O atendimento odontológico a pessoas transgênero exige sensibilidade, conhecimento específico e comprometimento com a inclusão. As terapias hormonais, as mudanças no corpo e as questões psicológicas relacionadas à transição de gênero podem impactar a saúde bucal de diferentes maneiras. Profissionais de odontologia devem estar preparados para lidar com essas alterações, garantindo um cuidado personalizado que leve em conta as necessidades físicas e emocionais dessas pessoas.

Além disso, é essencial que os cirurgiões-dentistas se mantenham atualizados sobre as questões relacionadas à identidade de gênero, promovendo um ambiente seguro e respeitoso para todos(as) os(as) pacientes. Com um cuidado adequado e integral, é possível minimizar possíveis impactos negativos das terapias hormonais e garantir a saúde bucal de pessoas trans, promovendo seu bem-estar geral e melhorando sua autoestima.

REFERÊNCIAS

1. Coleman E, Radix AE, Bouman WP, Brown GR, de Vries ALC, Deutsch MB, et al. Standards of care for the health of transgender and gender diverse people, Version 8. International Journal of Transgender Health. 2022;23(sup. 1):S1-S259.
2. Tamrat, J. "Trans-forming" dental practice norms: exploring transgender identity and oral health implications. Canadian Journal of Dental Hygiene. 2022;56(3):131.
3. Pires FS, Fonsêca GS, de Souza CR, Botazzo C. A clínica e a saúde bucal no SUS: inovar e (re) construir percursos de cuidado. Revista da ABENO. 2022;22(2):1725.
4. Mezzalira S, Scandurra C, Mezza F, Miscioscia M, Innamorati M, et al. Gender felt pressure, affective domains, and mental health outcomes among transgender and gender diverse (TGD) children and adolescents: a systematic review with developmental and clinical implications. Int J Environ Res Public Health. 2023;20:785.

5. Scheim AI, Rich AJ, Zubizarreta D, Malik M, Baker KE, Restar AJ, et al. Health status of transgender people globally: a systematic review of research on disease burden and correlates. Plos One. 2024;19(3):e0299373.
6. Sathyanarayanan U, John BM. Oral health-related attitude and practices of transgender population in Puducherry UT, India: a cross-sectional questionnaire survey. J Family Med Prim Care. 2022;11(5):1815-19.
7. Manpreet K, Ajmal MB, Raheel SA, et al. Oral health status among transgender young adults: a cross-sectional study. BMC Oral Health. 2021;21:575.
8. Raisin JA, Adkins D, Schwartz SB. Understanding and caring for LGBTQ+ youth by the oral health care provider. Dent Clin North Am. 2021;65(4):705-17.
9. Fakhrjahani I, Tiwari T, Jessani A. A scoping review of oral health outcomes and oral health service utilization of 2SLGBTQ+ people. JDR Clin Trans Res. 2024;9(3):199-211.
10. Gadhiraju T, Jalihal S, Ankola AV, Pai Khot AJ, Tom A, K RSK. Prevalence of dental caries and periodontal disease among transgenders in Belagavi district, Karnataka, India: a cross-sectional study. Spec Care Dentist. 2023;43(5):546-53.
11. D'Hoore L, T'Sjoen G. Gender-affirming hormone therapy: an updated literature review with an eye on the future. J Intern Med. 2022;291(5):574-92.
12. Mwamba RN, Ekwonu A, Guimaraes PVB, Raheem OA. The efficacy, safety, and outcomes of testosterone use among transgender men patients: a review of the literature. Neurourol Urodyn. 2023;42(5):921-30.
13. Kumar G, Brahma P, Jena S, Mohapatra I, Sethi AK, Tripathi RM. Barriers in dental care utilization: an explorative study among transgender community of Bhubaneswar, Odisha. J Pharm Bioallied Sci. 2023;15(Suppl 2):S888-S891.

Seção 5

Formação e capacitação em saúde transgênero

21

Educação em saúde para atendimento às pessoas transgênero

Raphael Einsfeld Simões Ferreira

INTRODUÇÃO

A Constituição Federal do Brasil traz em seu artigo 5º a clara igualdade dos brasileiros perante a lei, por meio do seguinte texto: "Todos são iguais perante a lei, sem distinção de qualquer natureza, garantindo-se aos brasileiros e aos estrangeiros residentes no país a inviolabilidade do direito à vida, à liberdade, à igualdade, à segurança e à propriedade". Nesta direção, a Comissão para os Determinantes Sociais da Saúde da Organização Mundial de Saúde (OMS)[1] elencou alguns princípios de ação, dentre eles o de quantificar o problema, avaliar a ação, alargar a base de conhecimento, desenvolver um corpo de recursos humanos formado sobre os determinantes sociais da saúde e promover a consciência pública sobre o tema. Entende-se que todos os indivíduos precisam de proteção social ao longo de todo o ciclo de vida, enquanto crianças, durante sua vida ativa e em idade avançada. Também necessitam de proteção caso sofram choques específicos, tais como doença, incapacidade e perda de rendimento ou trabalho.

Segundo a Organização Panamericana de Saúde (OPAS), as diferenças entre gêneros definidas socialmente não constituem, em si mesmas, um problema, salvo quando limitam as oportunidades ou os recursos necessários para resultados de saúde e, por conseguinte, provocam discriminação e desigualdades que podem ter consequências negativas para a saúde. Quando os indivíduos não se encaixam nas normas, relações ou papéis de gênero estabelecidos, frequentemente enfrentam estigmas, práticas discriminatórias ou exclusão social, todos com impactos negativos para a saúde, como: exposição a fatores de risco ou vulnerabilidade; falta de investimento doméstico em nutrição, cuidados e educação;

carência de acesso e utilização dos serviços de saúde; diferentes experiências em contextos de cuidados de saúde; e impactos sociais em problemas de saúde.

A igualdade de gênero na saúde significa que as mulheres e os homens, ao longo de toda a sua vida e em sua plena diversidade cultural, social e de experiências vividas, têm as mesmas condições e oportunidades para realizarem plenamente seus direitos e deveres, com o objetivo de alcançarem e gozarem de plena saúde, beneficiando-se de seus resultados. A consecução da igualdade de gênero na saúde muitas vezes requer medidas específicas para mitigar os obstáculos.

A educação em saúde é um componente essencial para a promoção de cuidados de saúde inclusivos e afirmativos para populações transgênero e de gênero diverso (TGD).[2] Historicamente, pessoas transgênero enfrentaram barreiras significativas no acesso a cuidados de saúde adequados, resultando em disparidades de saúde que afetam negativamente sua qualidade de vida. Essas barreiras incluem a falta de conhecimento e sensibilidade por parte dos profissionais de saúde, bem como a ausência de currículos educacionais que abordem as necessidades específicas dessa população. A preparação de futuros profissionais de saúde para atender essas populações de maneira competente e sensível é premente e vital, e suas principais vantagens orbitam na redução das disparidades de saúde, na uniformidade dos atendimentos e cuidados clínicos e na utilização das melhores práticas baseadas em evidência.

Este capítulo tem como objetivo explorar a importância da educação em saúde voltada para populações TGD, destacando intervenções educacionais, programas de treinamento e diretrizes clínicas que promovem cuidados afirmativos de gênero. Por meio da análise de estudos científicos recentes, discutiremos as melhores práticas e recomendações para integrar a educação em saúde TGD nos currículos das ciências da saúde.

Ao final do capítulo, esperamos fornecer uma compreensão abrangente sobre a necessidade de uma educação em saúde inclusiva e afirmativa de gênero, bem como oferecer ferramentas práticas para educadores e profissionais de saúde implementarem essas práticas em seus contextos, preservando a regionalização e a especificidade da comunidade onde estejam inseridos.

PERSPECTIVAS E EXPERIÊNCIAS DE EDUCAÇÃO EM SAÚDE

A educação em saúde voltada para as minorias populacionais, sobretudo as que versam sobre a diversidade de gênero, é fundamental para a formação de profissionais de saúde competentes, especificamente na dimensão atitudinal, na qual teríamos a oportunidade de trabalhar com sensibilidade às necessidades das populações TGD. Algumas experiências exitosas têm sido relatadas na literatura e poderiam servir como um guia para serem adaptadas às realidades locais e incorporadas aos planos pedagógicos dos cursos de saúde.

Em uma dessas experiências Ruprecht[3] sugere a inclusão de educadores-pacientes transgênero, termo usado para denotar os voluntários TGD que participaram de um pequeno grupo, ensinando por meio da partilha da sua experiência vivida com alunos e participando de dramatizações históricas, no processo educacional, que proporcionaria uma experiência de aprendizado mais rica e autêntica para os estudantes, permitindo-lhes compreender melhor as realidades e desafios enfrentados por essas populações. A interação direta com educadores-pacientes transgênero poderia ser uma importante ferramenta de ajuda na humanização das questões de gênero e na redução de preconceitos e estigmas.

O envolvimento ativo de pacientes na educação de profissionais de saúde tem sido cada vez mais reconhecido como uma prática valiosa. Pacientes atuam como educadores, ensinando habilidades clínicas, participando do desenvolvimento de currículos e contribuindo para a avaliação formativa dos estudantes. Essa abordagem promove um aprendizado centrado no paciente, melhora a empatia e a comunicação dos estudantes e incentiva a colaboração interprofissional. Além disso, os pacientes se sentem valorizados em seu papel de educadores e apreciam a oportunidade de contribuir para a formação dos futuros profissionais de saúde, não só de maneira passiva, como sujeitos passivos de uma proposta terapêutica, mas também como sujeitos ativos, avaliadores formativos e desenvolvedores de currículos, promovendo uma oportunidade ampla de melhoria de competências atitudinais, incluindo comunicação, colaboração, liderança e advocacia em saúde.

A teoria do contato intergrupal, baseada nas condições sob as quais há o contato entre indivíduos de diferentes grupos raciais, sugere que a interação entre grupos pode reduzir estereótipos, minimizar o racismo ou injúrias raciais e melhorar as relações intergrupais. Estudos comparando o impacto de painéis de palestrantes transgênero com apresentações tradicionais sobre questões transgênero mostram que a interação direta com palestrantes transgênero é mais eficaz na redução de estigmas e preconceitos.

É importante salientar que a liderança das instituições precisa apoiar essas iniciativas, a fim de promover o envolvimento sustentável dos pacientes, recrutamento e treinamento de pacientes e docentes, suporte de recursos e compromisso claro para uma educação inclusiva e voltada para os dilemas atuais da sociedade.

Em uma revisão sistemática sobre o papel ativo do paciente na educação de estudantes de medicina, Dijk[4] traz algumas dicas de como iniciar o processo de implementação do paciente como sujeito ativo do processo de ensino-aprendizagem e os seus diferentes níveis de envolvimento, adaptadas a seguir.

Pontos práticos para as organizações que querem envolver pacientes em seus processos de ensino-aprendizagem:

- Destacar os benefícios potenciais e as motivações comuns do envolvimento de perfis específicos de pacientes na educação em saúde para professores, liderança e alta gestão.
- Facilitar a criação e manutenção de redes de apoio entre pacientes envolvidos em educação.
- Verificar se nas instalações de ensino em sua instituição já existem estruturas para o envolvimento desses pacientes no processo.
- Criar um comitê de pacientes ou um grupo consultivo institucional para permitir e salvaguardar a contribuição estrutural para o processo educativo.
- Determinar qual etapa do processo educacional seria a mais adequada para os objetivos de aprendizagem em questão, estratégias educacionais necessárias, o processo avaliativo e a melhoria contínua do projeto pedagógico do curso.
- Avaliar se as intervenções devem ocorrer no nível global do corpo docente, ou poderiam incidir em áreas específicas, como um objetivo de aprendizagem secundário em um módulo ou disciplina, ou mesmo um curso de extensão específico.
- Mostrar colaborações bem-sucedidas em outras instituições, assim como as melhores práticas para a comunidade acadêmica e de pacientes em geral.

Já em relação aos níveis de envolvimento do paciente na educação em saúde teríamos:

- Discussão de casos de pacientes descritos em prontuários.
- Observação de pacientes padronizados ou voluntários em ambientes clínicos ou controlados.
- Pacientes compartilhando suas experiências com os alunos, como parte de em um plano de ensino dirigido pelo corpo docente.
- Professores pacientes envolvidos no ensino ou avaliação de alunos.

- Professores pacientes como parceiros iguais na educação e avaliação de alunos, e desenvolvimento curricular para além de disciplinas ou módulos específicos, para o currículo como um todo.

PRINCIPAIS BARREIRAS E FACILITADORES NA EDUCAÇÃO EM SAÚDE DE TRANSGÊNEROS

Em uma metanálise,[5] o autor elencou as principais barreiras e facilitadores da prática de treinamento atual nos currículos médicos de diversos países, como Estados Unidos, Inglaterra, Suíça e Austrália (Tabela 1).

Tabela 1 As principais barreiras e facilitadores adaptados do artigo de Van Heesewijk em sua metanálise (2022)

Principais barreiras	Principais facilitadores
• Falta de materiais educacionais	• Integração do aprendizado ao longo do currículo
• Falta de experiência do corpo docente	• Aproveitamento da *expertise* de pessoas transgênero
• Restrição de tempo na matriz curricular dos cursos de saúde	• Engajamento dos alunos em treinamentos baseados em habilidades
• Aumento de custo para o curso	• Acesso à informação facilitado e com dados sobre o tema presentes na literatura
• Desafios no recrutamento e compensação de palestrantes transgênero	

Realizando uma análise crítica sobre cada um desses componentes, poderíamos desmembrar cada barreira e facilitadores e atuar mitigando ou potencializando, respectivamente, as ações necessárias para que o ensino seja iniciado ou mesmo potencializado em sua instituição de ensino.

Principais barreiras

- Falta de materiais educacionais:

A ausência de materiais educacionais específicos, baseados em evidência, sobre saúde TGD dificulta a inclusão desse conteúdo nos currículos das formações em saúde. Pode-se incluir também a falta de materiais didáticos robustos sobre o tema, como livros didáticos e artigos científicos.

- Falta de *expertise* do corpo docente:

  Muitos professores não têm o conhecimento necessário sobre saúde da população TGD, o que limita a capacidade de ensinar esse conteúdo de modo eficaz. Há uma grande influência da falta de material didático neste item, mas também podemos adicionar a falta de educação continuada promovida pela instituição sobre o tema.
- Restrições de tempo:

  Algumas intuições trabalham com a carga horária mínima requerida para a matriz do curso. A densidade de informação a ser entregue ao discente em todas as áreas de conhecimento pertinentes exige a escolha da melhor alocação de conteúdo restrita pelo tempo. Esse fato dificulta ou até mesmo impede o desenvolvimento e a implementação de treinamentos sobre saúde transgênero.
- Aumento de custos para o curso:

  Para a inclusão de uma disciplina ou treinamento de habilidades específicas em algum módulo preexistente, poderá haver a necessidade de contratação de docentes com conhecimento na área, palestrantes, atores, confecção de material ou investimento em equipamentos e infraestrutura para suportar a nova competência. Isso elevaria os custos do curso e reduziria a rentabilidade das instituições.
- Desafios no recrutamento e compensação de palestrantes TGD:

  Recrutar e compensar adequadamente palestrantes TGD para participar dos treinamentos é um desafio, devido às limitações financeiras anteriormente citadas, problemas logísticos e, efetivamente, à necessidade de contratar a pessoa preparada e que saiba passar de maneira didática as informações.

Principais facilitadores

- Integração do aprendizado ao longo do currículo:

  Com a mudança dos currículos de unidades curriculares isoladas para módulos integrados horizontal e verticalmente, incorporar o aprendizado sobre saúde TGD de maneira contínua ao longo do currículo facilita o processo de ensino-aprendizagem e pode ser realizado sob a forma de espiral, em que os conhecimentos são gradativamente adicionados ao longo dos semestres, permitindo um contato constante com o tema e de maneira cada vez mais densa e complexa.
- Aproveitamento da *expertise* de pessoas TGD:

  Superada a barreira do recrutamento, uma vez selecionada, utilizar a experiência e o conhecimento de pessoas TGD como educadores e consultores enriquece o treinamento e proporciona uma perspectiva autêntica.

- Engajamento dos alunos em treinamentos baseados em habilidades:
  Envolver os alunos em treinamentos práticos e baseados em habilidades ajuda a consolidar o aprendizado e a desenvolver competências clínicas específicas para o atendimento de pacientes TGD. Promove-se assim um engajamento natural dos alunos sobre o tema e a ciência de sua responsabilidade na construção de uma sociedade mais inclusiva.
- Acesso à informação facilitado e com dados sobre o tema presentes na literatura:
  O acesso à informação tem-se tornado cada vez mais facilitado e rápido, hoje já na palma de nossas mãos por meio do uso de nossos telefones celulares. Adiciona-se o componente de o tema ter ganhado relevância no esporte nos últimos anos, fato que contribuiu com o impulsionamento de pesquisas científicas, que têm gerado publicações científicas de alto impacto na área, o que, certamente, vem contribuindo para melhor entendimento e divulgação do tema.

INTERVENÇÕES PARA EDUCAÇÃO CONTINUADA E PROGRAMAS DE TREINAMENTO DE PROFISSIONAIS

É imperativo que o processo de ensino-aprendizagem saia do universo acadêmico e adentre no universo corporativo, promovendo a implementação de programas de treinamento específicos para profissionais de saúde a fim de garantir cuidados afirmativos e competentes para populações TGD que procuram o Serviço Único de Saúde (SUS). O estudo "Implementation and evaluation of the 'Transgender Education for Affirmative and Competent HIV and Healthcare (TEACHH)' provider education pilot"[6] avaliou a eficácia do programa TEACHH, que visava aumentar o conhecimento e a competência dos provedores de saúde em cuidados afirmativos sobre o vírus da imunodeficiência humana (HIV) para mulheres trans.

Esse programa foi desenvolvido para abordar áreas críticas dos cuidados de saúde para mulheres trans, incluindo:

- Educação sobre HIV: foco na prevenção, diagnóstico e tratamento do HIV, com ênfase nas necessidades específicas das mulheres trans.
- Cuidados afirmativos de gênero: treinamento sobre como fornecer cuidados de saúde que respeitem e afirmem a identidade de gênero das pacientes.
- Competência cultural: desenvolvimento de habilidades para entender e respeitar as diversas experiências e identidades das pacientes trans.

A avaliação do programa TEACHH mostrou melhorias significativas no conhecimento e nas atitudes dos participantes em relação aos cuidados de saúde para mulheres trans. Os provedores de saúde relataram sentir-se mais confiantes e preparados para atender pacientes trans após a conclusão do programa.

O impacto do programa TEACHH foi no aumento do conhecimento dos participantes sobre HIV e cuidados afirmativos de gênero; na melhoria das atitudes, com maior empatia e compreensão; e nas práticas clínicas aprimoradas com a implementação de ações mais inclusivas e afirmativas em suas clínicas.

O uso de casos de pacientes padronizados é uma estratégia eficaz para treinar estudantes de medicina em cuidados afirmativos de gênero, conforme Weingartner et al.[7] propuseram em seu artigo, que descreveu um caso de paciente padronizado desenvolvido para esse fim.

ESTRUTURA DO CASO PADRONIZADO

O caso padronizado foi projetado para abordar várias áreas importantes dos cuidados afirmativos de gênero, incluindo:

- História clínica: coleta de uma história clínica completa e sensível ao gênero.
- Exame físico: realização de exames físicos de maneira respeitosa e afirmativa.
- Comunicação inclusiva: uso de linguagem apropriada e respeitosa ao se comunicar com pacientes transgênero.

AVALIAÇÃO DO CASO

A avaliação do caso padronizado mostrou que os estudantes de medicina que participaram do treinamento se sentiram mais preparados e confiantes para atender pacientes TGD. Eles relataram melhor compreensão das necessidades específicas dessas populações e maior habilidade em fornecer cuidados afirmativos de gênero.

REVISÕES SISTEMÁTICAS E ESTUDOS DE SAÚDE TRANSGÊNERO

Em uma revisão sistemática,[8] os autores examinaram a carga de doenças e agravos à saúde em populações TGD globalmente. Apesar da inclusão de 328 estudos nessa revisão, sua conclusão ainda destacou a necessidade de mais pesquisas sobre saúde da população TGD, especialmente em regiões sub-representadas como a África Subsaariana e o Oriente Médio.

Os principais achados revelam que a população TGD enfrenta algumas barreiras, como as disparidades significativas em saúde, incluindo taxas mais altas de HIV, problemas de saúde mental e violência, assim como o acesso limitado a cuidados de saúde adequados, incluindo discriminação e falta de conhecimento dos profissionais de saúde.

Em uma revisão de escopo,[9] os autores exploraram as intervenções de saúde baseadas em tecnologia da informação e comunicação para pessoas transgênero. O estudo destacou a necessidade de intervenções mais inclusivas e específicas para garantir a segurança e eficácia para pessoas TGD.

Os principais achados nesse artigo foram que as intervenções de saúde baseadas em tecnologia, como aplicativos em dispositivos móveis e plataformas *online*, têm o potencial de melhorar o acesso a cuidados de saúde para pessoas TGD, e para isso é preciso garantir que essas intervenções sejam personalizadas para atender às necessidades específicas dessa população, garantindo assim sua segurança e eficácia. Um ponto importante levantado é que as intervenções de saúde baseadas em tecnologia sejam desenvolvidas com a participação ativa de pessoas TGD para garantir que sejam inclusivas e eficazes.

Em outra revisão sistemática com educação médica em radiologia,[10] os autores identificaram muitas inconsistências, focando guias de terminologia, cenários clínicos e *workshops* de sensibilidade cultural. Evidenciaram também que muitas das diretrizes atuais para população TGD foram desenvolvidas por extrapolação de orientações para pacientes cisgênero, limitando a extrapolação de dados para os pacientes TGD. Segundo os autores, uma das soluções seria o desenvolvimento de material educacional TGD em parceria com pacientes TGD.

No estudo que avaliou páginas da internet de residências em ginecologia e obstetrícia[11] observou-se que os departamentos liderados por mulheres são mais propensos à inclusão de termos específicos e direcionados à população minoritária, como a inclusão nos textos descritivos do programa de residência da palavra LGBTQIA+.

PADRÕES DE CUIDADOS E DIRETRIZES CLÍNICAS

Atualmente existem diretrizes clínicas[12] que podem auxiliar de modo abrangente os profissionais de saúde que atendem pessoas TGD. Essas diretrizes são os primeiros passos para garantir que os cuidados de saúde sejam inclusivos, afirmativos e baseados em evidências. Dentre as principais recomendações, algumas são o fornecimento de cuidados que afirmem e respeitem a identidade de gênero dos indivíduos; que tenham acesso a procedimentos de transição, como uso de hormônios e cirurgias de afirmação de gênero, quando apropriado; e o treinamento em competência cultural para entender e respeitar as diversas experiências e identidades das pessoas TGD.

Em seu relatório,[1] a OMS discute a importância de abordar os determinantes sociais da saúde para reduzir as desigualdades de saúde. Ele fornece uma análise abrangente das condições de vida e das políticas sociais e econômicas que influenciam a saúde como as condições de vida em que essas pessoas nascem, crescem, vivem, trabalham e envelhecem; políticas sociais e econômicas justas com o intuito de promover a igualdade na saúde; ação global para redução das desigualdades de saúde; e a formação e educação de profissionais de saúde e agentes de políticas sobre os determinantes sociais da saúde, incluindo a incorporação de formação sobre esses determinantes nos currículos de saúde e a sensibilização do público em geral.

CONCLUSÃO

A educação, em seu conceito mais amplo, é o primeiro passo para a transformação de uma sociedade. Se desejamos uma sociedade que tenha acesso integral, com equidade e sem disparidade no atendimento clínico, precisamos reconhecer que existe uma lacuna no processo de ensino-aprendizagem sobre a saúde voltada para populações TGD. Em última análise, estamos falando sobre a garantia de que todos os indivíduos, independentemente de sua identidade de gênero, tenham acesso a cuidados de saúde de qualidade e com segurança.

Neste capítulo evidenciamos algumas metodologias teóricas e práticas, assim como diretrizes para o atendimento clínico efetivo da população TGD que poderiam ser incorporadas de maneira simples e prática aos currículos dos cursos das áreas da saúde. Tendo a sociedade egressos de saúde mais bem formados e preparados para seus reais anseios, poderemos ofertar um cuidado à saúde mais efetivo, seguro e com qualidade.

REFERÊNCIAS

1. CDSS. Redução das desigualdades no período de uma geração. Igualdade na saúde através da acção sobre os seus determinantes sociais. Relatório Final da Comissão para os Determinantes Sociais da Saúde. Portugal: Organização Mundial da Saúde; 2010.
2. De Vries E, Kathard H, Müller A. Debate: why should gender-affirming health care be included in health science curricula? BMC Med Educ. 2020;20(1):51.
3. Ruprecht K, Dunlop W, Wah E, Phillips C, Martin S. "A human face and voice": transgender patient-educator and medical student perspectives on gender-diversity teaching. BMC Med Educ. 2023;23(1):621.
4. Dijk SW, Duijzer EJ, Wienold M. Role of active patient involvement in undergraduate medical education: a systematic review. BMJ Open. 2020;10(7):e037217.
5. Van Heesewijk J, Kent A, Van De Grift TC, Harleman A, Muntinga M. Transgender health content in medical education: a theory-guided systematic review of current training practices and implementation barriers & facilitators. Adv Health Sci Educ. 2022;27(3): 817-46.
6. Lacombe-Duncan A, Logie CH, Persad Y, Leblanc G, Nation K, Kia H, et al. Transgender education for affirmative and competent HIV and healthcare (TEACHH): protocol of community-based intervention development and a non-randomised multisite pilot study with pre-post test design in Canada. BMJ Open. 2020;10(7):e034144.
7. Weingartner L, Noonan EJ, Bohnert C, Potter J, Shaw MA, Holthouser A. Gender-affirming care with transgender and genderqueer patients: a standardized patient case. MedEdPORTAL. 2022;11249.
8. Scheim AI, Rich AJ, Zubizarreta D, Malik M, Baker KE, Restar AJ, et al. Health status of transgender people globally: a systematic review of research on disease burden and correlates. Roberts CM, org. PLOS ONE. 2024;19(3):e0299373.
9. Wong HTH, Prankumar SK, Cui J, Tumwine C, Addo IY, Kan W, et al. Information and communication technology-based health interventions for transgender people: a scoping review. Drydakis N, org. PLOS Glob Public Health. 2022;2(9):e0001054.
10. Kamran R, Chan C, Jackman VA, Lee AC, Suk Y, Jackman L, et al. Transgender and gender diverse medical education in radiology: a systematic review. Acad Radiol. 2024;31(10):4272-85.
11. Soltani A, Baban S, French K, Annand K, Pelle A, Stifani BM. LGBTQI content on obstetrics and gynecology residency websites. BMC Med Educ. 2023;23(1):854.
12. Coleman E, Radix AE, Bouman WP, Brown GR, De Vries ALC, Deutsch MB, et al. Standards of care for the health of transgender and gender diverse people, Version 8. Int J Transgender Health. 2022;23(supl):S1-259.

Índice remissivo